Sindemia
COVID-19

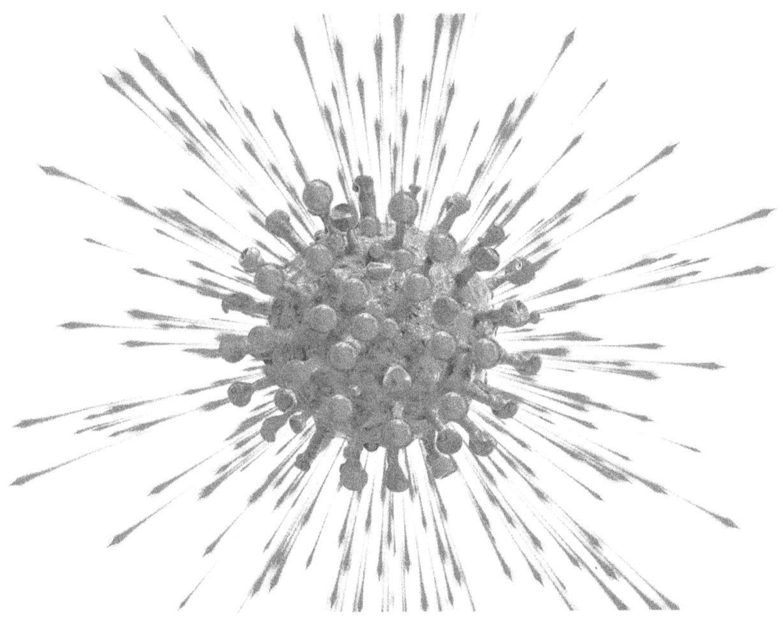

Reynaldo Nuncio

Prefacio

COVID-19 se pasea por el mundo dejando a su paso pobreza, hambre, sufrimiento, dolor y muerte. Cincuenta millones de personas se han contagiado, más de un millón han muerto, cerca de quinientos millones de personas han perdido su empleo y cientos de miles de empresas han cerrado.

Un gran confinamiento mantiene a las personas encerradas en su casa sin poder salir para acudir al trabajo, para reunirse con sus amigos, para visitar a la familia, para celebrar la boda o el bautizo, para viajar o simplemente disfrutar una agradable cena en su restaurante favorito. Los gobiernos amenazan con más confinamientos y el hartazgo de las personas se convierte en protestas que derivan en manifestaciones violentas y saqueos a las tiendas.

La sindemia provocada por COVID-19 es la catástrofe más terrible que ha sufrido la humanidad en los últimos 100 años y de continuar podría llegar a ser la peor en toda su historia. La Organización Mundial de la Salud la catalogó a principios del 2020 como una **epidemia** y el 11 de marzo declaró que se trataba de una **pandemia**.

La tesis de este libro es demostrar que se trata de una sindemia. La diferencia no es poca cosa ni se reduce solamente a un cambio de palabras para designar a un complejo fenómeno que ataca sin piedad a la humanidad. Es reconocer las características y dimensión del enemigo al que se enfrenta el ser humano para preparar con acierto la estrategia de prevención, combate y reparación de daños.

Empezaremos por definir algunos conceptos como marco de referencia para darle sustento a nuestra tesis:

➢ **Epidemia:** Enfermedad que ataca a un gran número de personas o de animales en un mismo lugar y durante un mismo período de tiempo.

➢ **Pandemia**: Enfermedad epidémica que se extiende a varios países o que ataca a casi todos los individuos de una localidad o región.

> **Sindemia**: Epidemia que hace sinergia con un problema socioeconómico y ataca a las personas de una gran región o de todo el mundo.

Una sindemia es una sinergia biológica y social.

El término sindemia es un neologismo de las palabras sinergia y epidemia. Fue acuñado por Merrill Singer a mediados de la década de 1990 y desarrollado en su libro "Introduction to syndemics" publicado en el año 2009.

De acuerdo con la FundéuRAE (Fundación del Español Urgente) la voz "sindemia" es válida. En los medios de comunicación aparece en frases como "La covid-19 no es una pandemia, es una sindemia, ya que hay que analizar y enfrentar al virus desde un enfoque biológico y social".

Este neologismo procede del inglés "syndemic", del que es traducción. Tanto en esta lengua como en español, puede explicarse por la acronimia de las voces "synergy" y "epidemic", y "sinergia" y "epidemia", respectivamente. También puede haberse formado a partir del prefijo "sin-", que significa 'unión' y presente en términos como "sincronía", "simpatía" o "sinalefa", y el sustantivo "epidemia".

Se trata, por tanto, de un término válido que no cabe censurar, por lo que su empleo en ejemplos como los anteriores es plenamente válido.

La FundéuRAE (www.fundeu.es), promovida por la Agencia EFE y la Real Academia Española (RAE), tiene como principal objetivo el buen uso del español en los medios de comunicación.

Algunos autores consideran que una sindemia es la suma de dos o más epidemias biológicas o brotes de enfermedades concurrentes o secuenciales en una población con interacciones biológicas que exacerban el pronóstico y carga de la enfermedad.

Consideramos que esta afirmación no es atinada porque reduce con mucho la visión y el horizonte del problema. Para la existencia de una sindemia se requiere de una pandemia (biológica) más un problema socioeconómico. De otra forma sería solamente la suma de dos pandemias biológicas pero no una sindemia.

De acuerdo a lo anterior, podemos concluir que COVID-19 no

es una epidemia. Tampoco es sólo una pandemia. Es mucho más. Es una sindemia. Bajo esta premisa atacar a COVID-19 solamente con las armas de la medicina es quedarse a medias. Es librar una batalla sin reconocer el tamaño del enemigo, de tal manera que se requiere un enfoque amplio que contemple los problemas de salud, económicos y sociales. Y esto es urgente porque el mundo está acercándose a una crisis sanitaria y a una depresión de consecuencias más devastadoras que la gran depresión del año 1929.

Para atacar a la sindemia COVID-19 es deseable el concurso de un experto en virología, un médico, un economista, un sociólogo, un antropólogo y un psicólogo. Así de complejo es el problema a resolver. Podríamos agregar un político siempre y cuando reconozca el problema y esté dispuesto a recibir y atender sugerencias; de otro modo solamente complicaría más la situación. Para la etapa de la restauración sugerimos un líder proclive a la innovación porque ese será el camino que llevará a las personas, las empresas y los países hacia la recuperación y quizá a una mejor posición de la que tenían antes de la sindemia. La humanidad debería prepararse para una nueva era de selección en donde sobrevivirán los más aptos y mejor preparados.

Esperar la vacuna como una solución mágica que resuelva todos los problemas es perder un valioso tiempo para reaccionar ante el enemigo. Es necesario actuar de inmediato. Hay muchas actividades que se pueden realizar mientras los laboratorios producen una vacuna eficaz y accesible para proteger a la humanidad contra COVID-19. El primer paso es preparar un plan para ordenar las ideas, establecer metas y objetivos, integrar recursos y afinar la estrategia.

Para hacerle frente a la sindemia COVID-19 es indispensable un plan a nivel personal, de empresa, de ciudad o del país. Un plan que tome en cuenta la salud, la economía y la estructura social. Más adelante encontrará los lineamientos generales para elaborar su propio plan y el de todo un país. Además, encontrará ideas, sugerencias y herramientas para adaptarse a la nueva normalidad y aprovechar las oportunidades que se presentan a las personas y a las empresas para salir adelante mediante la creatividad, la tecnología y la innovación.

Contents

El Autor

Reynaldo Nuncio es economista graduado de la Universidad Nacional Autónoma de México (UNAM) con estudios de Informática en el Colegio de Post graduados de Chapingo, México.

Miembro fundador y primer presidente del Instituto Nacional de Informática y Comunicación A.C.

Miembro fundador y presidente del Capítulo México de la US Chamber of Commerce

Director de varias empresas de Informática y Comunicación.

Otros libros escritos y publicados por el autor:

- *Cómo escoger software para computadoras personales.* Editorial Claves Latinoamericanas. ISBN: 968-843-058-7
- *Historia y perspectivas de la programación. Fundamentos de Informática.* Editorial Trillas ISBN: 968-24-3311-8
- *Todo lo que usted quiere saber sobre las computadoras personales.* Editorial Trillas. ISBN 968-24-4186-2
- *La Magia del Software.* Amazon. ISBN: 9781539158127
- *Inteligencia Artificial Total.* Amazon. ISBN: 9781725046917
- *Strong Artificial Intelligence.* Amazon. ISBN: 9781700453617

reynuncio@gmail.com

Dedicatoria

Con cariño fraternal para mis hermanos:
Abraham, Beatriz y Oscar

Agradecimientos

La producción de un libro requiere, además de la generación de las ideas propias del autor, la incorporación de los conocimientos registrados en la memoria alterna de la humanidad: el libro; ya sea impreso o electrónico. Mi agradecimiento a los autores que han dejado plasmados sus conocimientos, ideas y pensamientos en libros, a los autores de blogs y artículos que insertan en la Red sin más afán que divulgar el conocimiento universal; a los autores del contenido que nutre a la Wikipedia, esa moderna fuente del saber a la que acudimos cada día para tomar de ella conceptos, definiciones y todo un caudal de conocimientos y a quienes escriben y comunican su pensamiento a través de las redes sociales. Gracias a Mike Riley por el diseño de la portada y su valiosa ayuda para convertir el texto en un eBook de Amazon.

0.
EL MUNDO ANTE LA SINDEMIA

El coronavirus **SARS-CoV-2** es un bicho invisible al ojo humano. Su tamaño es infinitesimal. Mide entre 60 y 140 nanómetros. Un nanómetro es equivalente a una milmillonésima parte de un metro. Se podrían alinear decenas de miles de coronavirus en el espacio de un milímetro. En 2019 un virus de este tamaño infectó a una persona en la ciudad de Wuhan, quien a su vez infectó a otras personas en China y así se fue haciendo la bola de nieve hasta que se convirtió en una avalancha que cubrió a todo el planeta Tierra. Ahora todo el mundo se enfrenta a una terrible sindemia de pronóstico reservado. Con justa razón cabe hacerse la pregunta ¿De dónde vino este virus que ha causado tanto problema? Hay varias teorías. Algunas sorprendentes. Más adelante las abordaremos con detalle. Lo importante es que el virus ya se encuentra en todas partes y es imprescindible detenerlo o al menos prevenir su contagio porque es tan letal que puede causar la muerte, además de que puede ser la chispa para detonar una terrible depresión económica.

La encrucijada

La sindemia de COVID-19 ha puesto al mundo ante una doble encrucijada:

Primera: Acepta que el coronavirus es la más grande amenaza o lo ignora.

Segunda: En caso de verlo como una amenaza, el mundo tiene dos opciones:

1. Actuar como la población que Gabriel García Márquez narra en "Crónica de una muerte anunciada" donde un pueblo entero sabe y prevé una catástrofe inminente pero ninguno de sus

habitantes parece poder o querer actuar para evitarla hasta que es demasiado tarde.

2. Suscribir un nuevo contrato social como escribió Jean-Jacques Rousseau y poner en marcha el Gran Reinicio que describen Klaus Schwab y Thierry Malleret en su libro "COVID-19 : El Gran Reinicio"

Regresando a la primera encrucijada podemos afirmar que si el mundo decide ignorar la sindemia de COVID-19 como lo hizo el presidente **Donald Trump** de los Estados Unidos en 2020, el coronavirus avanzaría en territorio libre hasta convertirse en causa de muerte para más de 20 millones de habitantes al igual que sucedió con la Gripe Española en los años de 1918-19. Algo terrible.

En este contexto es importante ver la fotografía del mundo antes de la llegada del coronavirus para disponer de información en la toma de decisiones:

En líneas generales que se dibujan con mayor detalle a lo largo del libro, podemos ver en la fotografía un mundo pleno de desigualdades, con una sensación generalizada de injusticia, profundización y ensanchamiento de las brechas de la economía, del bienestar de la población y de las oportunidades de progreso entre países a lo largo y ancho del mundo, así como entre las personas dentro de un mismo país; polarización política, incremento del déficit público, elevados niveles de endeudamiento de personas, empresas y países; una gobernanza global ineficaz o inexistente, una excesiva inyección de dinero para sostener el mercado bursátil y degradación del medio ambiente. La crisis del coronavirus los ha expuesto y los ha magnificado. La sociedad los puede ver y sentir con diáfana claridad.

Si los gobiernos y las personas deciden contemporizar con el coronavirus con una respuesta tibia, estas condiciones se incrementarán y el destino final sería una crisis económica igual o peor que la de 1929. Si actúan como en la "Crónica de una muerte anunciada" donde todo mundo sabe lo que sucederá pero nadie se atreve a ejecutar una acción decisiva para impedir la muerte, el virus avanzará y poco a poco, en una oleada tras otra durante un periodo que podría durar varios años, el mundo todo se degradará y terminará por sucumbir.

La tesis de este libro coincide con la idea de que el coronavirus es una amenaza real que puede destruir la salud, la economía y la vida social de la humanidad. Reafirma la idea de aprovechar una disrupción en el desarrollo de la humanidad para corregir las desigualdades entre países y personas, acortar la distancia de la brecha ensanchada con excesos, mejorar el bienestar de la población, evitar la degradación del medio ambiente y crear condiciones para una vida equilibrada entre los seres humanos y los recursos naturales del planeta. En resumen, aprovechar la crisis para lograr que el mundo sea menos proclive a la división, menos agresivo con el medio ambiente, menos destructivo del planeta que habita, más inclusivo de las distintas etnias, razas, creencias y religiones; más equitativo en la distribución de la riqueza y las oportunidades; y más justo de lo que era antes de la sindemia.

Acudimos a Jean-Jacques Rousseau, uno de los grandes escritores y pensadores políticos del siglo XVIII, para afirmar que el mundo tiene la gran oportunidad de suscribir un nuevo contrato social. En su libro "Du contrat social, ou Principes du droit politique" (1762) la obra política más conocida y de mayor influencia para poner los cimientos de la democracia, Rousseau intenta articular la integración de los individuos en una comunidad libre y demócrata; y para ello precisa que las exigencias de libertad del ciudadano deben verse garantizadas a través de un contrato social ideal que estipule la entrega total de cada asociado a la comunidad, limitando el egoísmo particular.

El "Contrato Social" de Rousseau le abre paso a la democracia, de modo tal que todos los miembros reconocen la autoridad de la razón para unirse por una ley común en un mismo cuerpo político, ya que la ley que obedecen nace de ellos mismos. Esta sociedad recibe el nombre de república y cada ciudadano vive de acuerdo con todos. En este Estado social son necesarias las reglas de la conducta creadas mediante la razón y reflexión de la voluntad general que se encarga de desarrollar las leyes que regirán a los hombres en la vida civil. Es el pueblo, mediante la ratificación de la voluntad general, el único calificado para establecer las leyes que condicionan la asociación civil. Todo gobierno legítimo es republicano, es decir, una república emplea un gobierno designado para tener como finalidad el interés público guiado por la voluntad general.

Rousseau parte de la tesis que supone que todos los hombres nacen libres e iguales por naturaleza y escribe una frase que hoy cobra actualidad y reclama cumplimiento: "Convengamos, pues, en que la fuerza no constituye derecho, y que únicamente se está obligado a obedecer a los poderes legítimos".

De las decisiones que se tomen en los próximos meses y años dependerá el futuro de la humanidad y del planeta en que habita. La sorpresiva irrupción de la sindemia de COVID-19 ha causado un terrible daño, pero también nos presenta la oportunidad para realizar el "El Gran Reinicio" como ha dicho Klaus Schwab o de suscribir un nuevo "Contrato Social" como pensó Jean-Jacques Rousseau.

Ignorarlo no es la solución

COVID-19 ha golpeado fuerte a la salud de la humanidad, pero también a la economía que ya se estaba tambaleando. Las larvas de la recesión económica ya se encontraban en las empresas y en los países antes de que asomara el virus. El coronavirus exacerbó el problema, hizo sinergia con las larvas y entre ambos generaron un círculo vicioso que tiene al mundo al borde del precipicio. Algunos políticos o pésimos directores de empresas dirán que el coronavirus es el único causante de todos los problemas económicos que afrontan. Esto lo dicen para encontrar un chivo expiatorio a sus culpas y a su incapacidad. Si la economía de los países y de muchas empresas al borde de la quiebra hubiera estado sana, robusta, sin exceso de deuda, sin crecimiento artificial a base de las inyecciones de dinero de la banca central, la economía hubiera resistido mejor el embate del coronavirus.

El ataque del virus inició en China a finales del año 2019. En enero ya se había convertido en un grave problema y el gobierno de China empezó a tomar acciones drásticas, draconianas en algunos casos, y a enviar señales y mensajes al mundo sobre el extraño virus. Aunque nunca permitió una visita oficial al mercado mayorista de mariscos donde supuestamente surgió el virus, ni al laboratorio de alta tecnología para el estudio de virus ubicado en la misma ciudad de Wuhan y curiosamente cerca del mercado de mariscos.

Ignorar es no saber, pero también es no hacer caso o fingir no tener conocimiento de algo. El mundo occidental recibió los mensajes pero concedió poca o ninguna importancia al coronavirus. Ignoró el gran problema que se acercaba. Tuvo varias semanas para prepararse pero perdió un valioso tiempo por su incredulidad o algo peor. El presidente de los Estados Unidos adoptó desde el principio una actitud de franco desprecio hacia el coronavirus. El presidente de México hizo lo mismo.

Desde el inicio de la sindemia el presidente **Donald Trump** ignoró al coronavirus. Se refirió en una forma despectiva e incluso burlona al virus, a su poder de contagio, los remedios utilizados contra la enfermedad y particularmente al uso de cubre bocas. El 22 de enero el presidente Trump dijo esta frase a la cadena CNBC, al referirse a la presencia de un caso de contagio en su país. "Lo tenemos totalmente bajo control. Es una persona que viene de China, y lo tenemos bajo control. Va a estar bien". Unos días más adelante, el 10 de febrero, durante una reunión con diversos gobernadores en la Casa Blanca, el presidente dijo: "El virus del que hablamos, ya sabes, mucha gente piensa que desaparece en abril con el calor, cuando llega el calor. Típicamente, esto desaparecerá en abril". Y más adelante remató: "Es muy contagioso, pero tenemos el control". El jueves 1 de octubre el presidente informó que dio positivo al coronavirus. Pero aun así rechazó el uso del cubre bocas, descartó las sugerencias de sus asesores y siguió ignorando al virus.

El presidente de México, **Andrés Manuel López Obrador (AMLO)**, también ignoró los mensajes sobre el peligro del coronavirus. El primer caso de COVID-19 en México se confirmó en el Instituto Nacional de Enfermedades Respiratorias (INER) el 27 de febrero; sin embargo, horas antes de ser confirmado, durante la conferencia matutina celebrada en Palacio Nacional, un periodista increpó al presidente respecto a un crucero en las costas de Cozumel que supuestamente llevaba personas infectadas con coronavirus, a lo que el mandatario respondió: "Tenemos que atender el asunto, pero no exagerar". El día siguiente, después de confirmar el primer paciente con virus, AMLO enfocó su conferencia a este tema y dijo: "Serenos, tranquilos, tenemos la capacidad para enfrentar esta situación". En marzo quedó registrada una frase de AMLO que pasará a la historia: "Miren, lo del coronavirus, eso de que no se puede uno abrazar… hay que abrazarse, no pasa nada". Pero sí pasó. México es uno de los países con más muertos por coronavirus. Casi cien mil personas…y según AMLO, no pasa nada.

Aquí es cosa de tomar una decisión personal. Si Usted considera que el coronavirus es un peligro para su salud tome sus precauciones para prevenir contagios y evitar enfermarse. En caso de contraer la enfermedad, acuda de inmediato con su médico o centro de salud en busca de ayuda y orientación. La actitud debe ser firme y consistente. No se debe estar dudando entre el peligro o la carencia de riesgo. No resulta conveniente quedarse en casa algunos días para no acudir al trabajo y los fines de semana olvidarse del peligro y acudir a la fiesta, el antro o el restaurante.

Ahora bien, si no le teme al coronavirus y decide ignorarlo y hacer a un lado los cuidados y precauciones para evitar el contagio, pues es su decisión y debe respetarse. Sin embargo, a lo menos debería tomar las debidas precauciones para no poner en peligro a otras personas o no burlarse y hacer escarnio de quien sí quiere cuidarse.

Nuestra sugerencia, respaldada por el hecho de que hay cincuenta millones de contagiados y más de un millón de muertos es que haga caso de la advertencia del peligro. Si acepta la sugerencia este libro le servirá para informarse sobre la sindemia y las medidas que debe tomar para cuidar su salud y su economía.

La sindemia de 1918

En el capítulo 1 hacemos una revisión de las sindemias más importantes que ha sufrido la humanidad. Visitar la historia podría parecer una pérdida de tiempo cuando los problemas se encuentran en el presente y en un futuro incierto. Sin embargo, resulta conveniente recordar que analizar el pasado nos permite comprender mejor el presente y prepararnos para el futuro. Al repasar la historia de la Gripe Española de 1918 encontramos que la llegada del frío propició una segunda ola que fue terrible y acabó con la vida de millones de personas. En aquel tiempo se usó el cubre bocas como una forma de evitar el contagio y también se cancelaron eventos públicos como ahora. La falta de una vacuna propició una tercera ola. Más vale que la humanidad se prepare para luchar contra el coronavirus durante un largo tiempo. Conozcamos la historia de las sindemias para no tropezarnos dos veces con la misma piedra.

Aunque parezca increíble, un virus de tamaño infinitesimal ha sido capaz de acabar con varios imperios…y podría hacerlo otra vez. Acabó con el Imperio Romano de Oriente o Imperio Bizantino y, para algunos historiadores, el virus de la viruela que introdujeron los conquistadores españoles a la América recién descubierta causó más daño que la espada del conquistador. La Gran Tenochtitlan fue devastada por un virus que causó la muerte de miles de personas y contribuyó a la rendición del gran imperio Azteca.

El círculo vicioso

Al afirmar que la sindemia es una interacción biológica y social queremos significar que COVID-19 golpea con más fuerza a las regiones y países más pobres; y el problema social se agrava porque la pobreza genera las condiciones para que la población sea más susceptible a un ataque de COVID-19. Esta doble interacción está creando un círculo vicioso que puede llegar a provocar protestas y movimientos sociales de una dimensión mayor a la que se ha registrado hasta ahora. Aun cuando ha golpeado fuerte a Europa y los Estados Unidos, las regiones y países de mayor peligro son África, la India y América Latina.

El Banco Mundial informa en un reporte: "estimamos que la COVID-19 fue responsable de que entre 71 millones y 100 millones de personas más cayeran en la pobreza extrema en 2020 (usando para la medición la línea de pobreza internacional de USD 1,90 al día)".

Además del dato que informa sobre los millones de personas que han caído en la pobreza a causa de COVID-19 es necesario hacer un comentario sobre la medición de la línea de pobreza. El ingreso que marca la línea de pobreza es de USD 1.90 al día. La pregunta obligada: ¿Puede una persona vivir con USD 1.90 al día? En el estado de California, USA, el salario mínimo es de USD 12.00 la hora. Esto es equivalente a USD 96.00 en una jornada de 8 horas en un día. Esta enorme desigualdad económica es la causa de que millones de personas en todo el mundo arriesguen su vida para migrar en busca de mejores oportunidades para vivir.

En un informe preparado por el Programa de las Naciones Unidas para el Desarrollo con el título "COVID, hambre, pobreza y desigualdad: la combinación mortal que enfrenta América Latina" se puede leer un dato que causa preocupación: "Unos 142 millones de personas, casi una cuarta parte de la población de la región de América Latina, están ahora mismo en riesgo de contraer el COVID-19" y un texto que sintetiza el grave problema que se vive en América Latina: "Los latinoamericanos están profundamente preocupados no sólo de contagiarse de coronavirus, sino por sus ingresos, su salud, la violencia doméstica, la falta de alimentos, la discriminación, la educación y el hacinamiento"

Ante el círculo vicioso COVID-hambre-pobreza-desigualdad-COVID- creemos que la vacuna para prevenir el contagio de COVID-19 no será suficiente para eliminar los problemas económico-sociales de la América Latina y las regiones pobres del mundo. Se requiere mejorar las condiciones de vida, la vivienda, la educación, la alimentación y disminuir la brecha de la desigualdad económica y social. De otra manera, la pobreza persistente siempre será un caldo de cultivo para nuevos y más devastadores virus.

¿Salud o economía?

Durante la sindemia de COVID-19 gobernantes y gobernados han puesto sobre la mesa la discusión sobre la disyuntiva de la salud y la economía. ¿Cuál es más importante y a cuál se le debe otorgar prioridad? Hay quienes defienden a ultranza el cuidado de la salud como máximo y único fin de cualquier decisión. Es cierto, cuidar y defender la vida tiene la máxima prioridad. Sin embargo, en este contexto también es importante considerar que proteger la economía es una forma de cuidar la vida. El proceso económico no sólo permite generar riqueza, también es la fuente para la producción de alimentos y en resumen para lo que pide el ser humano cuando ruega que no le falte **casa, vestido y sustento**.

Si asignamos a COVID-19 el carácter de **pandemia**, la posición de enfocar con los recursos de la medicina la lucha contra el coronavirus para salvar la vida, gana claramente la decisión. Pero si asignamos a COVID-19 el carácter de **sindemia** entonces tendremos un equilibrio entre salud y economía. Si tomamos en cuenta que **una sindemia es una sinergia biológica y social**, podremos asignar la misma importancia a la medicina que a la economía para atacar al coronavirus. Y eso es lo que proponemos en este libro: Cuidar la salud, la economía y la vida social en un equilibrio armónico que además permita reducir la pobreza y la desigualdad.

El confinamiento generalizado y mayor de un mes resulta contraproducente como arma única o principal para combatir la sindemia. Un confinamiento en el ámbito nacional durante más de 30 días asfixia a la economía y puede precipitar la depresión económica. En el capítulo 4 estudiamos el confinamiento en varios países, sus efectos, ventajas y desventajas. Resulta interesante el estudio de la forma en que cada país ha reaccionado al ataque del coronavirus. Mucho tiene que ver con el tipo de gobierno del país, el estilo de gobernar del presidente o líder en turno, la idiosincrasia de la población, sus recursos económicos, el grado en que la población acepta un confinamiento y participa voluntariamente en su combate o protesta con fuerza ante cualquier intento de encierro.

El mundo es muy diferente y las medidas que se han aplicado contra el coronavirus también. Los resultados que se han obtenido también son diferentes. Los contrastes son muy grandes entre los Estados Unidos y China o entre México y Vietnam. Suecia no aplicó confinamiento en la primera ola y China encerró a 50 millones de personas en la provincia de Hubei donde se encuentra la ciudad de Wuhan. El confinamiento como único recurso durante un largo plazo permite que el gobernante en turno aparezca como alguien decidido a aplicar la fuerza y el control en la lucha contra el coronavirus, pero produce hartazgo en la población y asfixia a la economía.

Un confinamiento focalizado y durante un periodo no mayor de un mes ha sido más conveniente para atajar el contagio del virus, mantener a la economía funcionando aunque sea a medio ritmo y permitirle a la población alguna movilidad. El confinamiento focalizado y de corta duración resulta más efectivo si se acompaña de otras medidas como el uso del cubre bocas, el lavado de manos frecuente, evitar el saludo de mano, no tocarse la cara y prohibir las aglomeraciones de personas en estadios, cines, teatros, restaurantes, iglesias, salones de fiestas, casinos, otros lugares cerrados y aun en casas particulares para celebrar la boda, el bautizo o la fiesta de cumple años.

También es necesario incluir en las medidas para controlar la expansión del virus hacer pruebas a la población y realizar el rastreo de los contagios e infecciones. Un punto clave es el manejo honesto, transparente y oportuno de la información que proporciona el gobierno y como consecuencia la respuesta decidida, cooperativa y voluntaria de la población. Todo esto se pone de manifiesto en el capítulo 4 que dedicamos al confinamiento y la experiencia internacional. Le sorprenderán algunas cifras. Como las que se muestran para China en donde han muerto cinco mil personas y en los Estados Unidos más de doscientas mil o Vietnam con menos de 50 y México con 100,000. En el análisis de la información se encuentran las respuestas y es necesario conocerlas para aplicarlas de inmediato porque el ataque del coronavirus no espera.

Y a todo esto ¿Cuál es la posición de la Organización Mundial de la Salud sobre el confinamiento en la lucha contra la sindemia de COVID-19?

El Dr. David Nabarro, funcionario especial de la OMS para la COVID-19 afirmó durante una conferencia: "Nosotros en la Organización Mundial de la Salud no abogamos por los confinamientos como el principal medio de control de este virus".

Cuando el enviado especial de la OMS para la COVID-19 se expresó así en una entrevista con la revista británica The Spectator, seguramente no se imaginó la tormenta que iban a producir sus palabras.

Sin embargo, todavía no ha habido una declaración oficial por parte del Dr. Tedros Adhanom Ghebreyesus, Director General de la OMS y no sabemos si se atreverá a pronunciarse sobre este escabroso tema.

Cuando comparamos la respuesta y los resultados que han obtenido las grandes regiones del mundo en su lucha contra el coronavirus llegamos a una pregunta:

¿Por qué algunos países, particularmente de Asia, han aplastado la curva de COVID-19 mientras Estados Unidos, Europa y América Latina pierden el control sobre la sindemia?

Esta es la respuesta de la OMS:

Porque detectan y aíslan a los infectados, rastrean sus contactos, los ponen en cuarentena y rompen la cadena de transmisión.

Al aplastar la curva de los contagios y las muertes se ha logrado reactivar la economía. China, Corea del Sur, Singapur y otros países de Asia ya están en la fase de la recuperación en tanto que Europa, los Estados Unidos y América Latina siguen con grandes problemas en su economía.

Recuperación en forma de "K"

A propósito de la economía, los analistas financieros del mercado de valores y los políticos que manejan el gobierno han dicho que la recuperación de la economía será en forma de "V". No estamos de acuerdo y más vale tomar las debidas precauciones para no pecar de ilusos. El mundo occidental continúa sufriendo el ataque de la sindemia de COVID-19 y viendo cómo resbala su economía en la segunda ola. Asia registra un ritmo más acelerado de recuperación, pero aun así es difícil esperar una recuperación en forma de "V".

En el mes de febrero el stock market de New York cayó como plomada. Los analistas financieros dijeron que fue a causa del temor al coronavirus. Hemos revisado datos pertinentes y consideramos que fue por una súbita falta de liquidez en el sistema financiero. La Fed, o sea la banca central de los Estados Unidos, intervino de inmediato e inyectó varios billones de dólares (Trillones en inglés) para subsanar el problema y el mercado subió en forma de "V". Sin embargo, una cosa es el mercado de valores y otra muy diferente la economía real.

El Fondo Monetario Internacional, el Banco Mundial y otras instituciones que manejan la economía en el ámbito mundial han declarado que el mundo se encuentra en recesión y que no se recuperará para alcanzar los niveles que tenía antes de la sindemia sino hasta dentro de un par de años a lo menos. Así las cosas, es difícil esperar una recuperación en forma de "V". Quizá podría ser una "W" pero nos inclinamos a pensar que será en forma de "K" y esto nos lleva a comentar una idea que seguramente le interesará.

La recuperación en forma de "K" significa que algunas economías tanto de empresas como de personas y de gobiernos caerán hasta topar con el suelo y algunas ya no se levantarán. Sin embargo, otras tomarán un camino ascendente, se recuperarán en poco tiempo y podrían alcanzar niveles superiores a los que tenían en tiempo de la sindemia. ¿Cuál será la diferencia entre unas y otras? La respuesta es la actitud y la innovación. Una actitud positiva con un inquebrantable deseo de salir adelante es la mejor medicina para derrotar al pesimismo y hacer acopio de los recursos necesarios para ganarle al virus y triunfar. Más adelante revisaremos el importante factor de la innovación.

Estímulos para la recuperación

Las organizaciones económicas y financieras en el ámbito mundial urgen a los gobiernos del mundo a poner en marcha un programa de medidas fiscales y estímulos económicos directos para ayudar a las personas y las empresas a recuperarse de la crisis económica provocada por la sindemia de COVID-19.

La Organización para la Cooperación y el Desarrollo Económicos (OCDE) instó a los países a generar confianza para garantizar que las economías se recuperen y se adapten tras la crisis por el COVID-19, así como a mantener los apoyos fiscales para impulsar a las empresas y al empleo. La economista jefe de la OCDE, Laurence Boone, indicó que las naciones tienen que hacer todo lo posible para fortalecer la confianza, pues esto será clave para la recuperación y para hacerla más grande y más consistente, para ello se necesita dar una dirección clara del camino a seguir tanto a personas como a empresas.

La Directora Gerente del Fondo Monetario Internacional (FMI), Kristalina Georgieva hizo un llamado a los 189 países miembros para mantener el apoyo fiscal hacia los grupos vulnerables mientras no esté resuelta la situación sanitaria. El FMI está preocupado porque la crisis amenaza con provocar cicatrices duraderas en la economía mundial, como un menor crecimiento de la productividad, más pesadas cargas de deuda, elevadas vulnerabilidades financieras y mayor pobreza y desigualdad.

El presidente del Grupo Banco Mundial, David Malpass, dijo en una conferencia que "El alcance y la velocidad de los efectos devastadores de la pandemia de COVID-19 y los confinamientos económicos en los habitantes pobres de todo el mundo no tienen precedentes en los tiempos modernos. Las estimaciones actuales indican que 60 millones de personas podrían caer en la pobreza extrema en 2020. Es probable que estas estimaciones aumenten aún más, lo que dependerá, primordialmente, de la reapertura de las economías avanzadas" y agregó: "Las políticas que se elijan hoy —incluido el aumento de la transparencia de la deuda para propiciar nuevas inversiones, los avances más veloces en materia de conectividad digital y una enorme expansión de las redes de protección social en efectivo para las personas pobres— contribuirán a limitar los daños y a lograr una recuperación más sólida".

En el mes de marzo el gobierno de los Estados Unidos puso en marcha un ambicioso programa de estímulos para ayudar a las personas y a las empresas en su recuperación. El programa incluyó una partida de cerca de 250,000 millones de dólares para entregarle un cheque por USD 1,200.00 a cada ciudadano mayor de edad con un ingreso menor a 75,000 dólares anuales. Asimismo, se constituyó un fondo de 350,000 millones en préstamos para pequeñas empresas y otros 250,000 millones para ampliar los beneficios por seguro de desempleo. También otorgó 150,000 millones de dólares para el apoyo a las autoridades locales y estatales, y otros 130,000 millones para reforzar el sistema sanitario. Uno de los elementos más controvertidos fue el fondo de 500,000 millones en préstamos para empresas en dificultades, como los sectores de las aerolíneas, el hotelero o el de los cruceros. El gobierno de USA tiene la intención de otorgar un segundo paquete de estímulos que se ha detenido a causa del proceso electoral para elegir presidente.

El grupo de países del G20 ha dispuesto importantes fondos de ayuda para la recuperación de las empresas. En este contexto, México es uno de los que menos recursos han destinado para ayudar a las empresas en su recuperación. Colombia ha gastado alrededor de un 3% del PIB tanto en ayudas directas como en préstamos. Turquía, el país que menos ha invertido después de México en apoyos directos, lo compensa con préstamos e inyecciones de liquidez que superan el 12% de su economía. La respuesta mexicana queda por detrás incluso de la media de gasto entre los países más pobres, situada en un 1.8% del PIB pese a tener estos márgenes fiscales aún más reducidos y altos costes de financiación.

Los mensajes de los organismos internacionales instando a los países a poner en marcha programas de estímulo y las cuantiosas sumas que se han destinado para este objeto, nos dan una idea de la magnitud del problema económico que amenaza al mundo. Ante el riesgo de caer en una depresión es necesario considerar a COVID-19 como una sindemia y sumar a la estrategia sanitaria un programa ambicioso y audaz de rescate económico.

La importancia de la innovación

La innovación es el componente que le dará impulso a la recuperación. Innovar es sacarle provecho a una idea creativa, ya sea en nuestra vida diaria, en nuestro trabajo, empresa o en la forma en que nos relacionamos con los demás. Ante la crisis actual, podemos encontrar grandes ejemplos de innovación, de cómo la gente y las empresas le están dando la vuelta a la sindemia para crear nuevas opciones de negocio e incluso tener la capacidad para ayudar a los demás.

Una herramienta fundamental para innovar es la tecnología. La innovación se produce cuando personas llenas de ideas se reúnen e interactúan, ¿pero qué sucederá ahora que las personas no pueden reunirse para interactuar? Pues la misma tecnología y la innovación nos dan la respuesta. Quizá hace poco tiempo no lo sabíamos, pero en el mercado hay disponibles varias plataformas para reunirnos de manera virtual. Con la magia de Internet y de la tecnología podemos vernos, participar en reuniones e intercambiar ideas sin tener contacto personal. En el capítulo 9 le comento sobre las plataformas de Zoom, Teams, Webex, BlueJeans y otras aplicaciones de trabajo a distancia con la ventaja de que algunas son gratis si la usan pocas personas menos de una hora.

También hago referencia a la importancia que está adquiriendo la Inteligencia Artifícial en la innovación. Algunas de las actividades que puede realizar son sorprendentes. El avance en la producción de mejores microprocesadores está logrando que las computadoras sean increíblemente rápidas, además de que pronto comenzaremos a ver los inicios de la revolución cuántica. Esa velocidad extra hará mucho más viable la Inteligencia Artificial, las redes de comunicaciones, el Internet de las cosas, la robótica y una docena de otras tecnologías. Le invito a integrarse al club de innovadores porque de ahí saldrán quienes participen de la parte ascendente de la recuperación en forma de "K".

La segunda ola en Europa.

Los casos de contagio aumentan sin freno en casi todo el continente Europeo y en muchos países ya superan el pico de marzo-abril. Europa ha vuelto a ser el epicentro mundial de la sindemia por primera vez desde abril. Un 46% de los nuevos casos de coronavirus detectados en todo el mundo en la última semana se concentran en este continente, que suma el 9.6% de la población mundial.

De los 15 países con mayor tasa de incidencia en el mundo sólo Argentina, en el número 12, no es europeo. Lideran el ranking Andorra, Bélgica, República Checa, Armenia, Países Bajos, Eslovenia, Francia, Luxemburgo, Liechtenstein, Suiza y Montenegro. España, Alemania e Italia no se quedan muy atrás. Desde mediados de octubre Europa ha vuelto a adelantar a los Estados Unidos como el continente que más nuevos casos registra.

Seis meses después de que la primera ola del coronavirus hiciera estragos en Europa, la segunda ola embiste sin piedad al viejo continente, derribando las barreras de protección erigidas durante la tregua de verano. Sufren regiones que ya lo pasaron muy mal en primavera y otras que salieron casi indemnes. Vuelven los confinamientos y toques de queda ¿Por qué ha vuelto Europa al confinamiento? Las curvas de evolución de casos dibujan un patrón que se repite de país en país. Algunos antes (España fue el primero) y otros más tarde (Europa del Este y Central), pero la trayectoria es casi idéntica.

La respuesta a la explosión de contagios en Europa podría estar en el cambio de estación o en algo que provoca mayor preocupación. El frío es favorable para los virus que causan enfermedades pulmonares como la gripe o la influenza. Esto ya es conocido, aunque parece que el coronavirus es un virus al que no le importa demasiado el frío o el calor. Igual ataca al ser humano en primavera que en invierno.

Pero hay algo más preocupante: Recientemente se ha descubierto una mutación del coronavirus que lo hace más peligroso. El coronavirus SARS-CoV-2 causante del COVID-19 tiene cientos de mutaciones, aunque una de las más peligrosas en la segunda oleada que vive Europa se dio primero en España. Además, recientemente se ha descubierto que el SARS-CoV-2 es un coronavirus más contagioso y letal que todos los anteriores.

Análisis realizados por la Universidad de Basilea, la Escuela Politécnica Federal de Zúrich y el consorcio español SeqCOVID-Spain concluyen que la nueva variante se expandió por Europa y otras regiones en los últimos meses desde España. "Sólo en Europa hay cientos de variantes del nuevo coronavirus circulando, con mutaciones en sus genomas, pero muy pocas de ellas se han extendido de forma tan exitosa y se han vuelto tan prevalentes como ésta", afirmó la nota de la Universidad.

Los expertos le asignaron a esta mutación el nombre de "20A. EU1", y los análisis señalan su presencia en un 80 por ciento de las muestras analizadas desde España, un 90 por ciento de las del Reino Unido y entre un 30 y un 40 por ciento de las estudiadas en Suiza y Países Bajos. También se ha encontrado en muestras de Francia, Bélgica, Alemania, Italia, Letonia, Noruega y Suecia, e incluso lejos de Europa, en análisis de casos registrados en Hong Kong o Nueva Zelanda.

Resulta evidente que hay mucho más que no se conoce del coronavirus que lo que sabemos hasta ahora. Lo que debe quedar claro es que la humanidad se enfrenta a un terrible enemigo que ataca la salud, la economía y la vida social. En consecuencia, es necesario enfrentarlo tomando en cuenta que es una sindemia y hacer acopio de armas para proteger la salud, la economía y la vida social del ser humano.

La primera ola surgió en Asia, pasó a Europa, llegó a los Estados Unidos, siguió hacia el Sur para contagiar a México y después a toda la America Latina. Si en el invierno del 2021 sigue la misma trayectoria podríamos esperar un feroz ataque a partir de enero en América. Habrá que estar preparados.

En el capítulo 10 de este libro le presentamos la conclusión de todo el trabajo de investigación y recopilación de información en la forma de un plan para prevenir, combatir y sobrevivir a la sindemia COVID-19. A continuación le adelantamos el mismo capítulo 10 que usted puede leer ahora mismo y al final del libro para preparar su plan personal contra la sindemia COVID-19 porque al igual que el gobierno de un país o una empresa, cada persona debe preparar su propio plan para prevenir, combatir y sobrevivir a la sindemia de COVID-19.

El plan contra la sindemia

Para prevenir, combatir y sobrevivir a la sindemia COVID-19 es absolutamente necesario preparar y poner en marcha un plan.

- ✓ El plan debe ser elaborado por la más alta autoridad de un país, región o estado tomando el consenso de expertos en virología, medicina, economía y sociología.
- ✓ El plan debe adaptarse a las condiciones sanitarias, económicas, políticas y sociales del país región o estado.
- ✓ El plan debe comunicarse a la población para lograr su participación entusiasta, voluntaria y decidida.
- ✓ El plan debe contar con un procedimiento claro y comprensible de seguimiento y un medio de comunicación accesible para la población.
- ✓ El plan debe integrarse de cuatro partes fundamentales: objetivo, estrategia, acciones y control.
- ✓ El plan debe acompañarse de un presupuesto para facilitar su cumplimiento.

Consideraciones para elaborar el plan

Tomando en cuenta que COVID-19 es una sindemia el plan debe considerar tres áreas de acción: salud, economía y sociedad.

- ➤ Los componentes del plan deben tomar en cuenta las condiciones sanitarias de un país, región o estado como el número de hospitales, camas, personal sanitario, equipo y recursos de todo tipo.

- ➤ Deben tomarse en cuenta las condiciones de la economía y de los recursos financieros disponibles o accesibles para respaldar el plan incluyendo un programa de estímulos para las personas, las empresas, las ciudades y las organizaciones.

- ➤ Es necesario tomar en cuenta el tipo de gobierno y el estilo personal de gobernar.

- ➤ Es imprescindible tomar en cuenta la idiosincrasia de la población, su cultura, educación, grado de aceptación a las órdenes del gobierno y disposición para darles cumplimiento.

- ➤ Es necesario tomar en cuenta las condiciones económicas y sociales de la población; su nivel de pobreza y desigualdad económica, así como las condiciones de vida, vivienda, trabajo y educación.

Lineamientos del plan

Lineamientos generales para la elaboración de un plan para prevenir, combatir y sobrevivir a la sindemia COVID-19. Estos lineamientos son de tipo general y su adopción y aplicación depende de las condiciones sanitarias, económicas, políticas y sociales del país, región o estado:

- La máxima autoridad debe reconocer que la sindemia COVID-19 es una amenaza real para la salud, la economía e incluso la vida de la población.

- Crear un comité del más alto nivel para evaluar y dar seguimiento a las decisiones, acciones y resultados del plan. En virtud de que COVID-19 es una sindemia el comité debería integrarse con expertos de reconocido prestigio en virología, medicina, economía y sociología.

- Diseñar una estrategia de comunicación entre las autoridades y la población que sea clara, sencilla, eficaz, accesible y oportuna.

- Discutir y aprobar leyes reglamentarias para que los ordenamientos que se establezcan en el plan tengan obligatoriedad y se pueda ejercer un castigo económico o corporal ante su incumplimiento.

- El plan debe ser de largo plazo considerando las etapas de prevención, combate y recuperación. Un año como mínimo dividido en varias etapas.

- Crear una base de datos nacional para dar seguimiento y rastreo de casos y contactos, así como de fallecimientos y otros indicadores relevantes del plan.

- Enfocar la atención en el sector salud y establecer una estrategia para proteger y estimular a todo el personal sanitario que se encuentra en el frente de batalla. Dotar a los médicos, enfermeras, camilleros y todo el personal con el equipo y los recursos necesarios para que desempeñen su actividad con seguridad y eficacia.

- Establecer el uso obligatorio del cubre bocas. El conocimiento de la manera en que se propaga el virus, su capacidad de contagio y su versatilidad para permanecer activo en las gotículas que expelen las personas al hablar, cantar, toser o simplemente respirar ha ido aumentando en todo el mundo y hoy contamos con información nueva, más robusta y con una abrumadora evidencia acerca de la utilidad del uso masivo y cotidiano del cubre bocas: la medida más sencilla, accesible a toda la población, barata y de gran eficacia para controlar a la sindemia. Emplear el cubre bocas es mostrar respeto, consideración y solidaridad con quienes nos rodean. Usarlo correctamente es una forma de responsabilidad social.

- Promover la costumbre de quedarse en casa y salir solamente para satisfacer las necesidades esenciales. Facilitar la movilidad y reunión de personas en la medida en que disminuyan los contagios.

- En caso de tener que cerrar las escuelas se deberá preparar una estrategia para que la escuela, los maestros, los alumnos y los padres de familia dispongan de los medios para la educación a distancia: plataformas, equipos y sistemas. Así mismo, se deberá comunicar en forma accesible y oportuna la estrategia para que cada una de las partes sepa con tiempo lo que le corresponde hacer.

- El transporte público es un lugar que facilita el contagio por la aglomeración. Para evitar lo más posible esta fuente de contagio se deberán promover los horarios escalonados para la entrada/salida de escuelas, fábricas y oficinas, así como evitar en la medida de lo posible el desplazamiento de personas. El trabajo en casa, la misa con plataforma de video conferencia, la tele medicina y la transmisión de eventos con tecnología streaming son algunos ejemplos de las actividades que se pueden promover para evitar el apiñamiento en el transporte público.

- Evitar las aglomeraciones en estadios, tiendas, iglesias, mercados, restaurantes, casinos, salones de eventos y otros lugares cerrados y abiertos.

- Limitar la reunión de personas en fiestas y reuniones familiares.

- Promover continuamente las campañas para el lavado frecuente de manos, el uso de gel antibacterial, no saludar de mano, no tocarse la cara y evitar besos y abrazos.

- Evitar el confinamiento generalizado y prolongado. Preferir un confinamiento focalizado en las áreas de mayor contagio y reducirlo a dos semanas o un mes al máximo. Hacer una evaluación y tomar las decisiones pertinentes.

- En virtud de que COVID-19 es una sindemia que afecta a la salud, la economía y la sociedad, se deberá procurar mantener un equilibrio entre las tres áreas. Si fuese solamente una pandemia se daría prioridad al aspecto sanitario, pero tratándose de una sindemia debe cuidarse también a la economía y a la sociedad. Cerrar fábricas, y oficinas puede precipitar una depresión estilo 1929 y esto agravaría con mucho la situación. De igual manera debe cuidarse a la sociedad en cuanto a su hartazgo por el confinamiento y su necesidad de movilidad y de reunirse con amigos, familiares y seres queridos. La sindemia obliga a buscar un equilibrio.

- Eliminar del plan la frase: "Si te sientes mal, quédate en casa". Esto no funciona. Si una persona se queda en casa y está contagiada se quedará a sufrir y le podría llegar la muerte. Lo que funciona es que la persona contagiada se ponga en contacto con un centro de salud especializado en atender enfermos de COVID-19 para recibir orientación profesional y atención inmediata. Si el médico le sugiere quedarse en casa ya lo podrá hacer, pero bajo la supervisión del profesional.

- Poner en marcha la encuesta serológica a nivel nacional para tener certeza de quién ha sido infectado y quién ha desarrollado anticuerpos. La serología es el estudio que permite comprobar la presencia de anticuerpos en la sangre. Es una prueba fundamental a la hora de realizar donaciones de sangre y transfusiones.

- Realizar pruebas masivas para detectar el contagio de COVID-19. Lo deseable sería un promedio de 130,000 por semana para un país de 130 millones de habitantes. Resulta conveniente recordar que China aplicó 12 millones de pruebas para toda la ciudad de Wuhan.

- Preparar y ejecutar una estrategia para el rastreo de las personas contagiadas a fin de cortar la transmisión de la enfermedad COVID-19. El uso de bases de datos y sistemas de alta tecnología constituye una herramienta imprescindible para ejecutar con eficacia esta actividad.

- Tomar en cuenta las medidas de sanidad basadas en las recomendaciones de la Organización Mundial de la Salud (OMS). Se pueden encontrar en su sitio web

- Establecer puestos de control en puertos, aeropuertos y carreteras con estaciones de detección del COVID-19 a fin de evitar la entrada de personas contagiadas en las áreas libres del patógeno.

- Establecer una estrategia de coordinación entre el gobierno federal, los estados, las organizaciones civiles y, por supuesto, la sociedad. Algunos países han establecido un plan en el gobierno central y ha dado muy buenos resultados como Taiwan y Vietnam. Otros gobiernos han preferido dejar en manos de los estados las decisiones y ha resultado en descoordinación y desorden como USA y México.

- Preparar y adelantar una campaña de vacunación extraordinaria contra la influenza y enfermedades respiratorias a fin de evitar brotes virales que se presenten durante la temporada de frío cuando el virus aumenta su capacidad de contagio y letalidad.

- Preparar la estrategia y logística para la vacunación contra COVID-19.

- Fomentar la innovación para que las personas y las empresas puedan acceder más fácilmente a las oportunidades que llevan al camino de la superación.

- Promover el uso de tecnologías que faciliten la comunicación entre las personas como las plataformas de video conferencia y compras en línea.

- Poner en marcha un plan de estímulos económicos para las personas, las empresas e incluso ciudades y municipios a fin de ayudarles a recuperarse de la crisis económica provocada por la sindemia.

- En virtud de que la sindemia ataca la salud, la economía y la vida social de la humanidad, además del programa sanitario para contener a la enfermedad COVID-19 y de los estímulos para recuperar la economía, el gobierno debe poner en marcha un programa de control y reparación de los daños causados a las estructuras sociales. La educación, la cultura, la religión, el deporte, la ciencia, la tecnología, el arte y llegar hasta tocar las fibras de la autoestima para mejorar la confianza y el deseo de superación personal y de toda la población.

- Elaborar y poner en marcha un plan a largo plazo para mejorar las condiciones de vida de la población que incluya mejoramiento de la vivienda, educación, empleo y combate a la desigualdad económica y social.

El espacio entre la primera ola y la segunda brinda la oportunidad para hacer una reflexión sobre lo que se ha hecho bien y lo que falta por hacer. Esa experiencia se debe volcar en la preparación del plan para prevenir y combatir a la sindemia y salir adelante hacia un nuevo amanecer de la humanidad.

1.

SINDEMIAS EN LA HISTORIA

En el prefacio de este libro explicamos el concepto de sindemia y llegamos a la conclusión de que es una interacción biológica y social, en tanto que la pandemia se encuadra únicamente en el campo de la biología; esto es, de la medicina. Bajo este enfoque podemos afirmar que en la historia de la humanidad se han presentado varias pandemias pero para fortuna del ser humano muy pocas sindemias. Algunas han sido terribles y han tenido la fuerza para derribar o al menos contribuir al derrumbamiento de un imperio. Resulta importante el estudio de las sindemias más importantes que han afectado la salud, la economía y la vida social de la humanidad para extraer las lecciones que nos permitan salir bien librados de la sindemia de COVID-19 y no ser testigos de la caída de otro imperio.

La Plaga de Justiniano

La primera sindemia de la que se tienen algunos registros es la Plaga de Justiniano que surgió en el año 541, arrasó Constantinopla y fue el último clavo en el ataúd del Impero Romano de Oriente. Se estima que entre los años 541 y 549 la población mundial perdió entre 25 y 50 millones de personas; es decir, entre el 13 y el 26 % de la población estimada en el siglo VI. Se ha llegado a considerar como una de las más grandes plagas de la historia. Se supone que la causa fue la peste bubónica y las investigaciones más recientes confirman que se trata de la misma plaga bubónica relacionada con las infecciones actuales o de la época medieval.

Los historiadores modernos le dieron su nombre en referencia al emperador romano Justiniano I, quien regía entonces el Imperio Bizantino. El impacto sociocultural en el período de Justiniano ha sido comparado al de la muerte negra. Según algunos historiadores del siglo VI, la plaga tuvo repercusiones a nivel mundial, atacando Asia, África y Europa. Los estudios tradicionales señalan el inicio del contagio en el este de África, aunque recientes estudios genéticos señalan que el reservorio original de la cepa pudo estar en China.

La causa más aceptada de la sindemia es la peste bubónica, asociada a la bacteria Yersinia pestis. Los estudios para identificar el vector causante de la enfermedad comenzaron en 1998 cuando un grupo de biólogos liderados por Michel Drancourt, Oliver Dutour y Didier Raoult empezaron a trabajar conjuntamente con arqueólogos e historiadores. Estos investigadores extrajeron el ADN proveniente de la pulpa dentaria de cadáveres encontrados en Marsella entre 1590 y 1720. Estos estudios llegaron a la conclusión de que estos individuos sufrieron una enfermedad provocada por Yersinia pestis. Posteriormente estas investigaciones se hicieron con cadáveres del siglo VI encontrados en Alemania, llegando a la misma conclusión. Normalmente esta enfermedad es transmitida de roedores a humanos, siendo el vehículo transmisor por excelencia la rata negra o Rattus rattus. La rata negra es un transmisor de la peste bubónica, debido a su cercanía a los hábitats del ser humano. Normalmente la plaga se transmite de las ratas a los humanos y algunas veces entre humanos. Dependiendo del vector de contagio tendremos una variante de peste bubónica u otra. Las pulgas suelen infectar a las ratas y otros roedores. El estómago de la pulga es infectado por la bacteria Yersinia pestis. En general la bacteria suele tardar unos catorce días en bloquear el estómago de su huésped. La enfermedad se produce porque al tener el estómago bloqueado la pulga no puede alimentarse y, por lo tanto, debe morder varias veces a su huésped, regurgitando finalmente el contenido de su estómago en su torrente sanguíneo. En general, todos los mamíferos pueden contraer la enfermedad, siendo los hombres, los gatos y algunos roedores más susceptibles de contraerla, mientras otros, como los perros, son más resistentes.

El historiador y eclesiástico, Juan de Éfeso narra que la gente fue afectada por una enfermedad que consistía en la aparición de bubones, ojos sanguinolentos, fiebre y pústulas. Las personas solían morir en dos o tres días después de un largo periodo de confusión mental. Juan de Éfeso intenta señalar, sobre todo, la rapidez del contagio, siendo en los centros públicos como iglesias y mercados donde había más víctimas. No obstante, el historiador señala que algunas personas conseguían recobrarse aunque solían morir por infecciones posteriores. El origen para el historiador está claro, era un castigo de Dios a la humanidad por sus pecados y su misión era informar a las generaciones posteriores de los posibles castigos que Dios tenía preparados para la humanidad.

Juan de Éfeso destaca, en su descripción, cómo la peste dejó asoladas y sin habitantes diversas partes del Imperio, atacando por igual a ricos y pobres, y dejando villas, pueblos y ciudades sin habitantes. El principal problema en la capital, según el autor, eran los cuerpos sin enterrar de las personas que se morían en las calles, en las iglesias, en los porches y en las esquinas. El autor señala varías cifras sobre la cantidad de muertos diarios: 5,000, 7,000, 12,000, es decir, al final de la sindemia habría alrededor de unas 300,000 bajas. Si bien las cifras son discutidas por diversos autores, esta gran mortandad paralizó la ciudad y su abastecimiento. El historiador bizantino Procopio de Cesarea registró que, en su clímax, la peste llegó a matar hasta 10,000 personas diariamente en la ciudad, aunque esta cantidad no se puede comprobar.

Es importante destacar que la sindemia se presentó en dos oleadas: La primera del año 541 al 547 y la segunda de 548 a 561. Este hecho previene a la humanidad para prepararse contra una calamidad que ataca en oleadas sin descartar que la segunda pudiera ser la más virulenta. También es importante resaltar que la duración de la sindemia fue de años y no de semanas o meses como algunos gobernantes han estimado que durará la sindemia de COVID-19.

La peste negra

Se la considera una de las sindemias más devastadoras en la historia de la humanidad. Afectó a Eurasia en el siglo XIV y alcanzó un punto máximo entre 1347 y 1353. Es difícil conocer el número de fallecidos, pero modelos contemporáneos los calculan entre 75 a 200 millones, equivalente al 30-60% de la población de Europa, siendo un tercio una estimación muy optimista. La teoría aceptada sobre el origen de la peste explica que fue un brote causado por una variante de la bacteria Yersinia pestis. Es común que la palabra «peste» se utilice como sinónimo de «muerte negra», aun cuando aquella deriva del latín «pestis», es decir, «enfermedad» o «epidemia», y no del agente patógeno.

La enfermedad es una infección en el sistema linfático producida por la mordedura de una pulga infectada, Xenopsylla cheopis (la pulga de rata). La pulga es un parásito en las ratas de casa y de campo, que busca otra presa cuando el roedor en el que habita muere. Las bacterias se localizan en el aparato digestivo de las pulgas infectadas de tal forma que cuando la pulga pica, regurgita el contenido intestinal que infecta el punto de la picadura. De esta forma las bacterias atraviesan la piel y alcanzan los ganglios linfáticos, donde pueden resistir la fagocitosis e incluso reproducirse dentro de los fagocitos y matarlos. A medida que la enfermedad progresa, los ganglios linfáticos se hinchan. La peste puede extenderse a la sangre y diseminarse (peste septicémica) o llegar al pulmón y provocar peste neumónica

La ciudad de Mesina se ubica como el punto de entrada de esta terrible peste a Europa. Mesina es una ciudad italiana situada en el ángulo nordeste de Sicilia a unos 90 km de Catania y unos 230 km de Palermo. Se ubica enfrente de Regio de Calabria, junto al mar y al homónimo estrecho de Mesina que separa a la isla de Sicilia de la península italiana. Mesina fue, muy probablemente, el puerto por el cual la peste negra entró en Europa en la Edad Media hacia 1347. La plaga fue introducida por marineros genoveses procedentes de Caffa en Crimea, Mar Negro.

Europa gozaba de una relativa tranquilidad y prosperidad debido en parte a las buenas producciones en la agricultura y al auge del comercio marítimo así como la reanudación de las caravanas comerciales por la Ruta de la Seda gracias al control territorial de los mongoles y, dato de gran importancia para la propagación de la enfermedad, la mejora de las técnicas de navegación y construcción de navíos, con las que poder transportar cargamentos de gran tamaño desde puertos en mar Negro o el Mediterráneo hasta Barcelona, Marsella o las ciudades italianas.

En el aspecto social, la llamada época del gótico trajo el crecimiento de las ciudades respecto del campo. La población se empezó a concentrar en las ciudades, prosperó la arquitectura y se construyeron las grandes catedrales de Europa cada vez más grandes y más altas.

La medicina poseía cierta independencia de la filosofía en cuanto a disciplina impartida en las universidades, pero era más empírica que científica y seguía influida en buena medida por los conocimientos aportados por otros autores griegos y latinos como Galeno de Pérgamo. La religión seguía unificando a Europa bajo la Iglesia Católica, si bien existía cierta desafección debido al traslado de la corte papal a la ciudad francesa de Aviñón y al consentimiento de Clemente VI a la hora de perder su autonomía en aras de la seguridad brindada por el rey Felipe VI de Francia, como lo habían hecho los tres pontífices anteriores en el Papado de Aviñón.

Los investigadores de la peste negra no han llegado a un consenso sobre el agente infeccioso que causó la enfermedad y por lo tanto no hay un criterio unificado sobre si fue o no una variedad de la peste bubónica u otra enfermedad distinta, como el carbunco. En aquel tiempo la medicina no estaba preparada para tratar la enfermedad, ni para para investigarla y determinar con precisión su origen y los vectores que la propagaban.

Varios cronistas de la época indican la forma repentina con la que aparecían los síntomas. Una persona podía estar sana por la mañana y tener fiebre alta por la tarde para morir al llegar la noche. Según la literatura médica y de otra índole, los afectados padecían todos o varios de los siguientes síntomas según Giovanni Boccaccio y otros autores:

➢ Fiebre alta incluso superando los 40 grados.

➢ Tos y esputos sanguinolentos.

➢ Sangrado por la nariz y otros orificios.

➢ Sed aguda.

➢ Manchas en la piel de color azul o negro debido a pequeñas hemorragias cutáneas.

➢ Aparición de bubones negros en ingles, cuello, axilas, brazos, piernas o detrás de las orejas, debido a la inflamación de los ganglios linfáticos.

➢ Gangrena en la punta de las extremidades.

➢ Rotura de los bubones supurando líquido con un olor pestilente.

Una buba o bubón (del griego βουβών, "tumor en la ingle") es la inflamación de un nódulo linfático. Se produce en infecciones como la peste bubónica, la gonorrea, la tuberculosis, el chancro o la sífilis. Su aspecto es similar a una enorme ampolla y suele aparecer en las axilas, las ingles o el cuello.

Giovanni Boccaccio y otros autores describen un tipo de peste casi asintomático que provocaba la muerte a las 14 horas aproximadamente. El calificativo negra se debe a las manchas de los bubones y al aspecto producido por la gangrena en los dedos de manos y pies. La connotación de mal olor que posee la palabra peste la dieron los hedores emanados al romperse los bubones. Según varios testimonios, el surgimiento de dichos bubones y de las manchas negras terminaba con la muerte del paciente en la mayoría de los casos. Desde notar los primeros síntomas hasta producirse la defunción pasaban cinco días habitualmente.

Por medio del ensayo y el error, las autoridades de distintas ciudades llegaron a la conclusión de que la enfermedad tardaba no más de 39 días en aparecer y los que lograban sobrevivir no volvían a contagiarse nuevamente. Esto se infiere de los cuarenta días que pasaban viajeros y navegantes confinados a la llegada de algunas ciudades italianas. Científicos del siglo XXI indican que la enfermedad podría tener un periodo de incubación no contagioso de unos diez o doce días. A este seguiría un periodo de latencia asintomático, pero contagioso, de unos veinte o veintidós días. Posteriormente aparecerían los síntomas y la enfermedad mataba en cuatro o cinco días más. De ser así, este periodo de incubación y latencia tan largo sería una de las causas que permitió su rápida propagación.

Los números que dejó tras de sí esta epidemia son estremecedores. Según los datos que manejan los historiadores, la península Ibérica habría perdido entre el 60 y 65% de la población, y en la región italiana de la Toscana entre el 50 y el 60%. La población europea pasó de 80 a 30 millones de personas.

La Viruela

La viruela (del latín variola: pústula pequeña) fue una enfermedad infecciosa grave, contagiosa y con un alto riesgo de muerte, causada por el virus Variola virus. Produce una gran satisfacción usar el verbo en tiempo pasado para decir que fue un virus, porque el último caso de contagio natural se diagnosticó en octubre de 1977 y en 1980 la Organización Mundial de la Salud (OMS) certificó la erradicación de la enfermedad en todo el planeta. Sus principales características eran una elevada tasa de mortalidad para quienes padecían la enfermedad, de alrededor de un 30%, con tasas especialmente elevadas en bebés. Las cicatrices por todo el cuerpo y en algunos casos ceguera, era la huella que dejaba la enfermedad para quienes tenían la desgracia de padecerla.

Fue una terrible enfermedad con enorme sufrimiento para quienes la padecían. Los síntomas iniciales incluían cuadros de fiebre y vómitos, seguidos en días posteriores de la formación de llagas en la boca y erupciones cutáneas. Al cabo de unos días, las erupciones cutáneas se convertían en protuberancias cargadas de denso líquido con un característico hundimiento en el centro. Con la evolución de la enfermedad, las protuberancias se convertían en pústulas y después en costras, las cuales se caían y dejaban las características cicatrices en la piel. La enfermedad se propagaba a través del contacto de personas sanas con personas contagiadas o mediante el intercambio de objetos contaminados con el virus responsable de la enfermedad. El control, prevención y eliminación de la sindemia fue posible hasta que se desarrolló la vacuna contra la viruela. Para su tratamiento, una vez contraída la enfermedad, existían antivirales específicos, aunque de efectividad escasa.

El origen de la viruela se pierde en el tiempo. Se desconoce dónde se originó pero existen evidencias de su existencia hace miles de años pues se han hallado restos en momias egipcias datadas del siglo III a. C. La enfermedad se propagó a lo largo de la historia a través de brotes periódicos: en la Europa del siglo XVIII se estima que unas 400,000 personas morían cada año por viruela y un tercio de los supervivientes desarrollaba ceguera. Se estima que solo en el siglo XX, la viruela mató hasta 300 millones de personas y a 500 millones en sus últimos 100 años de existencia. En 1967, apenas una década antes de su último registro, se presentaron 15 millones de casos. Se considera a la viruela una de las dos únicas enfermedades infecciosas que el ser humano ha logrado erradicar, junto a la peste bovina, erradicada oficialmente en 2011.

La viruela fue una enfermedad devastadora en la Europa del siglo XVIII que se extendía en forma de epidemia matando y desfigurando a millones de personas. Es probable que el siglo XVIII fuera una época especialmente terrible debido a la presencia de la viruela en Europa, ya que la tasa de población creció de manera desmesurada haciendo más fácil la propagación de la enfermedad.

La conquista de México no se hizo solamente con la espada y la cruz. También participó el virus de la viruela de manera determinante y con terribles consecuencias para la población de la Gran Tenochtitlan. Corría el año de 1520 cuando, un 5 de marzo, una pequeña flotilla española al mando de Pánfilo de Narváez abandonó Cuba para dirigirse a la Nueva España. Las naves transportaban caballos, armas, esclavos y un puñado de soldados españoles. Pero lo que nadie había previsto es que uno de ellos traía en su propio cuerpo un arma mucho más letal que toda la caballería y todo el armamento que transportaban esas naos. Cuando las naves desembarcaron en Zempoala, Veracruz, traían consigo un arma biológica letal cuyo nombre era Francisco de Eguía, quien transportaba dentro de su cuerpo millones de células que contenían el virus de la viruela negra.

Francisco de Eguía ha sido considerado como el primer caso del virus de viruela en territorio azteca. Al sentirse enfermo fue trasladado a la casa de una familia de nativos en la ciudad de Cempoallan. Al poco tiempo los miembros de la familia adquirieron el virus y, en cuestión de diez días, la ciudad ya era un cementerio. Y aquellos que decidieron mudarse, llevaban el virus consigo. Para septiembre de 1520 la viruela se había expandido por el Valle de México y un mes después, en octubre, llegó a Tenochtitlan. Hace justamente 500 años. En aquel entonces en la capital azteca habitaban alrededor de 250 mil personas, pero cuando llegó diciembre, al menos un tercio de la población había sido víctima del virus, incluyendo al emperador Cuitláhuac.

De acuerdo con el historiador israelí Yuval Noah Harari, en todo el México pre-colonial existían 22 millones de personas pero para finales de 1520 sólo quedaban 14 millones. La viruela había cobrado factura contribuyendo a la conquista y caída del imperio Azteca. Pero ese fue sólo el principio. A la viruela siguieron oleadas de sarampión, gripe y otras enfermedades infecciosas que no habían tocado nunca suelo americano. En su libro "Plagues and People", William H. McNeill's estima que para 1620 sólo quedaban 1.6 millones de indígenas en México.

Fray Bernardino de Sahagún describe el ataque de viruela en el octavo volumen de su Historia de las cosas de la Nueva España:

"Antes que los españoles que están en Tlaxcala, viniesen a conquistar a México dio una grande pestilencia de viruelas a todos los indios, en el mes que llamaban tepeilhuitl, que es al fin de Septiembre. Desta pestilencia murieron muchos indios; tenían todo el cuerpo y toda la cara y todos los miembros tan llenos y lastimados de viruelas que no se podían bullir ni menear de un lugar, ni volver de un lado a otro, y si alguno los meneaba daban voces. Esta pestilencia mata gentes sin número. Muchas murieron de hambre porque no había quien pudiese hacer comidas; los que escaparon de esta pestilencia quedaron con las caras ahoyadas y algunos ojos quebrados. Duró la fuerza desta pestilencia sesenta días, y después que fue aflojando en México, fue hacia Chalco."

La viruela se instauró en México y aunque se fue controlando con el paso de los siglos, no fue sino hasta 1980 cuando la Organización Mundial de la Salud declaró que el virus había sido erradicado.

En los Estados Unidos el último caso de viruela se registró en 1949, mientras que el último caso ocurrido en forma natural en el mundo fue en Somalia en 1977. Una vez que la enfermedad se erradicó en todo el mundo, se suspendió la vacunación habitual de toda la población porque ya no había necesidad de prevenirla. Excepto por las reservas en dos laboratorios, el virus variola está eliminado. Dichas muestras se mantienen en estado criogénico en el Instituto VECTOR de Novosibirsk (Rusia) y en el Centro de Control de Enfermedades de Atlanta (Estados Unidos). Grupos de biólogos han insistido en eliminar ese par de muestras para prevenir que, por un accidente no deseado, alguna de ellas salga del estado de congelación en que se encuentran. Esto no se ha llevado a cabo debido a que el virus como tal nunca fue entendido por completo y se sabía muy poco sobre la forma en que mutaba; aunque se logró dar con la vacuna, su elaboración se hizo de manera empírica, sin conocer con detalle la estructura del virus o su forma de infección; por esta razón, se decidió conservar estas dos únicas muestras.

La Gripe Española

Aun cuando lleva su nombre, la Gripe Española no se originó en España. Algunos investigadores afirman que empezó en Francia y estudios más acuciosos sitúan los primeros casos en los Estados Unidos con dos vertientes. Una en la base militar de Fort Riley, Kansas y otro en Camp Greene, cerca de Charlotte, Carolina del Norte.

La sindemia de Gripe Española fue causada por un brote del virus influenza A del subtipo H1N1. A diferencia de otras epidemias de gripe que afectan principalmente a niños y ancianos, sus víctimas fueron también jóvenes y adultos con buena salud, y también animales, entre ellos perros y gatos. Es otra de las grandes sindemias que han devastado a la humanidad. En solo un año mató entre 20 y 40 millones de personas. Esta cifra de muertos, que incluía una alta mortalidad infantil, se considera uno de los ejemplos de crisis en la salud, la economía y la vida social.

La Gripe Española fue la primera sindemia con una extensión mundial. Inició en 1918 y tuvo tres brotes principales: el primero entre mayo y junio, el segundo entre septiembre y diciembre y el tercero entre enero y junio de 1919. Cabe señalar que los segundos brotes fueron más letales que el inicial. Esto es muy importante de tomarlo en cuenta al elaborar un plan para combatir la sindemia COVID-19.

Al estudiar la Gripe Española y compararla con COVID-19 resulta importante destacar el hecho de que la segunda ola de la Gripe Española fue la más terrible y mortífera. Si COVID-19 sigue los mismos pasos el invierno del 2020 y el principio del año 2021 podrían ser desastrosos para la humanidad.

Recibió el nombre de Gripe Española porque la sindemia ocupó una mayor atención de la prensa en España que en el resto de Europa, ya que España no estaba involucrada en la guerra mundial y por tanto no censuró la información sobre la enfermedad. Es tiempo de quitar un estigma que España no merece.

A través de los años se han realizado diversos estudios para determinar su origen sin que a la fecha se haya llegado a un consenso entre los investigadores de esta sindemia. Uno de los estudios más aceptados considera como «enfermo cero» al cocinero Gilbert Michell de Fort Riley, Kansas ingresado el 4 de marzo de 1918. Horas después ya se contabilizaban decenas de casos, hasta el punto de tener que habilitar un hangar para los enfermos, pues el hospital no tenía capacidad suficiente. Sin embargo, investigadores como Santiago Mata recogen informes y publicaciones donde se afirma que ya se habían detectado brotes muy virulentos de la gripe meses antes y no en Kansas, sino en casi todos, por no decir todos, los campamentos militares estadounidenses habilitados para el envío de soldados a Europa.

Santiago Mata expone en su interesante libro "Cómo el Ejército americano contagió al mundo la Gripe Española" valiosa información para conocer a detalle la sindemia de Gripe Española y comprender mejor la sindemia de COVID-19. El libro está disponible en Amazon y su referencia se puede consultar en el sitio Web del autor: https://bit.ly/2GRKc1q

El historiador español asegura, basándose en los documentos de la época, no solo que Estados Unidos fue el lugar de origen de "la mayor catástrofe de la Historia", la sindemia gripal que en 1918 mató a decenas de millones de personas, sino que la mortífera gripe surgió en 1917.

El libro de Santiago Mata revela que las epidemias gripales sufridas desde el otoño de 1917 en al menos 14 grandes campamentos militares estadounidenses, revestían ya las características de la sindemia de 1918. El proceso de difusión desde los campamentos a la sociedad americana y al resto del mundo es analizado minuciosamente por el historiador de la sindemia (algunos datos esenciales pueden verse en la introducción y primeras páginas del libro de libre consulta en Amazon), quien explica también las razones por las que el origen de la gripe se ocultó y terminó por asignarse de forma calumniosa a España.

Mata recoge el dato de 18,886 muertos por gripe en 1916, un 2.6 % de mortalidad cuando una gripe estacional arrojaba en Estados Unidos una mortalidad media de un 0.056 %. Esta tasa de mortalidad en 1916 suponía ya un incremento del 65 % respecto a 1915 y a su vez la mortalidad de ese año fue un 75 % más que la de 1914. Sin embargo, estas cifras se obtienen de la población en general, cuando la gripe afecta mucho más a niños y sobre todo a personas mayores. Sin embargo, en diciembre de 1917 surge un dato sorprendente en Camp Greene, donde se constatan 20 muertos de un total de 565 enfermos de gripe, todos ellos hombres jóvenes. Esta cantidad supone un incremento entre 100 y 200 veces la tasa de mortalidad habitual para la población juvenil. Por esta razón se considera que fue en Camp Greene donde apareció el paciente 0 infectado por el H1N1.

De acuerdo con Santiago Mata, los síntomas detectados en el Campamento Greene aportados por el capitán médico Herman Elwyn sobre los pacientes aparecidos en diciembre de 1917 y meses posteriores eran:

- ➤ Cara con color grisáceo
- ➤ Pupilas moderadamente dilatadas
- ➤ Fiebre superior a los 39 grados
- ➤ Pulso rápido, superando las 140 pulsaciones por minuto y hasta 160
- ➤ Respiración superficial y rápida
- ➤ Agotamiento extremo.

Entre cuatro y seis horas tras los primeros síntomas los pulmones del paciente ya comenzaban a segregar exceso de líquido.

Entre las 12 y 18 horas después de aparecer los síntomas anteriores se producía un empeoramiento con más líquido pulmonar, más disnea, aumento en la dilatación pupilar, postración, sudoración profusa, aumento de la fiebre. De no remitir los síntomas la muerte sobrevenía entre las 24 y 48 horas después de producirse el agravamiento.

Estos primeros síntomas fueron empeorando según avanzaba la enfermedad. En febrero al cuadro anterior era necesario añadir en varios casos el dolor abdominal, hasta el punto de confundirse con una apendicitis, las pulsaciones aumentaban aún más en los casos de la segunda oleada, su color era todavía más pálido y el aspecto se asemejaba al de los enfermos por fiebres tifoideas. Esto podía empeorar aún más la situación, al ir pasando los pacientes de una sección especializada a otra.

La sindemia se fue extendiendo como la humedad. Primero en los campamentos de los Estados Unidos, luego cruzó el océano para llegar a Europa en donde se expandió y causó terribles estragos. De acuerdo con Mata, en diciembre de 1917 ya eran 14 de los 16 campamentos militares existentes afectados por la gripe, incluso en Camp Pick ya se habían constatado 12 muertos en octubre de 1917, en Camp Beauregart 50 muertos en noviembre y en Camp Bowie 172 muertos también en noviembre de 1917.

Los Estados Unidos se preparaban desde principios del año 1918 para enviar tropas por mar a Europa. El presidente estadounidense Woodrow Wilson consultó con el general Peyton C. March, jefe del estado mayor estadounidense desde mayo de 1918, si deberían suspender los envíos de tropas a Europa para no propagar la sindemia, pero March le indicó que una noticia así podía perjudicar mucho la marcha en el frente al saber la Triple Alianza los problemas entre las filas de su enemigo. Por esta razón Wilson no detuvo los envíos, pese a llegarle informes de que sus ciudadanos estaban enfermando e incluso muriendo en los barcos al declararse la gripe a bordo. En agosto de 1918 ya eran cerca de un millón y medio de soldados estadounidenses desplazados a Europa, muchos enfermos de gripe.

Los primeros casos de Gripe Española en Europa se presentaron en Francia, luego en el Reino Unido, después Italia, más adelante cruzó a Alemania y por último a España, un país neutral que durante la guerra no censuró la publicación de los informes sobre la enfermedad y sus consecuencias, de ahí que, pese a ser un problema internacional, se le diera este nombre por parecer en las informaciones de la época que era el único país afectado. Los hospitales de la población civil estaban colapsados y los hospitales militares también tenían todas las plazas ocupadas. En el frente, la ofensiva de 1918 se suspendió por el ejército alemán porque tenía a un millón de soldados enfermos. En la oleada de mayo de

1918 se cree que más de la mitad de la población de Madrid había contraído la enfermedad. Resultó un duro golpe para la población europea, pero también para la moral porque, con los adelantos conseguidos en higiene y sanidad, las autoridades consideraban orgullosamente haber desarrollado servicios sanitarios capaces de dejar en el olvido a pasadas epidemias de cólera y otras.

Pese a todo lo peor estaba por llegar. Aunque ciudades como Madrid habían pasado lo más duro, la segunda oleada de 1918 afectó tanto a las ciudades como a pequeñas poblaciones del mundo rural. El 75 % de las muertes se cree que acontecieron en la segunda oleada de 1918. Aunque esta epidemia comenzó siendo una gripe relativamente benigna, su mortalidad fue aumentando progresivamente.

En España el sistema de salud se vio desbordado; muchos médicos murieron y fue difícil reemplazarlos. Los ataúdes escaseaban. El alcalde de Barcelona solicitó ayuda al ejército para transportar y enterrar a los muertos, ya que el Ayuntamiento no se daba abasto. El año 1918 fue el primero del siglo XX con un crecimiento vegetativo (nacimientos menos muertes) negativo, y el único junto con 1939 a causa de la guerra civil. En 1919 la enfermedad ya fue mucho menos virulenta por estar la mayoría de los organismos adaptados al virus. Finalmente, en 1920 aún se detectó un último repunte, pero no hubo más. Sin embargo, los efectos negativos sobre la población siguieron produciéndose en forma de mortalidad infantil al perder los niños a uno de los dos progenitores y en algunos casos a los dos. Con todo, la gran epidemia de la gripe desapareció de una forma muy parecida a como había empezado, entre otras razones por estar la mayoría de los supervivientes inmunizados. Lo que ahora se conoce como inmunización de rebaño.

Ningún rincón del planeta se mantuvo a salvo del virus. En el verano de 1997, el científico Johan Hultin viajó hasta Brevig Mission, una localidad de Alaska de unos 200 habitantes, en busca de cadáveres enterrados. Con el permiso de las autoridades locales exhumó del suelo congelado el cuerpo de una mujer en perfecto estado de conservación, extrajo una muestra de su pulmón y volvió a sepultarlo. Pretendía secuenciar el genoma del virus que 80 años antes había matado a esa mujer junto al 90 por ciento de la población local. Brevig Mission fue un escenario más de una de las peores tragedias que ha vivido la humanidad, pero la férrea censura de los países implicados en la primera guerra mundial escondió su gravedad. Ahora también se esconde, pero de otra manera y con diferente fin.

España fue uno de los países europeos más afectados con cerca de 8 millones de personas infectadas en mayo de 1918 y más de 200,000 muertes a pesar de que las cifras oficiales redujeron las víctimas a solo 147,114 personas.

En Estados Unidos, cerca del 28% de la población padeció la enfermedad y murieron entre 500,000 y 675,000 personas. En el Reino Unido murieron 250,000.

En Francia 400,000 y en Italia una cifra similar. En la India británica fallecieron de 10 a 17 millones. Las estimaciones sobre el África subsahariana hablan de 1.5 a 2 millones de víctimas. En Alaska, en el pueblo inuit de Fairbanks, de los 80 habitantes 78 murieron en sólo una semana y en Sudáfrica murieron comunidades enteras; en Australia murieron unas 80,000 personas.

En resumen: Los datos sobre la influenza de 1918 pueden ayudar a comprender la amenaza actual de la sindemia de COVID-19 al acercarse el invierno. La Gripe Española del siglo pasado acabó con la vida de entre 50 y 100 millones de personas en tres oleadas. La llegada del frío hizo que la población se resguardara en espacios cerrados, algo que favoreció los contagios. Los movimientos de tropas de la Primera Guerra Mundial también resultaron en más infecciones y muertes. Y al igual que sucede hoy en día, también se cancelaron eventos y reuniones públicas. Sin embargo, actualmente el progreso científico hace posible conocer más sobre el COVID-19 a diferencia de lo ocurrido el siglo pasado, cuando se sabía poco sobre los virus. Las indicaciones de expertos y médicos pueden hoy ayudarnos a evitar un grave rebrote. Lo importante es aprovechar la experiencia para no tropezarse dos veces con la misma piedra.

2.
VIRUS, CORONAVIRUS y SARS-CoV-2

Los virus han sido vecinos del planeta Tierra desde hace millones de años pero su tamaño infinitesimal los ocultó al ojo del ser humano. A mediados del siglo XIX el término virus todavía se empleaba como sinónimo de veneno o miasma. Los virus no llegaron a conocerse como entidades biológicas hasta las postrimerías del siglo XIX, aunque hay descripciones más antiguas de enfermedades víricas, así como de los primeros tratamientos médicos.

Fue Aulo Cornelio Celso quien, en el siglo I a.C., utilizó por primera vez la palabra virus. Calificó de venenosa la saliva por la que se transmite la rabia. En el año 1882 Adolf Mayer, haciendo experimentos sobre la enfermedad del mosaico del tabaco, causó, sin darse cuenta de ello, una transmisión de virus al transferir savia de plantas infectadas a plantas sanas, provocando de este modo su enfermedad.

En 1884, el microbiólogo francés Charles Chamberland inventó un filtro que tiene poros de tamaño inferior al de una bacteria, de manera que retiene a estas al filtrar una solución que las contenga. El biólogo ruso Dimitri Ivanovski utilizó este filtro y demostró que los extractos de hojas molidas de plantas infectadas de tabaco seguían siendo infecciosos después de filtrarlos. Eso significaba que los agentes que provocaban la enfermedad eran significativamente más pequeños que las bacterias. Descubrió que la bacteria es una cosa y el virus otra muy diferente y más nos vale conocerlo bien porque ahora es el enemigo número uno de la humanidad.

Virus

Los virus (del latín virus, en griego ιός «toxina» o «veneno») son partículas de ARN (ácido ribonucleico) o ADN (ácido desoxirribonucleico). Algunos están encapsulados en una envoltura hecha a base de proteínas conocida como cápside, otros protegen su material genético con una membrana o envoltura derivada de la célula a la que infectan y algunos otros además rodean su cápside con una membrana celular.

La palabra hace referencia al veneno o sustancia nociva. Fue usada por primera vez en inglés el año 1392. Virulento, del latín virulentus (venenoso), data de 1400. La expresión «agente que causa enfermedades infecciosas» se usó por primera vez el año 1728 antes del descubrimiento de los virus por Dimitri Ivanovski en 1892. El adjetivo "viral" data de 1948. El plural en español es «virus». El término «virión» también se utiliza para referirse a una única partícula vírica infecciosa. En general se puede definir como virus a todos aquellos ácidos nucleicos móviles capaces de formar viriones en contraposición a los viroides o plásmidos que no tienen la capacidad de formar estas estructuras complejas.

¿El virus es un ser vivo? Los investigadores y estudiosos de los virus no se han puesto de acuerdo. El debate sigue vigente después de cientos de años.

Algunos autores se refieren a ellos como «organismos al límite de la vida». Por una parte se asemejan a los organismos vivos: tienen genes, se reproducen, tienen una estructura compleja y evolucionan por selección natural. Sin embargo no poseen estructura celular, con lo cual carecen de la unidad básica de la vida, la célula. Además, los virus no tienen un metabolismo propio, necesitan una célula hospedadora para que sus genes puedan expresarse. Por tanto, no se pueden reproducir en el exterior de una célula huésped. Decidir si los virus están vivos o no depende de la definición filosófica que se quiera dar de vida. Por ejemplo, si se usa la teoría celular como definición, deben excluirse de dicho conjunto. Si usa otra definición de vida como "todo aquel sistema capaz de autorreplicarse" si podrían considerarse seres vivos.

Consideramos que la respuesta más equilibrada es no y sí. Su calidad de ser vivo depende de si se encuentra en estado latente o activo. Si se encuentra latente es sólo un paquete molecular, materia inerte. Cuando penetra en una célula adquiere la vida de la misma célula que lo recibe y se convierte en un ser vivo que puede realizar las funciones vitales de nutrición, interacción y reproducción. ¡Esto suena fantástico! Pues sí. Así es el mundo de los virus.

Los virus infectan a todo tipo de organismos, desde animales, hongos, plantas, bacterias y...a otros virus. En su gran mayoría son demasiado pequeños para poder ser observados con la ayuda de un microscopio óptico; son submicroscópicos. Sin embargo, existen excepciones entre los virus nucleocitoplasmáticos de ADN de gran tamaño o girus, tales como Pandoravirus o Pithovirus, que sí se pueden apreciar mediante microscopía óptica.

El primer virus conocido, el virus del mosaico del tabaco, fue estudiado por Martinus Beijerinck en 1899 continuando los trabajos de Dimitri Ivanovski. Actualmente se han descrito más de 5,000, y algunos autores opinan que podrían existir millones de tipos diferentes. Los virus se encuentran en casi todos los ecosistemas. Son la entidad biológica más abundante. También son los más diminutos, la mayoría unas cien veces más pequeños que las bacterias. Hay de varios tamaños: algunos miden 10 nanómetros, es decir, 0.00001 mm. Esto significa que habría que poner aproximadamente cien mil virus en fila para cubrir 1 mm. Otros son algo más grandes, pero de cualquier manera invisibles al ojo humano.

Los virus se diseminan de muchas maneras diferentes y cada tipo de virus tiene una forma de transmitirse. Llamamos vectores de transmisión a los organismos vivos que los transportan de una persona a otra, o de un animal a una persona (o viceversa). Los virus que afectan a los vegetales se propagan frecuentemente por insectos que se alimentan de savia, como los áfidos, mientras que los que afectan a animales suelen propagarse por medio de insectos hematófagos (los que chupan la sangre). Existen otros que no precisan de vectores: el virus de la gripe (ortomixovirus) y el del resfriado común (rinovirus y coronavirus) se propagan por el aire a través de los estornudos y la tos; los norovirus son transmitidos por vía fecal-oral, o por contacto con manos, alimentos y agua contaminados. Los rotavirus se dispersan a menudo por contacto directo con niños infectados. El VIH es uno de los muchos virus que se transmiten por contacto sexual o por exposición a sangre infectada. El VIH se ha hecho muy famoso y también muy temido.

No todos los virus provocan enfermedades; muchos se reproducen sin causar ningún daño al organismo infectado. Pero algunos, como el VIH, pueden producir infecciones permanentes o crónicas cuando el virus continúa multiplicándose en el cuerpo, evadiendo los mecanismos de defensa del huésped. En los animales, en cambio, es frecuente que las infecciones víricas den lugar a una respuesta inmunitaria que confiere una inmunidad permanente a la infección. Eso es lo que se pretende (y se suele) lograr con las vacunas. Con ellas se puede llegar a erradicar una enfermedad, como ha ocurrido con la viruela. Los microorganismos como las bacterias también tienen defensas contra las infecciones víricas, conocidas como sistemas de restricción-modificación.

Información importante: Los antibióticos no tienen efecto sobre los virus, pero se han desarrollado medicamentos antivirales para tratar algunas infecciones.

Los virus han evolucionado para reproducirse dentro de la célula que infectan, ya que por sí solos no son capaces de hacerlo en virtud de que carecen de la maquinaria molecular necesaria. De esta forma, hay tres problemas que un virus debe resolver para poder hacer más copias de él mismo:

➢ Cómo reproducirse dentro de la célula que infecta
➢ Cómo esparcirse de un anfitrión a otro
➢ Cómo evitar ser eliminado por las defensas del anfitrión

De manera general los virus de ADN utilizan partes de la información del anfitrión, así como también parte de su maquinaria celular. El problema con esta estrategia es que la mayor parte de las células maduras del anfitrión no están replicándose activamente, se encuentran reposando para ahorrar energía. Por lo tanto, los virus de ADN necesitan encontrar la manera de activar el motor o traer consigo los aditamentos de aquellas partes celulares que no están activas cuando el virus entra.

La forma en que los diferentes tipos de virus se esparcen es muy variada: por vía aérea cuando respiramos, cuando los ingerimos con los alimentos, los que obtenemos directamente de nuestras madres, los que obtenemos por contacto sexual y los que se trasmiten por picaduras de insectos como los mosquitos. La piel representa una barrera impenetrable para un virus porque está conformada por capas de células muertas, y los virus necesitan células vivas para poder reproducirse. Por lo tanto, a menos que la piel se rompa por alguna herida o sea picada por un mosquito u otro animal, los virus han elegido tomar otras rutas de entrada al anfitrión. Por ejemplo, atacando la barrera de mucosa celular que recubre al sistema respiratorio y reproductivo. Aun así, la barrera de mucosa es altamente efectiva y ayuda a eliminar a la mayoría de los virus que quedan atrapados en ella. La mucosa es ayudada por macrófagos (células de defensa) que ingieren a los virus y los eliminan.

Las superficies de las mucosas constituyen el sitio primario de penetración de la mayoría de los agentes patógenos al organismo humano. La gran mayoría de estos agentes infecciosos afectan al huésped por contacto inicial sobre las superficies mucosas. Estas superficies incluyen las mucosas de la cavidad oral, las vías respiratorias, el tracto gastrointestinal y el tracto genitourinario. El tejido mucoso que se encuentra debajo de este epitelio está grandemente poblado de células del sistema inmune que consiste en moléculas, células y estructuras linfoides tratando de proporcionar inmunidad a los patógenos que chocan contra estas superficies. El tejido linfoideo asociado a las mucosas está compuesto por un grupo de tejidos organizado en folículos, que se encuentran presentes en las superficies mucosas respiratoria, digestiva y genitourinaria.

En el caso de la vagina, además de la mucosa, las bacterias que colonizan el tracto reproductivo producen ácido, el cual hace que el medio sea poco propicio porque muchos virus son sensibles a las condiciones ácidas. Y por si fuera poco, aquellos virus que deciden entrar por el aparato digestivo deben lidiar con defensas muy agresivas, tal es el caso de la saliva que contiene compuestos potentes que desactivan a los virus. Además, si logran pasar la saliva, los espera un baño de ácidos estomacales aderezados con enzimas digestivas diseñadas para desbaratar proteínas, carbohidratos, lípidos y sales biliares que actúan como detergente para desintegrar las grasas ingeridas y que son muy efectivos para desintegrar las envolturas que protegen el material genético de los virus.

A los virus les agradan las mucosas. Por es muy importante no tocarse la boca, la nariz ni los ojos a fin de evitar que las manos lleven a esas mucosas los virus que pudimos haber recogido en el camino.

Cuando los virus logran pasar las barreras físicas impuestas por la piel, éstos se enfrentan al sistema inmunológico innato y adaptativo. El sistema innato se llama así porque es un sistema de defensa que todos los animales parecen tener. Está constituido por cuatro armas:

- Los fagocitos, que son células blancas (macrófagos) que patrullan los tejidos del cuerpo limpiándolo de basura, restos celulares e invasores.

- El sistema complementario, conformado por aproximadamente veinte proteínas producidas en el hígado y que se encuentran en altas concentraciones en la sangre y los tejidos.

- El sistema de alerta de interferones, que son proteínas producidas por las células que se unen a pequeños receptores de la membrana celular y que sirven para alertar a la célula de que pronto será atacada por virus.

- Las células naturales asesinas, este tipo de células se encargan de destruir a todas las células que han sido infectadas por algún virus.

Por lo regular el sistema inmune innato es suficientemente bueno controlando las infecciones, pero hay ocasiones en las que este sistema no se da abasto, principalmente cuando la cantidad de virus producidos durante las fases iniciales de la infección es muy alta. Es en este momento cuando el sistema inmune adaptativo entra en acción. Este sistema está constituido por dos armas: anticuerpos y células asesinas T (conocidas también como CTL por sus siglas en inglés): 1) los anticuerpos (pequeñas etiquetas moleculares) son producidos en células especiales conocidas como células B. Cuando las células B encuentran a un virus, se produce una reacción en cadena que hace que se generen muchas células B que van a producir sólo las etiquetas (anticuerpos) específicas que fueron seleccionadas por el invasor. 2) Las células asesinas T o CTL son células blancas que, al igual que las células B, poseen una gran variedad de etiquetas en su superficie que son utilizadas para analizar los fragmentos de proteínas que las células del cuerpo exponen sobre su superficie.

La manera en que los virus evaden estas defensas del anfitrión son muy variadas, algunas de ellas son:

➢ Producción de proteínas que interfieren o inhabilitan las señales moleculares de alerta de la célula.

➢ El sistema inmune adaptativo

➢ Algunos virus con diferente origen

➢ Utilizar disfraces para esconderse del sistema de defensa celular.

➢ Esconderse del sistema de defensa tomando rutas alternativas de infección.

➢ Fusión de varias células del anfitrión

➢ Destrucción de células de defensa que regulan la coordinación provocando que no se genere la respuesta adecuada de defensa.

Utilizando señuelos para distraer al sistema de defensa.

Asumiendo que los virus han evadido todas las defensas, éstos tiene dos estrategias generales para ingresar al interior de la célula que van a infectar:

✓ Las proteínas sobre la superficie de la envoltura del virus se unen a receptores moleculares de la membrana celular, una vez hecho eso se abre una puerta por la que se inyecta el material genético viral en el citoplasma de la célula.

✓ Las proteínas de la envoltura del virus se unen a los receptores moleculares de la membrana celular, y entonces el virus completo es encapsulado en contenedores especiales hechos de membrana celular, los cuales son llevados al interior de la célula. Una vez ahí la envoltura proteínica del virus y la membrana del contenedor se fusionan y el material genético del virus es liberado, éste utiliza señales moleculares para dirigirse al núcleo de la célula y poder utilizar la maquinaria celular para hacer más copias de él mismo.

Los efectos en la célula huésped son terribles. La mayoría de infecciones víricas acaban provocando la muerte de la célula huésped, entre cuyas causas están la lisis de la célula (Proceso de ruptura de la membrana celular de células que produce la salida del material celular), las alteraciones de la membrana superficial de la célula y la apoptosis (Proceso de muerte celular programada). A menudo, la muerte de la célula es causada por el paro de sus actividades normales debido a la supresión por proteínas específicas del virus, que no son todas componentes de la partícula vírica. De esta forma, el virus produce la muerte de su anfitrión.

En este punto resulta conveniente insertar una nota para contestar a la pregunta ¿por qué es bueno lavarse las manos con agua y jabón para combatir al coronavirus? Esta es la respuesta: El coronavirus SARS-CoV2 tiene una membrana exterior formada por una bicapa lipídica (grasa) que funciona como una barrera relativamente impermeable al agua —por esta razón, lavarse únicamente con agua no es suficiente—. El jabón disuelve la membrana de grasa haciendo que el virus se desmorone y se vuelva inactivo. Ahora que ya lo sabe, no olvide lavarse las manos con agua y jabón varias veces al día.

Coronavirus

Existen miles de virus diferentes. Actualmente hay aproximadamente cinco mil virus clasificados. Dentro del gran universo de virus, los coronavirus son una subfamilia de virus ARN monocatenario positivos perteneciente a la familia Coronaviridae que a su vez se subdivide en los géneros Alphacoronavirus, Betacoronavirus, Gammacoronavirus y Deltacoronavirus. Se les llama coronavirus por la corona de puntas que se ve alrededor de la superficie del virus. Estos incluyen genogrupos filogenéticamente similares de virus con una nucleocápside de simetría helicoidal con envoltura cuyos viriones pueden medir entre aproximadamente 50 y 200 nm de diámetro. Su material genético es el de mayor tamaño dentro de los virus de ARN, con genomas que van desde los 26 a 32 kilonucleótidos.

Clasificación del Coronavirus

Dominio: Riboviria
Grupo: IV (Virus ARN monocatenario positivo)
Reino: Orthornavirae

Filo: Pisuviricota

Clase: Pisoniviricetes

Orden: Nidovirales

Suborden: Cornidovirineae

Familia: Coronaviridae

Subfamilia: Orthocoronavirinae

Los coronavirus pueden infectar al ser humano causando enfermedades que van desde el resfriado común hasta enfermedades más graves como bronquitis, bronquiolitis, neumonía, el síndrome respiratorio de Oriente Medio (MERS) y el síndrome respiratorio agudo grave (SARS), entre otras. La mayoría de las personas se infectan con estos virus en algún momento de su vida. Los coronavirus también pueden infectar aves y mamíferos produciendo una serie de enfermedades respiratorias y digestivas, muchas de ellas letales trayendo como consecuencia serios perjuicios en la avicultura y la ganadería.

El género Betacoronavirus incluye varios subgrupos. Los más prominentes (subgrupos 2a y 2b) tienen como especies tipo las especies de coronavirus de la hepatitis de ratón (MHV) y el SARS-CoV, respectivamente. Los géneros Alphacoronavirus y Betacoronavirus provienen del pool genético que tiene a murciélagos como huésped. El género Gammacoronavirus incluye todos los coronavirus aviares identificados hasta 2009.

Existen registros de siete cepas de coronavirus relacionados con enfermedades respiratorias en humanos (HCoV):

➢ HCoV-229E. Se descubrió en 1966. Provoca en humanos una enfermedad respiratoria similar a una gripe.

➢ HCoV-oC43. Se descubrió en 1967. También provoca en humanos una enfermedad respiratoria similar a una gripe.

➢ SARS-CoV. Originó la epidemia del síndrome respiratorio agudo grave. Se descubrió en noviembre de 2002, en la provincia de Cantón, China.

➢ HCoV-NL63. Se identificó en los Países Bajos en 2003, en un niño con bronquiolitis.

➢ HCoV-HKU1. Se descubrió en 2005 en dos pacientes de la ciudad china de Hong-Kong.

➢ MERS-CoV. Provoca el síndrome respiratorio de Oriente Medio, enfermedad infecciosa que se identificó por primera vez en 2012 en Arabia Saudita.

➢ SARS-CoV-2 Provoca la enfermedad COVID-19.

Los coronavirus infectan principalmente el tracto respiratorio y gastrointestinal superior de mamíferos y aves. Se cree que los coronavirus causan un porcentaje significativo de todos los resfriados comunes en personas adultas y niños. Los coronavirus causan resfriados con síntomas importantes como fiebre e inflamación de adenoides de la garganta en las temporadas de invierno y primavera temprana. Los coronavirus pueden causar neumonía, ya sea neumonía viral directa o una neumonía bacteriana secundaria, y la bronquitis, ya sea bronquitis viral directa o una bronquitis bacteriana secundaria.

El coronavirus humano más conocido fue descubierto en 2003, SARS-CoV que causa el síndrome respiratorio agudo grave (SARS), tiene una patogénesis única porque causa que infecciones de las vías respiratorias tanto superior como inferior. La importancia económica y el impacto de los coronavirus como agentes causantes del resfriado común son difíciles de evaluar debido a que, a diferencia de los rinovirus (otro virus del resfriado común), los coronavirus humanos son difíciles de cultivar en el laboratorio.

SARS-CoV-2

El SARS-CoV-2 es un tipo de coronavirus causante de la enfermedad COVID-19 cuya expansión mundial ha provocado la sindemia. SARS-CoV-2 significa en inglés Severe Acute Respiratory Syndrome Coronavirus 2 (En español: coronavirus tipo 2 del síndrome respiratorio agudo grave). Inicialmente llamado 2019-nCoV (2019-novel coronavirus, 'nuevo coronavirus de 2019') y también, ocasionalmente, HCoV-19 (en inglés, human coronavirus 2019), se descubrió y se aisló por primera vez en Wuhan, China. Existen dos corrientes de pensamiento en cuanto a su origen. La más aceptada es que tiene un origen zoonótico; es decir, se transmitió de un huésped animal a uno humano. Otra corriente afirma que se produjo artificialmente en un laboratorio. Más adelante, en este mismo capítulo, abordamos con más detalle las teorías sobre el origen del SARS-CoV-2. Es un tema muy interesante y que ha dado lugar a una controversia internacional.

El genoma del virus está formado por una sola cadena de ARN, y se clasifica como un virus ARN monocatenario positivo. Su secuencia genética se ha aislado a partir de una muestra obtenida de un paciente afectado por neumonía en la ciudad china de Wuhan. Fue detectado por primera vez el 17 de noviembre de 2019. No se conoce el mecanismo exacto de transmisión, pero se cree que puede producirse el contagio de una persona a otra mediante las gotas de saliva expulsadas a través de la tos y el estornudo o al espirar. Puede provocar enfermedad respiratoria aguda y neumonía grave en humanos.

Clasificación del SARS-CoV-2

Dominio:	Riboviria
Grupo:	IV (Virus ARN monocatenario positivo)
Reino:	Orthornavirae
Filo:	Pisuviricota
Clase:	Pisoniviricetes
Orden:	Nidovirales
Suborden:	Cornidovirineae
Familia:	Coronaviridae
Subfamilia:	Orthocoronavirinae
Género:	Betacoronavirus
Subgénero:	Sarbecovirus
Especie:	Coronavirus relacionado con el síndrome respiratorio agudo grave
Subespecie:	Coronavirus 2 del síndrome respiratorio agudo grave

En la taxonomía de los virus, los coronavirus se corresponden con la subfamilia Orthocoronavirinae que está incluida dentro de la familia Coronaviridae. Esta subfamilia se compone de cuatro géneros, según su estructura genética: Alphacoronavirus, Betacoronavirus, Gammacoronavirus y Deltacoronavirus. El SARS-CoV-2 se clasifica dentro del género Betacoronavirus.

Los coronavirus forman una gran familia de virus. Tanto los Alfacoronavirus como los Betacoronavirus provocan distintas enfermedades en diferentes especies de mamíferos: infecciones respiratorias en humanos y procesos de gastroenteritis en algunos animales. Existen CoVs que circulan globalmente en la población humana y, en raras ocasiones, los coronavirus procedentes de otros mamíferos pueden mutar e infectar al ser humano para después propagarse de una persona a otra, causando desde un simple resfriado común hasta enfermedades más graves como el síndrome respiratorio agudo grave (SARS) que apareció por primera vez en noviembre de 2002 en la provincia de Cantón (China) y el síndrome respiratorio de Oriente Medio (MERS) que fue identificado por primera vez en el año 2012 en Arabia Saudita. Solo se habían descubierto seis CoVs relacionados con enfermedades en humanos. El coronavirus SARS-CoV-2 es el séptimo.

El tamaño de los viriones de SARS-CoV-2 es de aproximadamente 50 a 200 nm de diámetro y su genoma es de ARN monocatenario de sentido positivo. La secuencia del Betacoronavirus de Wuhan muestra semejanzas con los Betacoronavirus encontrados en murciélagos, pero son genéticamente distintos de otros coronavirus como el SARS-CoV y el MERS-CoV.

Su secuencia de ARN es de aproximadamente treinta mil nucleótidos de longitud. Consta de cuatro genes para las proteínas estructurales características de los coronavirus que se designan con las letras S (homotrímero de glicoproteína cuyo ensanchamiento distal de sus pliegues forma las puntas de la superficie), E (pequeña proteína de la envoltura), M (proteína de la matriz que une la envoltura con el núcleo vírico) y N (fosfoproteína de la nucleocápside), además de los ORFs que codifican proteínas no estructurales incluyendo las enzimas que aparecen durante su ciclo reproductivo intrahospedero.

El período de incubación, es decir el tiempo que transcurre desde que una persona se infecta por el virus hasta que presenta síntomas, oscila en general entre los 4 y los 7 días, en el 95 % de las ocasiones es menor a 12.5 días. Los límites extremos se han establecido entre 2 y 14 días después del contagio, aunque se han reportado casos inusuales de hasta 24 días.

Los síntomas iniciales de la infección pueden consistir en fiebre, tos, estornudos, dolor de garganta y manifestaciones generales como dolor articular, por lo que el cuadro sería similar al de la gripe. En algunas ocasiones se producen otras complicaciones como neumonía y dificultad respiratoria que puede conducir a la muerte. Son más propensos a presentar complicaciones graves los varones de más de 60 años, sobre todo los que presentan enfermedades previas. La fiebre no aparece en todos los pacientes; en ocasiones no existe fiebre en pacientes muy jóvenes, ancianos, personas con la respuesta inmune disminuida o personas que toman ciertos medicamentos.

Origen del SARS-CoV-2

En virtud de la importancia y difusión que ha cobrado la enfermedad COVID-19, cuando los medios se refieren al coronavirus, en realidad hacen referencia de manera específica al SARS-CoV-2. Siguiendo el mismo contexto, nos referimos al SARS-CoV-2 con la expresión genérica de coronavirus.

Existen varias teorías sobre su origen. La comunidad de virólogos, científicos e investigadores no han llegado a un consenso. Las dos corrientes más importantes apuntan en dos direcciones: una a su origen en el Mercado Mayorista de Mariscos en la ciudad de Wuhan y otra a su procedencia de un laboratorio. Aun cuando la teoría más aceptada es la de un origen natural, la del origen artificial no se ha abandonado y continuamente se produce información para abonar en su aceptación.

Se cree que la fuente del virus es animal. Es probable que el brote se haya originado por contacto directo con animales en el mercado de la ciudad de Wuhan. Una vez que el virus se encuentra en una persona puede transmitirse a otra. Aunque no se ha logrado averiguar el reservorio específico, se han propuesto diversas posibilidades, entre ellas murciélagos, serpientes y pangolines. Por ejemplo el 22 de enero de 2020, el Journal of Medical Virology publicó un informe con el análisis genómico del virus, que refleja que las serpientes de la zona de Wuhan, infectadas con el virus por murciélagos, son el reservorio más probable del virus; sin embargo, se requieren más investigaciones para dar por segura esta fuente. El 26 de enero se inició una investigación para estudiar la posibilidad de que la fuente sea una sopa de murciélago que se consume habitualmente en la zona, ya que estos animales podrían actuar como reservorio del virus.

Teoría del origen artificial

El Gobierno de EE.UU. ha culpado repetidamente a China de ser la fuente de la sindemia. De hecho, el presidente estadounidense Donald Trump se ha referido al coronavirus como "el virus chino". Su narrativa parte de la idea de que el virus pudo haberse originado en un laboratorio de virología de China y de éste escapó aun cuando haya sido involuntariamente.

Ubicado en la ciudad de Wuhan y a no más de 15 kilómetros del mercado de mariscos, se encuentra el Instituto de Virología de Wuhan. El instituto es un centro de investigación de virología administrado por la Academia de Ciencias de China. En 2015 se inauguró como el primer laboratorio de bioseguridad de nivel 4 en China continental.

De acuerdo con esta teoría, aun cuando los médicos y científicos que allí laboran están sometidos a estrictos controles para evitar el contagio con los virus y trabajan protegidos con trajes especiales similares a los de astronautas y al salir del recinto tienen que ducharse y pasar por un proceso de limpieza muy exhaustivo, el virus pudo haber escapado. Las razones por las que se cree que el coronavirus escapó del laboratorio, son las siguientes:

- ➢ Puede ser casualidad, se dice, pero Wuhan abrió en 2017 el único laboratorio en China para estudiar el coronavirus y otros virus peligrosos con el objetivo de evitar pandemias en China y en el mundo. El laboratorio está clasificado en el nivel 4 para tales investigaciones.
- ➢ El centro de virología de Wuhan está preparado para estudiar el coronavirus. Los investigadores son escogidos entre el personal de la Academia China de Virología.
- ➢ En el año 2003, para la epidemia de SARS cuyas víctimas en su mayor parte fueron chinos, se hizo un estudio del virus que es una variante del coronavirus.
- ➢ En el 2015 los científicos del laboratorio publicaron en la revista Nature Medicine un artículo donde dan cuenta de haber creado un virus nuevo del tipo coronavirus tomando

"partes" de otros virus, lo que lo vuelve sumamente contagioso y difícil de combatir puesto que es impredecible la trayectoria del patógeno.

➢ Un estudio publicado en el portal de la comunidad especializada Zenodo el 14 de septiembre (https://zenodo.org/) expone que el virus muestra particularidades biológicas que son incompatibles con un virus zoonótico, es decir, de origen natural.

"En este informe, describimos la evidencia genómica, estructural, médica y de la literatura que, cuando se considera en conjunto, contradice fuertemente la teoría del origen natural", apuntan los investigadores. De acuerdo con su investigación, el virus SARS-CoV-2 podría ser un producto de laboratorio creado utilizando los coronavirus de murciélago ZC45 y / o ZXC21 como base. La posible creación del virus podría lograrse en aproximadamente seis meses. Entre las evidencias que ofrecen los investigadores se encuentra la secuencia genómica del SARS-CoV-2 que resulta sospechosamente similar a la de un coronavirus de murciélago descubierto por laboratorios militares en la Tercera Universidad Médica Militar (Chongqing, China) y el Instituto de Investigación de Medicina del Comando de Nanjing (Nanjing, China).

"Nuestro trabajo enfatiza la necesidad de una investigación independiente sobre los laboratorios de investigación relevantes. También aboga por una mirada crítica a ciertos datos publicados recientemente que, aunque problemáticos, se utilizaron para respaldar y afirmar un origen natural del SARS-CoV-2", concluyen los científicos. Es importante destacar que China no permitió que una comisión internacional visitara el laboratorio del Instituto de Virología de Wuhan a raíz de la generación del coronavirus y cerró completamente el mercado Mayorista de Mariscos.

Otro aviso sobre el origen artificial del coronavirus corresponde a la doctora y viróloga Li-Meng Yan, quien huyó de China tras las acusaciones que hizo en torno del coronavirus. Li-Meng ha dicho en varias ocasiones que el SARS-CoV-2 es la obra de virólogos expertos que produjeron el virus en un laboratorio. En el mes de octubre reiteró que el coronavirus causante de la enfermedad COVID-19 fue diseñado a partir de otros coronavirus de murciélago que son la columna vertebral del patógeno causante de la sindemia.

Li-Meng Yan quien formó parte del equipo de un laboratorio de referencia de la OMS en la Escuela de Salud Pública de la Universidad de Hong Kong, sostuvo que el mercado de Wuhan no fue el origen del brote como lo informó y lo ha sostenido China. "La teoría del supuesto origen natural del virus no se sostiene. Puedo afirmar sin ninguna duda que el SARS-CoV-2 fue liberado a propósito", señaló en el programa español Horizonte, con Iker Jiménez. "Está diseñado para atacar al ser humano, por lo que no necesitó ninguna adaptación", dijo en forma categórica.

Con firme convicción Li-Meng negó la existencia de un huésped intermedio en la propagación del COVID-19 en el mundo. Un estudio publicado en septiembre en el portal de la comunidad especializada Zenodo sugería que las características inusuales del genoma del SARS-CoV-2 apuntan hacia una modificación de laboratorio, en lugar de una evolución natural. La viróloga reforzaba la idea del origen artificial del virus.

La doctora Li-Meng ha acusado que el Gobierno chino retrasó deliberadamente la información sobre el virus, y expresó que las autoridades le insistieron en no cruzar la línea roja en torno a su postura sobre este virus. "A finales de abril, el Gobierno de China ya me tenía en el punto de mira y decidí huir a Estados Unidos". Finalmente, la especialista dijo que difundirá esta información tanto como sea posible: "todo el mundo tiene que saber la verdad y no me van a asustar".

Otra teoría apunta hacia la creación del virus mediante la alteración de un virus natural con injertos producidos por el ser humano. Esta teoría viene de Francia.

El virólogo francés Luc Montagnier, ganador del Premio Nobel por su trabajo sobre el VIH y figura muy controvertida en la comunidad científica, aseguró que el virus SARS-CoV-2, que causa la enfermedad COVID-19, fue creado en un laboratorio insertando en un coronavirus genes del VIH-1, el virus del sida. Luc Montagnier afirma: "Hemos llegado a la conclusión de que este virus fue creado", dijo el científico francés, galardonado en 2008 con el Premio Nobel de Medicina por su participación en la investigación que condujo al descubrimiento del virus del VIH, durante una entrevista con el canal francés CNews. Según Montagnier, unos "biólogos moleculares" insertaron secuencias de ADN del VIH en un coronavirus como parte de su trabajo para encontrar una vacuna contra el sida.

"Ha habido una manipulación del virus: al menos una parte, no la totalidad. Hay un modelo, que es el virus clásico, que proviene principalmente de los murciélagos, pero al que se han agregado secuencias de VIH. En cualquier caso, no es natural. Es el trabajo de profesionales, de biólogos moleculares. Un trabajo muy meticuloso. ¿Con qué objetivo? No lo sé. Una hipótesis es que querían crear una vacuna contra el sida", dijo.

Para respaldar su teoría, Montagnier citó el estudio de un grupo de investigadores del Instituto Indio de Tecnología de Nueva Delhi, que halló "un parecido extraño" y que "tiene pocas posibilidades de ser fortuito" en las secuencias de aminoácidos de una proteína de SARS-CoV-2 y del VIH-1. El estudio, publicado en un sitio web donde los científicos comparten análisis en curso sin esperar la verificación de expertos, fue posteriormente retirado por sus autores.

Montagnier también predijo la inminente desaparición del virus, debido a que su supuesto origen artificial lo estaría debilitando. "Uno puede hacer cualquier cosa con la naturaleza, pero si usted hace una construcción artificial, es poco probable que sobreviva. La naturaleza ama las cosas armoniosas; lo que es ajeno, como un virus que llega de otro virus, por ejemplo, no es bien tolerado", aseguró. Para el científico, las partes del virus en las que se insertó VIH están mutando rápidamente, provocando su autodestrucción.

"Entonces lo que vemos es que en el oeste de los Estados Unidos, en Seattle, las secuencias están destruidas, prácticamente inexistentes. De esta forma si el poder patógeno del coronavirus está ligado a la inserción de estas secuencias, podemos pensar que va a desaparecer".

La comunidad científica cuestiona las teorías de Montagnier. No es la primera vez que Montagnier causa sensación en la comunidad científica. Ha sido prácticamente así desde 2010, después de que el célebre virólogo comenzara a difundir una serie de teorías cuestionadas por sus colegas, como el supuesto origen microbiano del autismo por lo que emprendió una cruzada contra las vacunas que en 2017 le valió una petición firmada por un centenar de médicos que calificaron sus declaraciones de "peligrosas".

Teoría del origen natural

El gobierno de la República Popular de China, la Organización Mundial de la Salud y otras organizaciones médicas y científicas defienden la teoría del origen natural del coronavirus en el mercado de mariscos y animales salvajes de la ciudad de Wuhan, provincia de Hubei.

La pandemia de enfermedad por coronavirus en la República Popular China comenzó con un brote epidémico detectado en diciembre de 2019 en la ciudad de Wuhan, provincia de Hubei, vinculado a un mercado mayorista de marisco, pescado y animales vivos. El agente causante del brote, en un principio desconocido, fue identificado más adelante como un nuevo coronavirus denominado SARS-CoV-2.

El 18 de diciembre de 2019, un repartidor del Mercado Mayorista de Mariscos del Sur de China de Wuhan, de 65 años, acudió a urgencias del Hospital Central de Wuhan aquejado de fiebre alta. Tomando en cuenta el tiempo de incubación, es probable que este paciente haya sufrido el contagio los primeros días de ese mes.

El 22 de diciembre el paciente empeoró y tuvo que ser ingresado en la UCI (Unidad de Cuidados Intensivos). Entonces el diagnóstico era neumonía de origen desconocido. El 24 de diciembre se le extrajeron muestras que fueron enviadas a Guangzhou Weiyuan Gene Technology Co. Ltd., compañía especializada en oncología y etiología infecciosa, con capacidad de secuenciación (NGS) de alto rendimiento de segunda generación. El 27 de diciembre, el hospital recibió respuesta telefónica de Weiyuan Gene en la que se les comunicaba que en la muestra se había detectado un nuevo coronavirus. En los últimos días de diciembre se recogieron muestras de cinco pacientes con «neumonía severa», la consiguiente secuenciación dio resultados en cierto modo coincidentes, muy similares al SARS, con similitudes del 81% a 87%, incluso en un caso se informó que se trataba del SARS. La noche del 30 de diciembre de 2019, el Instituto de Virología de Wuhan, Academia de Ciencias de China, recibió una muestra de neumonía inexplicable del Hospital Wuhan Jinyintan.

Según se pudo saber en enero de 2020, otros casos se dieron en pequeños hospitales que pasaron desapercibidos y, en algunos casos, los pacientes derivados a otros hospitales con más medios. El Hospital Youfu está a 200 metros del Mercado de Mariscos. En diciembre de 2019, recibió 3 pacientes con neumonía inexplicable, incluido el primer paciente confirmado que luego fue remitido (el 27 de diciembre) al Hospital Jinyintan.

Los días 28 y 29 de diciembre ingresaron en el Hospital Xinhua tres nuevos pacientes relacionados con el mercado de mariscos con síntomas de neumonía viral. A la una de la tarde del 29 de diciembre, el subdirector del hospital, Xia Wenguang, convocó a diez expertos que acordaron que la situación era inusual, comunicándolo a los organismos sanitarios municipales, provinciales y del distrito, organismos que abrieron una encuesta epidemiológica que enviaron a los diferentes hospitales de Wuhan.

El 30 de diciembre la incipiente epidemia saltó a las redes sociales chinas. A las 5:43 de la tarde del 30 de diciembre de 2019, Li Wenliang, oftalmólogo del Hospital Central de Wuhan, envió al grupo de WeChat de compañeros de clase: «7 casos del mercado de frutas y mariscos del sur de China han sido diagnosticado con SARS». Una hora después agregó. «La última noticia es que la infección por coronavirus está confirmada y se está tipificando el virus». El asunto pasó a las redes sociales chinas y el 3 de enero de 2020, Li Wenliang y siete más fueron amonestados por la policía por difundir noticias falsas y alarmantes. Poco tiempo después el médico Li Wenliang falleció a causa de la enfermedad COVID-19 y es considerado como un héroe en China.

Antes de fallecer, Li Wenliang declaró en The Beijing News: "Soy médico en el Departamento de Oftalmología del Hospital Central de Wuhan. En ese momento, siete personas del Mercado de Frutas y Mariscos del Sur de China vinieron a nuestro hospital para recibir tratamiento y fueron aisladas. Inicialmente, los resultados de las pruebas de estas siete personas mostraron que estaban infectadas con el coronavirus SARS. Envié estos mensajes en el grupo para recordarles a todos y a sus familiares que tomaran precauciones.

También les dije a todos en el grupo que no hicieran circular el mensaje y el informe de prueba. No esperaba que el mensaje se transmitiera tan pronto".

De acuerdo con la información proporcionada por el Centro Chino para el Control y Prevención de Enfermedades (CCDC), el 29 de diciembre un hospital en Wuhan admitió a 4 individuos con neumonía, quienes trabajaban en un mercado de esa ciudad. El hospital informó esto al CCDC, cuyo equipo en la ciudad inició una investigación. El equipo encontró más casos relacionados al mercado y el 30 de diciembre las autoridades de salud de Wuhan comunicaron los casos al CCDC, que envió expertos a Wuhan para apoyar la investigación. Se obtuvieron muestras de estos pacientes para realizar análisis de laboratorio.

El 31 de diciembre de 2019, se informó a la Oficina de la OMS en China de varios casos de neumonía de etiología desconocida (causa desconocida) detectados en la ciudad de Wuhan, provincia de Hubei, China. Con fecha de 3 de enero de 2020, las autoridades nacionales de China notificaron a la OMS que, en total, hay 44 pacientes con neumonía de etiología desconocida. De entre los 44 casos notificados, 11 pacientes están gravemente enfermos, mientras que los 33 pacientes restantes se encuentran en situación estable. Según informaciones difundidas en los medios de comunicación, el mercado implicado en Wuhan se cerró el 1 de enero de 2020 por saneamiento y desinfección ambiental.

El 5 de enero de 2020 la Organización Mundial de la Salud (OMS) reportó la información recibida de las autoridades sanitarias chinas. El 8 de enero Tailandia reportó por primera vez un caso detectado fuera de China y el 10 de enero se produjo el primer fallecimiento causado por el nuevo coronavirus.

El 23 de enero las autoridades chinas decretaron el estricto aislamiento de Wuhan, ciudad de más de 11 millones de habitantes, medida sin precedentes en la historia de la sanidad pública a juico de Gauden Galea, representante de la OMS en China. Posteriormente estas medidas de aislamiento se ampliaron a otras ciudades y comunidades rurales de la provincia de Hubei.

El cierre de Hubei y el confinamiento de su población fue una acción ordenada por el Gobierno de la República Popular China en un esfuerzo por contener la expansión de la pandemia de enfermedad por coronavirus. Comenzó el 23 de enero de 2020 y terminó el 8 de abril, cuando durante varios días seguidos se detectaron pocos casos de contagio local y muertes. Durante ese tiempo se puso en cuarentena a la población de Hubei, una de las veintidós provincias de China, mediante la implantación de importantes restricciones en el movimiento de personas y el cese de actividades no esenciales.

Las medidas de confinamiento inicialmente iban dirigidas a Wuhan, capital de Hubei y epicentro del brote epidémico, pero se ampliaron a otras ciudades y comunidades rurales de la provincia, lo que afectó a millones de habitantes. La Organización Mundial de la Salud (OMS) dijo que esta era una acción «sin precedentes en la historia de la salud pública».

Una defensora a ultranza del origen natural del coronavirus es Shi Zhengli. Viróloga reconocida por su trabajo sobre el coronavirus y Subdirectora del Instituto de Virología de Wuhan quien dijo en una conferencia que las características genéticas de los virus con los que ha trabajado no coinciden con las del coronavirus que afecta a los humanos. En una publicación en las redes sociales, escribió: "Juraría por mi vida que la pandemia no tiene nada que ver con el laboratorio". En otra entrevista con CGTN, el director del Instituto de Virología de Wuhan, Wang Yanyi, dijo que la noción de que el virus escapó del laboratorio era "invención pura".

La teoría del origen natural es defendida por científicos e investigadores en varios países del mundo. Uno de ellos es el Dr. Robert E. Garry, profesor de la Universidad de Tulane, USA, quien afirma: "Pudimos determinar, a partir de decodificar el material genético del nuevo coronavirus, que no se trata de una creación de laboratorio, sino que es producto de la evolución natural", y agrega "Pudimos establecer que, a partir de las características genéticas del SARS-CoV-2, es imposible que alguien pudiera haberlo creado en un laboratorio".

El murciélago y el pangolín.

De acuerdo con estudios de virología, más del 70 % de las infecciones emergentes de los últimos cuarenta años han sido zoonosis, es decir, enfermedades infecciosas causadas por virus, bacterias, hongos o parásitos que se transmiten de los animales a los humanos. Pueden hacerlo a través del contacto físico directo, a través del aire, el agua o mediante un huésped intermedio. Con frecuencia, estos patógenos zoonóticos no afectan a los animales en los que residen, pero pueden representar un riesgo enorme para los humanos que no tienen inmunidad natural contra ellos.

Aunque todavía no se sabe a ciencia cierta qué animal es el vector del brote de coronavirus que surgió en la ciudad china de Wuhan, y ya ha infectado a millones de personas en todo el mundo, las miradas han apuntado al murciélago. Los murciélagos se encontraban para su venta en el mercado de Wuhan y las personas de la localidad los compraban para preparar sopas, caldos y potajes. Una teoría del contagio del coronavirus es que el murciélago haya sido el origen.

Los murciélagos son los únicos mamíferos capaces de volar. Desde tiempos lejanos han sido relacionados con historias macabras y se les ha identificado como el origen de otras epidemias de coronavirus. A comienzos de este siglo, fueron causantes de la transmisión del síndrome respiratorio agudo severo, más conocido como SARS, que infectó a más de 8,000 personas, 800 de las cuales fallecieron. A mediados de la década de 2010 se le consideró el origen de otra enfermedad respiratoria similar al SARS: el Síndrome Respiratorio de Medio Oriente (MERS por sus siglas en inglés), que afectó a menos personas (unas 2,500) pero fue más letal, matando a más de 850. Para evitar problemas, el mercado se cerró y China ha prohibido la venta de murciélagos.

El pangolín es un género de mamíferos folidotos de la familia Manidae, conocidos también como manis. Tienen grandes escamas que cubren la mayor parte de su cuerpo. Se encuentran en las zonas tropicales de Asia y de África. Los pangolines asiáticos se caracterizan por tener pabellones auditivos externos y escamas debajo de la cola. Su nombre proviene del vocablo malayo pengguling, que se traduce por "rodillo". El primer estudio anatómico reunificado y comparado entre los pangolines de África y de Asia lo realizó Francis Banguet en 1935. El pangolín ha sido señalado como posible origen de la sindemia por coronavirus

Una investigación del prestigioso virólogo evolutivo profesor Edward Holmes, apunta al pangolín como probable origen de la sindemia de coronavirus y pide que se adopten políticas de salud pública de modo que se controle el comercio ilegal de vida silvestre de animales exóticos y la retirada de mamíferos silvestres y aves de los mercados.

El profesor Holmes ha dicho que "el papel que juegan los pangolines en la aparición del SARS-CoV-2 (la causa del COVID-19) aún no está claro. Sin embargo, es sorprendente que los virus de pangolín contengan algunas regiones genómicas que están muy relacionadas para el virus humano. El más importante de estos es el dominio de unión al receptor que dicta cómo el virus puede unirse e infectar células humanas.

La Universidad Agrícola del Sur de China publicó una nota para otorgar la absolución al pangolín como transmisor del coronavirus. Su conclusión inicial de que un coronavirus hallado en un pangolín tenía un genoma igual en un 99% al del coronavirus que causa la enfermedad COVID-19 ha resultado ser errónea. Un nuevo análisis de sus datos ha revelado que la equivalencia entre los genomas se sitúa en torno al 90%, insuficiente para afirmar que un pangolín fuera el origen de la epidemia.

Teorías conspirativas

Ante una amenaza de la magnitud del coronavirus, invisible al ojo humano, su rápida expansión en el mundo, su terrible capacidad para contagiar y matar al ser humano y su origen no comprobado fehacientemente, han surgido teorías conspirativas que se han difundido en las redes sociales, en los medios de comunicación y de boca en boca para formar parte del imaginario y de la realidad alternativa de la sociedad.

Algunas teorías apuntan hacia la negación de la COVID-19, argumentando que la pandemia que ha provocado no es real o la letalidad de la misma no es elevada o aceptan que existe pero niegan su gravedad, afirmando que la alarma mundial está injustificada. Otros sostienen que el agente infeccioso fue creado en un laboratorio con la colaboración de algunos países para disminuir a la población del mundo, o que es producto de las empresas farmacéuticas para ganar dinero al vender la vacuna o incluso que se trata de un fantástico negocio del empresario multimillonario Bill Gates. Los supuestos motivos detrás de estas teorías van desde una guerra biológica entre potencias hasta una gran estrategia de publicidad. El cantante español Miguel Bosé ha llegado a declarar que la pandemia fue "la gran mentira de los gobiernos" y una estrategia de Bill Gates para inyectar microchips a la humanidad y poder controlarla por medio de la red de telefonía 5G.

Para combatir la desinformación y las fuentes de teorías conspirativas se han realizado varios esfuerzos orientados a frenar el flujo de desinformación sobre la pandemia. El 2 de febrero de 2020, la Organización Mundial de la Salud (OMS) describió una "epidemia de información falsa", citando una gran cantidad de información reportada, precisa y falsa, sobre el virus que "dificulta que las personas encuentren fuentes confiables y orientación confiable cuando se necesitan". La OMS declaró que la gran demanda de información oportuna y confiable ha incentivado la creación de una línea directa de 24 horas al día, 7 días a la semana, en la que los equipos de comunicación y redes sociales han estado monitoreando y respondiendo a la información errónea a través de su sitio web y páginas de redes sociales. La OMS específicamente desacreditó como falsas algunas afirmaciones que han circulado en las redes sociales, incluida la afirmación de que una persona puede saber si tiene el virus o no simplemente conteniendo la respiración; la afirmación de que beber mucha agua protegerá contra el virus; y la afirmación de que hacer gárgaras con agua salada evitará la infección.

Facebook, Twitter y Google dijeron que estaban trabajando con la OMS para abordar la "información errónea". En enero de 2020 en una publicación de su blog, Facebook declaró que eliminarían el contenido marcado por las principales organizaciones mundiales de salud y las autoridades locales que violen su política de contenido sobre información errónea que conduce a "daños físicos". Facebook también ofrece publicidad gratuita a la OMS. A finales de febrero, Amazon eliminó más de un millón de productos que afirmaban curar o proteger contra el coronavirus, y eliminó decenas de miles de listados de productos de salud demasiado caros, aunque se dice que el aumento de precios todavía está desenfrenado en la plataforma.

Aun así, las teorías de la conspiración continúan surgiendo tanto en las redes sociales como en los principales medios de comunicación, están fuertemente influenciadas por la geopolítica y se alimentan de la ignorancia, el temor y la desinformación. Nuestra sugerencia: Mientras que son peras o son manzanas, para obtener información confiable sobre su salud consulte a la Organización Mundial de la Salud, su centro local de salud y su médico de confianza.

Y recuerde, la sindemia de COVID-19 es una interacción biológica y social, así que cuide su salud... y también su economía.

3.
COVID-19

COVID-19 es la enfermedad causada por el coronavirus SARS-CoV-2. Nace de un acrónimo en inglés a partir de la expresión "Corona virus disease". El número 19 representa el año en que surgió. El brote se informó a la Organización Mundial de la Salud (OMS) el 31 de diciembre de 2019. La OMS anunció el martes 11 de febrero que la enfermedad provocada por el nuevo coronavirus recibiría oficialmente el nombre de COVID-19. Esta decisión se tomó el primer día de la reunión de 400 expertos sobre esta epidemia en Ginebra, Suiza. COVID-19 es la enfermedad infecciosa. El coronavirus que la causa recibe el nombre oficial de SARS-CoV-2.

La OMS decidió usar un nombre que "pueda pronunciarse y no aluda a una localización geográfica específica, un animal o un grupo de personas" para evitar estigmatizaciones, destacó en rueda de prensa el director general del organismo, Tedros Adhanom Ghebreyesus, al anunciar esta decisión.

La OMS está monitoreando continuamente a este brote para actualizar sus características, transmisión y la forma en que está afectando a las personas en todo el mundo. Para obtener más información, consulte regularmente las páginas de la OMS sobre el coronavirus. https://www.who.int/es

Síntomas de la enfermedad COVID-19

La enfermedad COVID-19 produce síntomas similares a los de la gripe, entre los que se incluyen fiebre, tos seca, disnea (Ahogo o dificultad en la respiración), mialgia (Dolor muscular) y fatiga. Otros síntomas menos frecuentes que afectan a algunos pacientes son los dolores y molestias, la congestión nasal, el dolor de cabeza, la conjuntivitis, el dolor de garganta, la diarrea, la pérdida del gusto o el olfato y las erupciones cutáneas o cambios de color en los dedos de las manos o los pies. Estos síntomas suelen ser leves y comienzan gradualmente. En casos graves se caracteriza por producir neumonía, síndrome de dificultad respiratoria aguda, sepsis (Septicemia o infección grave del organismo) y choque séptico que conduce al 4% de los infectados a la muerte según la OMS. No existe tratamiento específico; las medidas terapéuticas principales consisten en aliviar los síntomas y mantener las funciones vitales.

La mayoría de las personas (alrededor del 80%) se recuperan de la enfermedad sin necesidad de tratamiento hospitalario. Alrededor de 1 de cada 5 personas que contraen la COVID-19 acaba presentando un cuadro grave y experimenta dificultades para respirar. Las personas mayores y las que padecen afecciones médicas previas como hipertensión arterial, problemas cardiacos o pulmonares, diabetes o cáncer tienen más probabilidades de presentar cuadros graves. Sin embargo, cualquier persona puede contraer COVID-19 y caer gravemente enferma. Las personas de cualquier edad que tengan fiebre o tos y además respiren con dificultad, sientan dolor u opresión en el pecho o tengan dificultades para hablar o moverse deben solicitar atención médica inmediatamente. Se recomienda consultar primero al profesional sanitario o centro médico para que éstos remitan al paciente al establecimiento sanitario adecuado.

El contagio o transmisión del virus SARS-CoV-2 se produce de un ser humano a otro mediante pequeñas gotas —microgotas de Flügge— que se emiten al hablar, estornudar, toser o espirar y que al ser expulsadas por un portador (que puede no tener síntomas de la enfermedad o estar incubándola) pasan directamente a otra persona mediante la inhalación, o quedan sobre los objetos y superficies que rodean al emisor, y luego, a través de las manos, que lo recogen del ambiente contaminado, toman contacto con las membranas mucosas orales, nasales y oculares, al tocarse la boca, la nariz o los ojos. Esta última es la principal vía de propagación, ya que el virus puede permanecer viable varios días sobre cualquier objeto carente de vida o sustancia que si se contamina con algún patógeno es capaz de transferirlo de un individuo a otro.

Los síntomas aparecen normalmente entre dos y catorce días, con un promedio de cinco días después de la exposición al virus. Existe evidencia limitada que sugiere que el virus podría transmitirse uno o dos días antes de que se tengan síntomas, ya que la viremia alcanza un pico al final del período de incubación.

La OMS estudia continuamente las investigaciones en curso sobre las formas de propagación de la COVID-19 y seguirá informando sobre las conclusiones que se vayan obteniendo en su sitio Web.

Dispersión internacional de COVID-19

La teoría más aceptada indica que el coronavirus SARS-CoV-2 se originó en la ciudad de Wuhan, provincia de Hubei, China en diciembre del año 2019. A partir de ese punto se dispersó poco a poco por casi todo el mundo.

El Mercado Mayorista de Mariscos del Sur de China de Wuhan fue cerrado el 1 de enero de 2020 y las personas con síntomas fueron aisladas. 739 personas, incluyendo 419 trabajadores sanitarios que tuvieron contacto con los casos sospechosos fueron puestos bajo observación sin que se detectaran casos relacionados. El coronavirus se extendió en China a partir del mes de enero del año 2020. La primera acción que se tomó para limitar el avance fue la instalación de termómetros infrarrojos en aeropuertos, estaciones de ferrocarril y estaciones de autobuses. Las personas con fiebre fueron llevadas a centros médicos.

El 7 de enero, «los primeros análisis de secuencia del virus realizados por equipos chinos permiten a la OMS identificar un nuevo coronavirus». El 12 de enero, el Centro Chino para el Control y Prevención de Enfermedades publicó cinco secuencias completas de genomas del nuevo coronavirus.

Tras el desarrollo de un diagnóstico concreto para detectar la infección, la presencia de SARS-CoV-2 fue confirmada en 41 personas del grupo de casos sospechosos en Wuhan. Las primeras muertes se registraron los días 9 y 16 de enero de 2020, ambos hombres con edades superiores a los 60 años La tercera muerte se reportó el 19 de enero y tres más se agregaron el día 21 de enero.

Estudios recientes han permitido determinar que desde el mes de diciembre del año 2019 la enfermedad se había extendido en silencio al extranjero, en concreto a París y Milán pero sin ser descubierta hasta estudios posteriores.

La alerta de la Organización Mundial de la Salud, aun sin conocerse todavía si era posible el contagio de persona a persona, hizo que se dispararan las alarmas en otros países asiáticos en los que en 2003 sufrieron el brote de SARS. Regiones y países cercanos a China pusieron en marcha los escaneos por infrarrojos a viajeros en sus fronteras y puertos de entrada.

La Organización Mundial de la Salud informó el día 14 de enero sobre el entonces primer caso confirmado fuera de China. Una mujer china de 61 años vecina de Wuhan que el 8 de enero viajó en vuelo directo de Wuhan a Tailandia en compañía de cinco miembros de su familia en un grupo de 16 personas. Fue detectada en el aeropuerto de Suvarnabhumi al presentar fiebre alta. Fue hospitalizada el 12 de enero habiendo dado positivo por coronavirus. La paciente informó de que había visitado regularmente un mercado local de productos frescos en Wuhan antes de la aparición de la enfermedad el 5 de enero de 2020. Sin embargo, no informó de que hubiera visitado precisamente el Mercado Mayorista de Mariscos del Sur de China, donde se detectaron la mayoría de los casos.

La Comisión Nacional de Salud de China confirmó el 20 de enero de 2020 que el nuevo coronavirus se transmitía de un ser humano a otro. Al mismo tiempo, empezaron a darse casos de la enfermedad entre personal sanitario. El ataque sin piedad del coronavirus había empezado. La humanidad se enfrentaba a una de las peores pandemias de su historia que habría de evolucionar y convertirse en sindemia.

Protección contra COVID-19

La Organización Mundial de la Salud OMS (WHO World Health Organization) ha preparado una estrategia para que la población se proteja del COVID-19. Estas son algunas de las recomendaciones que presenta. Usted puede obtener más

información en su sitio web: https://www.who.int/es/

El contagio se puede prevenir con el lavado de manos frecuente o en su defecto la desinfección de las mismas con alcohol en gel, cubriendo la boca al toser o estornudar, ya sea con la parte hundida del brazo opuesta al codo o con un pañuelo y evitando el contacto cercano con otras personas, entre otras medidas profilácticas, como el uso de mascarillas o cubre bocas.

Evite ir a lugares concurridos. Cuando hay aglomeraciones, hay más probabilidades de que entre en contacto estrecho con alguien que tenga COVID-19 y es más difícil mantener una distancia física de un metro.

Evite tocarse los ojos, la nariz y la boca. Las manos tocan muchas superficies y pueden recoger virus. Una vez contaminadas, las manos pueden transferir el virus a los ojos, la nariz o la boca. Desde allí, el virus puede entrar en su cuerpo y causarle la enfermedad.

Practicar la higiene respiratoria y de las manos es importante en todo momento y la mejor forma de protegerse a sí mismo y a los demás.

Cuando sea posible, mantenga al menos un metro de distancia entre usted y los demás. Esto es especialmente importante si está al lado de alguien que esté tosiendo o estornudando. Dado que es posible que algunas personas infectadas aún no presenten síntomas o que sus síntomas sean leves, conviene que mantenga una distancia física con todas las personas si se encuentra en una zona donde circule el virus de la COVID-19.

Si ha estado en contacto estrecho con alguien con COVID-19, puede estar infectado. Contacto estrecho significa vivir con alguien que tiene la enfermedad o haber estado a menos de un metro de distancia de alguien que tiene la enfermedad. En estos casos, es mejor ponerse en contacto con su médico o centro de salud.

Sin embargo, si usted vive en una zona con paludismo (malaria) o dengue, es importante que no ignore la fiebre. Busque ayuda médica. Cuando acuda al centro de salud lleve mascarilla, manténgase al menos a un metro de distancia de las demás personas y no toque las superficies con las manos. En caso de que el enfermo sea un niño, ayúdelo a seguir este consejo.

Si ha tenido indudablemente COVID-19 (confirmada mediante una prueba), aíslese durante 14 días incluso después de que los síntomas hayan desaparecido como medida de precaución. Todavía no se sabe exactamente cuánto tiempo las personas siguen siendo contagiosas después de recuperarse. Siga los consejos de su centro médico y las autoridades nacionales sobre el aislamiento.

Si considera que ha estado expuesto a un contagio, guarde cuarentena. Ponerse en cuarentena significa separarse de los demás porque ha estado expuesto a alguien con COVID-19 aunque usted mismo no tenga síntomas. Durante la cuarentena debe vigilar su estado para detectar síntomas. El objetivo de la cuarentena es prevenir la transmisión. Tome estas medidas durante la cuarentena:

- Ocupe una habitación individual amplia y bien ventilada con retrete y lavabo.
- Si esto no es posible, coloque las camas al menos a un metro de distancia.
- Manténgase al menos a un metro de distancia de los demás, incluso de los miembros de su familia.
- Controle sus síntomas diariamente.
- Permanezca en cuarentena durante 14 días, incluso si se siente bien.
- Si tiene dificultades para respirar, póngase en contacto inmediatamente con su dispensador de atención de salud. Llame por teléfono primero si es posible.
- Permanezca positivo y con energía manteniendo el contacto con sus seres queridos por teléfono o internet y haciendo ejercicio en casa.

Siga estas sugerencias al usar la mascarilla:

- Antes de tocar la mascarilla, lávese las manos con un desinfectante a base de alcohol o con agua y jabón
- Inspeccione la mascarilla para ver si tiene rasgaduras o agujeros
- Oriente hacia arriba la parte superior (donde se encuentra la tira de metal)
- Asegúrese de orientar hacia afuera el lado correcto de la mascarilla (el lado con color)
- Colóquese la mascarilla sobre la cara. Pellizque la tira de

metal o el borde rígido de la mascarilla para que se amolde a la forma de su nariz

➢ Tire hacia abajo de la parte inferior de la mascarilla para que le cubra la boca y la barbilla

➢ No toque la mascarilla mientras la lleve a efectos de protección

➢ Después de usar la mascarilla, quítesela con las manos limpias; retire las cintas elásticas de detrás de las orejas manteniendo la mascarilla alejada de la cara y la ropa, para no tocar las superficies potencialmente contaminadas de la mascarilla.

➢ Cuando deseche la mascarilla colóquela en un contenedor cerrado. No la tire en la calle.

➢ Practique la higiene de las manos después de tocar o desechar la mascarilla. Use un desinfectante a base de alcohol. De preferencia lávelas con agua y suficiente jabón.

Es importante tomar en cuenta que el virus puede vivir en las superficies inertes. Diversos estudios han demostrado que el virus de la COVID-19 puede sobrevivir hasta 72 horas en superficies de plástico y acero inoxidable, menos de 4 horas en superficies de cobre y menos de 24 horas en superficies de cartón. Lo más importante que hay que saber sobre el contacto del coronavirus con superficies es que estas se pueden limpiar fácilmente con desinfectantes que matarán el virus.

Para una limpieza eficaz es indispensable utilizar un paño limpio, atomizador con alcohol o cloro para desinfectar en casa u oficina. Siga estas sugerencias:

✓ Cualquier objeto de protección como caretas o goggles debe ser correctamente desinfectado en solución con cloro durante 10 minutos y posteriormente deberá ser lavado a chorro de agua con jabón y dejar secar.

✓ En el caso de los anteojos, se sugiere lavarlos con jabón neutro, ya que éstos se tocan frecuentemente de manera cotidiana.

✓ El teléfono celular debe limpiarse y desinfectarse constantemente, ya que es un transmisor directo entre manos y cara. Se puede usar un paño limpio impregnado de cualquier solución desinfectante.

✓ Las llaves deben ser sumergidas en cloro o en el alcohol, durante 10 minutos.

✓ El calzado es un foco de transmisión de microorganismos, por lo que se recomienda retirarlos después de limpiar las suelas en una jerga impregnada con solución de cloro.

✓ Las perillas y manijas de las puertas, así como las palancas de descarga del baño son objetos que por su uso constante se deben atomizar directamente con el producto y quitar el excedente con un paño seco.

✓ Uno de los objetos más tocados por los diferentes integrantes de la familia es el control remoto de los televisores, por lo que es un elemento muy importante para la transmisión de microorganismos. Su limpieza deberá ser de igual forma, teniendo cuidado en no dañar el mecanismo electrónico. En este caso, se recomienda una funda plástica para su mejor uso.

No use antibióticos para curarse o protegerse del virus. Los antibióticos no son eficaces contra los virus, sólo contra las infecciones bacterianas. La COVID-19 está causada por un virus, de modo que los antibióticos no sirven frente a ella. No se deben usar antibióticos como medio de prevención o tratamiento de la COVID-19. En los hospitales, los médicos a veces utilizan antibióticos para prevenir o tratar infecciones bacterianas secundarias que pueden ser una complicación de la COVID-19 en pacientes gravemente enfermos. Solo deben usarse para tratar una infección bacteriana siguiendo las indicaciones de un médico.

Si tiene dudas o preguntas sobre la enfermedad COVID-19 acuda con su médico de confianza. La Clínica Mayo ofrece algunas respuestas para el tratamiento del COVID-19 en casa: Consejos para el cuidado para ti y para otros. Consulte su sitio web en español: https://mayocl.in/355s1ha

La prueba y la vacuna

La prueba para saber si una persona está contagiada de COVID-19 es muy importante tanto para que la persona interesada en el resultado de la prueba pueda conocer su estado de salud como para que el gobierno recabe información valiosa de la población a fin de integrarla en su plan de prevención y combate de la sindemia. Para identificar si la infección respiratoria es causada por coronavirus COVID-19, existen diferentes pruebas de laboratorio que miden diferentes componentes y efectos sobre los pacientes.

En general, todas las pruebas de laboratorio para establecer un diagnóstico se miden por su sensibilidad: identificar correctamente a un paciente afectado por un agente infeccioso y la especificidad: para identificar correctamente a un paciente como libre de la enfermedad. Existen tres grupos de pruebas de laboratorio para identificar el coronavirus COVID19 o sus efectos sobre la inmunidad de las personas:

➢ Detección del material genético del virus
➢ Detección del virus, esto es, el antígeno
➢ Detección de los anticuerpos que produce el sistema inmunológico de las personas como respuesta a la presencia del virus

La detección del material genético es considerada la mejor para diagnosticar la infección por coronavirus mediante una técnica conocida como RT-PCR (Reacción en Cadena de Polimerasa con Trascripción Reversa en tiempo real) Protocolo Charité Berlín, para la detección de 3 marcadores diferentes: genes N, E y RdRp este último específico de COVID-19. Esta técnica es compleja puesto que se debe convertir el ARN en ADN (ácido desoxirribonucleico), proceso conocido como trascripción reversa (RT), para posteriormente iniciar la identificación del material específico y poderlo diferenciar de otros virus. Se utiliza como material para el análisis de muestras nasofaríngeas obtenidas del paciente. Al inicio de los síntomas y hasta terminar todo el ciclo la RT-PCR tiene alta sensibilidad y especificidad, siendo ésta su gran ventaja, además de ser una técnica bien establecida y adaptable. La producción de kits es realizada por varios laboratorios a nivel mundial. Sus limitantes se centran en que debe ser procesada por personal altamente especializado para evitar la contaminación de la muestra. El tiempo de análisis para emitir el resultado puede ser de 2 a 9 horas. Es la prueba de mayor precio.

La segunda de estas pruebas no detecta el material genético sino las proteínas que conforman el virus entero, es decir el antígeno; esto se puede detectar mediante Tests Rápidos de Detección de Antígenos (RADTs, rapid antigen detection tests). Es una prueba sencilla, pero altamente dependiente de los anticuerpos específicos. También utiliza material nasofaríngeo como muestra para el análisis. Las ventajas de estas pruebas son la rapidez para obtener los resultados (5-15 minutos), su bajo costo y capacidad para ser producida masivamente ya que es una técnica bien establecida, es producida por múltiples laboratorios, se puede utilizar en el mismo punto de toma de la muestra y no requiere personal especializado. Con una sensibilidad adecuada se puede diagnosticar la enfermedad desde el primer día.

El tercer tipo de pruebas corresponden a los serológicos. Detectan en forma indirecta la presencia del virus al identificar los anticuerpos que la persona produce una vez que ha sido infectada por COVID-19, las llamadas inmunoglobulinas M durante la fase aguda (IgM) e inmunoglobulina G (IgG) como inmunidad prolongada una vez pasa la fase aguda. Las ventajas son la rapidez de los resultados de 5 a 15 minutos, utiliza una muestra de sangre mínimamente invasiva, es una técnica bien establecida, tiene menor costo con relación a otras pruebas y puede ser utilizada en el mismo punto de toma de la muestra.

La mejor protección contra COVID-19 es una vacuna, de tal manera que su producción es imprescindible. Varias organizaciones están intentando conseguirla. Actualmente están en prueba al menos 29 vacunas contra el coronavirus en múltiples ensayos en humanos que se ejecutan simultáneamente en todo el mundo. Entre estas, seis vacunas se están probando en siete ensayos de fase 3 que consiste en prueba en seres humanos. En el capítulo 7 abordamos con mayor detalle el tema de las vacunas y la vacunación.

En tanto no se cuente con una vacuna probada y autorizada y se vacune a la mayor parte de la población el virus seguirá atacando. Para defender a la población durante este tiempo es necesario establecer una estrategia para cuidar tres campos de acción: la salud comunitaria, la economía y la estructura social.

Noticias sorprendentes de COVID-19

Expertos en virología, médicos e investigadores de diferentes campos de la ciencia han estudiado e investigado sobre el coronavirus y la enfermedad COVID-19. Los hallazgos que han hecho son sorprendentes. Es importante conocer estas características para establecer un mejor cuidado personal contra el virus y también para preparar una mejor estrategia de prevención y combate. Estas sorprendentes características se irán conociendo, comprobando, aceptando y rechazando conforme pasa el tiempo. Aquí incluimos algunas. La fuente de la información se encuentra en revistas y medios especializados en medicina, periódicos, redes sociales en Internet e incluso en comentarios y observaciones de personas que han padecido la enfermedad. Le presentamos la información con una referencia a su fuente colocada entre paréntesis para respetar el derecho de autor. Es probable que alguna información no haya sido debidamente comprobada y autorizada por instancias oficiales por lo que es necesario tomarla con un granito de sal.

Identifican varios fármacos que podrían reutilizarse como tratamiento frente al coronavirus. (https:// bit.ly/3oa5clk). Un consorcio internacional de casi 200 investigadores, entre ellos varios españoles de 14 instituciones líderes en cinco países, ha estudiado tres coronavirus diferentes: el SARS-CoV-1, el SARS-CoV-2 y el MERS-CoV, con el objetivo de encontrar vulnerabilidades compartidas por estos tres patógenos. La investigación, publicada en la revista 'Science', identifica mecanismos moleculares cruciales para los tres coronavirus, así como medicamentos existentes que potencialmente podrían reutilizarse como tratamientos para los coronavirus.

Entre los científicos que colaboraron a la investigación se encuentra personal del Instituto Europeo de Bioinformática del EMBL (EMBL-EBI), un centro también con sede en Barcelona; el Grupo de Investigación de Coronavirus del Instituto de Biociencias Cuantitativas (QBI) (QCRG) de la Universidad de California en San Francisco (UCSF); los Institutos Gladstone, el Instituto Pasteur, el Grupo de Excelencia CIBSS de la Universidad de Freiburg, el Instituto Médico Howard Hughes y otros colaboradores, incluidas las empresas de biotecnología Aetion y Synthego.

Los autores de este nuevo estudio han podido identificar objetivos farmacológicos contra estos virus, y han identificado terapias existentes que pueden tener una actividad de amplio espectro para todas las tres cepas de coronavirus. El hecho de que se trate de terapias ya utilizadas y "reposicionadas", como se dice en estos casos, hace que tengan perfiles de seguridad ya conocidos, y a la vez que puedan constituir un tratamiento de respuesta rápida contra cepas emergentes de nuevos coronavirus.

Basándose en su trabajo previamente publicado en las revistas 'Nature' y 'Cell', los científicos han determinado cómo interactúan las proteínas virales y las humanas, y dónde se encuentran las proteínas virales en las células huésped infectadas por diferentes coronavirus. A continuación, han utilizado estos datos y el cribado genético funcional para identificar los factores del huésped que previenen la propagación del coronavirus. Los datos analizados en este estudio serán de libre acceso a través del Portal de datos COVID-19.

"Nuestra investigación demuestra cómo la información biológica y molecular se traduce directamente en herramientas concretas para el tratamiento de la COVID-19 y de otras enfermedades virales. Después de más de un siglo en el que los coronavirus han sido relativamente inofensivos, en los últimos 20 años nos hemos encontrado con tres coronavirus que han sido mortales. Observando las tres cepas, hemos sido capaces de predecir una terapia apta para los tres coronavirus que creemos podría también ser eficaz en el tratamiento de la actual pandemia, así como ofrecer terapias prometedoras para un eventual nuevo coronavirus", afirma Pedro Beltrao, jefe de grupo en el EMBL-EBI y uno de los autores del estudio.

Los investigadores también han realizado un paso ulterior analizando datos de los resultados clínicos de pacientes con COVID-19. Para hacer esto, han identificado moléculas en células humanas que podían ser dianas de terapias aprobadas por la Administración de Medicamentos y Alimentos de Estados Unidos (FDA, por sus siglas en inglés) y han observado qué efecto tenían estos medicamentos en los pacientes con COVID-19 en la clínica. Este análisis ha involucrado a más de 740.000 pacientes en los Estados Unidos con una infección por SARS-CoV-2 diagnosticada.

Además de demostrar cómo la investigación a nivel molecular se puede convertir en herramientas poderosas para la práctica clínica en la lucha contra la COVID-19, los datos y el análisis llevados a cabo en este estudio ponen de relieve la importancia de un enfoque colaborativo que se puede aplicar para estudiar otros agentes infecciosos en el futuro.

"Este estudio internacional de gran alcance aclara por primera vez las propiedades en común y, sobre todo, las vulnerabilidades de los coronavirus, incluido el que representa el desafío más actual, el causante de la pandemia de COVID-19. De una manera única y rápida, hemos sido capaces de unir los conocimientos biológicos y funcionales con los resultados clínicos, proporcionando un modelo ejemplar de una manera diferenciada para realizar investigaciones sobre cualquier enfermedad, identificar rápidamente tratamientos prometedores y avanzar en el conocimiento en la ciencia y en la medicina. Todo esto solo ha sido posible gracias a los esfuerzos colaborativos de líderes científicos de primer nivel, y de equipos de investigadores de próxima generación en instituciones científicas punteras en todo el mundo", señala Nevan Krogan, director del QBI e investigador principal de los Institutos Gladstone.

La tesis de la inmunidad colectiva para enfrentar al coronavirus: una «falacia peligrosa» CNN.

(https://cnn.it/2HhWwYQ).

Ochenta científicos han calificado de «falacia peligrosa» la tesis de la inmunidad de rebaño, respaldada por altos funcionarios de la Casa Blanca, que plantea dejar que el COVID-19 se propague en Estados Unidos hasta que un alto porcentaje de la población se infecte. Y, luego, desarrolle una supuesta inmunidad.

Para estos 80 expertos esto aumentaría los niveles de morbilidad y letalidad en la población.

Altos funcionarios de la administración Trump han discutido la tesis de la inmunidad colectiva o de rebaño, impulsada por un grupo de expertos en epidemiología y salud pública que firmaron la llamada «Declaración de Great Barrington» como una medida para detener el daño económico causado por la pandemia.

El doctor Jonathan Reiner, profesor de la Universidad George Washington, dice que bajo un modelo de inmunidad colectiva o de rebaño un 70% de la población en Estados Unidos podría infectarse de coronavirus. Y, añade, como consecuencia unos 2 o

3 millones de personas morirían.

Este experto insiste en que no hay evidencia de que una vez que alguien se infecta de COVID-19 su inmunidad sea permanente. Como ocurre con el sarampión, que cuando la persona se contagia o se vacuna no se vuelve a infectar.

La teoría de la inmunidad colectiva o de rebaño contempla entre otras cosas que los ancianos tengan una «protección focalizada». Por ejemplo, introduciendo precauciones adicionales como pruebas frecuentes de COVID-19 para evitar infecciones.

Sin embargo, el médico Thomas Frieden, exdirector de los Centros para el Control y la Prevención de Enfermedades de Estados Unidos (CDC, por sus siglas en inglés), considera imposible evitar que el coronavirus llegue en un momento dado a esta población vulnerable.

Frieden insiste en que la vacuna es la mejor manera de poner fin a la pandemia de COVID-19.

En medio de la controversia sobre aplicar o no un esquema de inmunidad colectiva o de rebaño en Estados Unidos, el presidente Donald Trump se ha declarado inmune al coronavirus tras padecer la enfermedad.

Pero el Dr. Anthony Fauci, director del Instituto Nacional de Enfermedades Alérgicas e Infecciosas de EE.UU., advierte que hay que tener cuidado al decir que la persona es inmune. Justamente, porque hay casos documentados de personas que se han reinyectado después de semanas o meses de haber contraído el coronavirus.

El director general de la Organización Mundial de la Salud (OMS) también advirtió sobre los peligros que implicaría una estrategia de inmunidad de rebaño.

Tedros Adhanom Ghebreyesus considera que permitir que un virus peligroso, que aún no entendemos del todo, se propague libremente es simplemente una falta de ética y no es una opció.

Medicamentos para la hipertensión pueden combatir COVID-19, revela estudio.

(https://bit.ly/37dZskk).

El Losartán y Enalapril están siendo aplicados con éxito como tratamiento para el coronavirus en Puerto Rico; el especialista que dirige el estudio explicó que el primero impide que las células sean dañadas por el virus.

¿Medicamentos para la hipertensión pueden combatir el COVID-19? Un estudio realizado en Puerto Rico reveló que las medicinas usadas normalmente para combatir enfermedades cardiovasculares, especialmente el Losartán, tienen un efecto positivo para contrarrestar los daños provocados por el coronavirus. La efectividad del Losartán fue probada en al menos 70 pacientes en territorio caribeño, aseguró Pablo Altieri, profesor del Centro Cardiovascular de Puerto Rico y el Caribe del Recinto de Ciencias Médicas (RCM) de la Universidad de Puerto Rico (UPR) y quien dirige el estudio. Explicó que medicamentos como el Losartán y Enalapril, que se utilizan para tratar la hipertensión y problemas cardiovasculares, en la actualidad están siendo aplicados con éxito como tratamiento para el COVID-19 en la isla. Dijo que el uso de estos dos medicamentos es especialmente habitual en unidades de cuidados intensivos. "El Losartán, al entrar en contacto con las células, impide que estas sean dañadas por el virus de COVID-19", indicó el médico puertorriqueño, al añadir que ese proceso ya ha sido comprobado en unas 70 personas, lo que ha sido recogido en un estudio que se espera que en breve sea publicado. "Fue verificado que los pacientes que eran sometidos a tratamiento con Losartán se veían menos afectados por el COVID-19", destacó el especialista.

El proceso fue verificado al comprobar que los pacientes que sufrían enfermedades relacionadas con hipertensión y cardiovasculares y por ello eran tratados con Losartán reaccionaban, una vez que se contagiaban por el coronavirus, mucho mejor que otros enfermos que solo padecían COVID-19 y que, por lo tanto, no eran tratados con ese medicamento, que se utiliza desde hace décadas. Altieri detalló que las células humanas tienen "identaciones", lo que definió como unas entradas que aprovecha el virus para penetrar y matarlas. Sin embargo, el Losartán se introduce en esas "identaciones" y ocupa un espacio de forma que impide que el virus se adentre en las células. Sostuvo que, sin duda, se trata de un descubrimiento que puede ayudar a combatir el coronavirus en Puerto Rico y en cualquier otro lugar del mundo. Altieri detalló que el director del Departamento de Fisiología del RCM, Nelson Escobales, y la doctora María Crespo, de ese mismo centro médico, son algunos de los médicos que ya recurren al Losartán y otros medicamentos parecidos para combatir el COVID-19.

Altieri, profesor de medicina y fisiología de la Escuela de Medicina del RCM, indicó que estos medicamentos se alojan en los receptores de las células humanas y evitan la penetración en estas produciendo un bloqueo. "En mi práctica no he visto pacientes que estén usando Losartán y hayan adquirido la enfermedad (coronavirus) en grado severo. Por tal razón, puede ser que veamos más pacientes jóvenes adquiriendo el virus. No están usando Losartán porque son muy jóvenes para ser hipertensos y su uso no es indicado", explicó el médico. El investigador señaló que se avanza en el estudio gracias a la base de datos del Centro Cardiovascular de Puerto Rico y del Caribe.

El decano de la Escuela de Medicina de la RCM, Agustín Rodríguez, subrayó que estará atento a la aportación del doctor Altieri y su grupo, ya que los hallazgos que logren aportar al tratamiento de la enfermedad serán de utilidad para combatir el virus en Puerto Rico, donde desde que empezó la pandemia se han registrado un total de 758 muertes. Además, el coronavirus ha dejado 28 mil 174 casos confirmados, de un total de población en la isla de 3.2 millones de habitantes. El Departamento de Salud de la isla reportó este viernes que se registraron 196 nuevos casos confirmados y 117 casos probables adicionales. La gobernadora de Puerto Rico, Wanda Vázquez, anunció hoy una nueva orden ejecutiva ante la pandemia que permite, entre otras medidas, un mayor porcentaje de ocupación en restaurantes y otros espacios sociales.

Hay "evidencia abrumadora" de transmisión del coronavirus por el aire, según científicos. BBC News.

(https://bit.ly/3lX44iV).

La revista Science publicó un nuevo estudio que sostiene la transmisión del coronavirus por vía aérea. Casi simultáneamente, los Centros de Control y Prevención de Enfermedades respaldaron la misma información.

La polémica sobre si el COVID-19 se transmite por aerosoles continúa, ahora con una carta que publica este martes (06.10.2020) la revista Science, en la que los científicos dicen "hay una evidencia abrumadora" a favor de que la inhalación del SARS-Cov-2 "representa una vía principal" de transmisión de la enfermedad.

La misiva está firmada por científicos de varias universidades estadounidenses, como las de San Diego, Maryland, Virginia Tech y encabezados por Kimberly Prather, de la Universidad de la Jolla.

"Algunas infecciones pueden propagarse por la exposición a virus en pequeñas gotitas o partículas que pueden permanecer en el aire durante muchos segundos u horas" y, como el humo, pueden inhalarse, dijeron los investigadores.

Además, los expertos explican que los aerosoles que contienen virus infecciosos "también pueden viajar más de (dos metros) y acumularse en el aire interior mal ventilado, lo que lleva a eventos de supe difusión".

Por ello, además del uso de mascarillas, la distancia de seguridad y los esfuerzos de higiene, los investigadores instan a los responsables de salud pública a "articular la importancia de trasladar las actividades al exterior, mejorar el aire interior utilizando la ventilación y la filtración, y mejorar la protección de los trabajadores de alto riesgo".

El objetivo "es dejar claro que el virus del SARS-Cov-2 viaja por el aire y que las personas pueden infectarse por inhalación".

Luego de la presión ejercida por los científicos, las autoridades sanitarias de Estados Unidos incluyeron la vía aérea como forma de contagio del coronavirus. Los expertos de los Centros de Control y Prevención de Enfermedades (CDC) estiman que la principal vía de contagio del COVID-19 siguen siendo las gotitas respiratorias que una persona infectada arroja cuando tose, estornuda, canta, habla o respira.

Esta actualización, diez meses después del inicio de la pandemia, confirma la validez de múltiples estudios que demuestran que el coronavirus, sin ser tan contagioso como el sarampión, podría transmitirse a más de dos metros de distancia, hipótesis que había sido desestimada anteriormente por los CDC y la Organización Mundial de la Salud (OMC) cuando apareció el virus SARS-CoV-2.

La propuesta para distinguir entre aerosoles y gotitas es tomar como medida el umbral de tamaño de 100 micrómetros en lugar de los tradicionales 5 micrómetros. Este tamaño -consideran- "separa más eficazmente su comportamiento aerodinámico, la capacidad de ser inhalado y la eficacia de las intervenciones".

Los responsables de salud pública "deberían hacer una clara distinción entre las gotas expulsadas al toser o estornudar.

Vacuna contra el coronavirus: los descomunales desafíos para lograr desarrollar (y distribuir) una en solo 12 meses.

(https://bbc.in/3dEAgof)

Las vacunas no salvan vidas por sí solas sino que más bien lo hace el proceso de inmunización. Esto muestra el enorme desafío que el mundo enfrenta ahora mismo. El método de desarrollo que se utiliza para crear una vacuna en el laboratorio es distinto del que usa la industria farmacéutica para lograr dotar de inmunidad a la población.

Ya producimos miles de millones de dosis de vacunas cada año, desde la gripe, hasta la vacunación conjunta contra el sarampión, las paperas y la rubéola. La pandemia de gripe porcina de 2009, en la que cientos de miles de personas murieron, llevó a que se produjeran y entregaran unos 3.000 millones de dosis en solo seis meses.

Desarrollar una vacuna nueva es un proceso largo. El brote de ébola en África occidental entre 2014 y 2016 causó la muerte de más de 11.000 personas.

Científicos de la Agencia de Salud Pública de Canadá llevan trabajando en la vacuna rVSV-ZEBOV desde 2003 y no fue hasta el brote de ébola que se completaron los ensayos clínicos. Su desarrollo concluyó en noviembre de 2016 y fue aprobada definitivamente tres años más tarde, solo después de la realización de un estudio adicional con 15.000 personas.

Crear y producir una vacuna completamente nueva a escala global o nacional mientras se mantiene la producción del resto de vacunas es un esfuerzo hercúleo, según dicen los expertos.

"Estamos haciendo una vacuna para un virus para el que nunca la hicimos antes, que no ha sido aprobada y empleando plataformas que no se han usado de manera extensa en la clínica con los pacientes", explica Angela Rasmussen, viróloga del Centro de Infecciones e Inmunidad de la Universidad de Columbia, Estados Unidos.

Normalmente pueden pasar 10 años desde el desarrollo inicial de una vacuna hasta su distribución masiva. Pero para la COVID-19 hay un esfuerzo global para reducir ese periodo a solo 18 meses sin reducir los estándares de seguridad.

En ese esfuerzo resulta clave el proceso de desarrollo paralelo que en esta crisis está utilizando la industria farmacéutica.

"En realidad estamos viendo datos preclínicos obtenidos de primates no humanos para vacunas que ya se encuentran en la fase 3 de los ensayos clínicos", explica Margaret Liu, presidenta del consejo de la Sociedad Internacional para las Vacunas.

Incluso campañas de inmunización masiva como la que se lleva a cabo contra la polio en todo el mundo supondría un reto minúsculo en comparación con el que se necesita contra la COVID-19.

Necesidad de infraestructura

Como parte del proceso de desarrollo paralelo, se están construyendo potenciales fábricas en varios lugares del mundo, antes incluso de que se aprobara ninguna vacuna. Esto implica un riesgo importante, ya que puede que algunas de las vacunas ahora en desarrollo no sean finalmente aprobadas.

Este tipo de centros de producción solo son posibles con enormes inversiones, como los US$10.000 millones que ha se han destinado a la llamada Operación Velocidad Endiablada, una iniciativa del gobierno de Estados Unidos.

Aumentar la producción de una vacuna no es un simple caso de ampliar el proceso que se utiliza en el laboratorio. Puede compararse con hornear un bizcocho: una receta puede servir para cocinar uno pequeño, pero si se triplican los ingredientes, puede resultar que nuestro bizcocho se queme por los bordes y quede pastoso en el centro. Aumentar la producción de vacunas puede llevar a problemas similares.

"Procesos que funcionan bien a pequeña escala, no tienen siempre los resultados previstos en cantidades mayores", afirma Bryan Deane, director de Nuevas Medicinas y Política de Datos de la Asociación Británica de Industria Farmacéutica.

Por ello, se necesita un aumento gradual del proceso de producción, en el que la vacuna se produzca en lotes cada vez mayores, examinando cada lote para asegurarse de que su eficacia se mantiene.

"Hay mucho ensayo y error para lograr el mejor rendimiento", dice Deane.

"Lleva tiempo superar estos desafíos, hasta que se llega a un punto en el que se obtiene un resultado aceptable para cada lote producido".

A este problema se le suma el hecho de que no todas las vacunas, sobre todo las que están mostrando resultados más prometedores en los ensayos clínicos, se basan en tecnologías que se hayan usado a gran escala nunca antes.

"Todo el mundo se va a enfrentar al desafío de las grandes cantidades que están intentando fabricar", señala Liu. "Ninguna vacuna se ha usado a este ritmo y escala de producción y distribución, y las candidatas mejor situadas se basan en métodos que ni siquiera han sido nunca aprobados".

Distintas fases

Habitualmente, la investigación de una vacuna se lleva a cabo en una secuencia.

Debe haber una fase de desarrollo en el laboratorio, seguida de la de ensayos con animales y luego varias fases de ensayos clínicos. Una vez que todas estas etapas han sido completadas con éxito, se solicita la aprobación para la vacuna y finalmente se inicia la producción.

En la vacuna de la COVID-19, se están realizando en paralelo varias fases.

La urgente necesidad de la vacuna obliga a ello, pero tiene el efecto colateral de que al completarse una de las fases no se transmite la información de la manera habitual.

Por ejemplo, los resultados de las pruebas con animales suelen servir de orientación sobre la dosis aproximada con la que deberían iniciarse las pruebas en humanos. En el contexto actual, los datos que se obtienen en las diferentes fases han de ser analizados simultáneamente.

Además, muchas vacunas en desarrollo requieren dos dosis para ser efectivas, lo que duplicará el número de dosis necesarias a nivel mundial hasta los 16.000 millones. Recibir solo una inyección de una vacuna, que requiere dosis múltiples, puede acarrear problemas.

"Si la gente tiene bajos niveles de anticuerpos, pero piensan que han sido inmunizados, uno de los mayores riesgos es que dejen de mantener la distancia social y llevar máscaras", indica Liu.

"Entonces se contagiarán más fácilmente y serán a su vez una potencial fuente de contagio para otros".

Algunas vacunas necesitan además dispositivos especiales para poder usarse. Las hay basadas en el ADN que requieren un aparato capaz de desencadenar la llamada electroporación.

Se trata de una técnica que se ha usado para atacar tumores., en la que un aparato del tamaño de un cepillo de dientes genera una pequeña descarga eléctrica que abre la membrana de la célula, permitiendo que una medicina o vacuna penetren en ella.

Aunque ese dispositivo puede usarse muchas veces, supone un desafío adicional producirlo en cantidades suficientes. Y el personal médico deberá recibir formación para su adecuado manejo.

No se acaban ahí los retos.

Escasez de envases

Generalmente, las vacunas se distribuyen en pequeños envases de vidrio. Aunque resulte sorprendente que el cristal pueda ser un bien escaso, las vacunas suelen envasarse en uno de un tipo especial llamado vidrio borosilicatado. Es altamente resistente a los cambios de temperatura y tiene una baja reactividad química para evitar que se contamine lo que contiene.

Dada la descomunal demanda de estos envases que está generando la COVID-19, esto también podría limitar la cantidad de vacunas disponibles inicialmente.

Los frascos multidosis podrían mitigar este problema, pero también podrían hacer que se malgastaran dosis de la vacuna si al final no se consume todo el fármaco que contienen. Cuando la demanda es tan alta, esto debería evitarse.

La mayoría de vacunas deben conservarse refrigeradas, pero algunas de las desarrolladas para la COVID-19 deben almacenarse a temperaturas tan bajas como -70 °C. Hay refrigeradores capaces de alcanzarlas en muchos laboratorios, pero no son tan habituales en los centros médicos.

Para sortear el problema del almacenamiento en frío, compañías de transporte como UPS y DHL están construyendo en todo el mundo enormes centros de refrigeración con capacidad para almacenar vacunas hasta a -80 °C.

"Se han desarrollado monitores para asegurarse que se registra la temperatura", indica Liu. "No se quiere algo que se descongela y luego se vuelve a enfriar. Se tiene que saber qué sucede a cada segundo durante el transporte".

También está lo que se conoce como el Problema del Último Kilómetro. La distribución a las ciudades más grandes es bastante fácil, ya que tienen centros de transporte, pero llegar a las localidades más pequeñas y a los pueblos alejados será mucho más difícil, sobre todo en los países en desarrollo.

Bien podría ser que viéramos una distribución gradual de una vacuna contra la COVID-19 para la primavera boreal de 2021, llegándose a una distribución masiva meses después. Antes de eso, ya se están tomando medidas para que la capacidad de producción y distribución pueda cubrir la demanda global.

Quizá sea un desafío colosal, pero lo que ya se ha logrado, gracias a la colaboración y a un trabajo colectivo sin precedentes, muestra que no es insuperable.

Un hombre sufrió una segunda infección de COVID-19 peor que la primera, y abrió dudas sobre la inmunidad. Infobae.

(https://bit.ly/31ftfFF)

Un joven de Nevada, el primer contagio sucesivo registrado en los EEUU, requirió oxígeno cuando volvió a contagiarse. Un estudio de The Lancet analizó qué podría significar este caso para los tratamientos y la vacuna que se estudian actualmente.

Este hombre de 25 años, residente del condado de Washoe, en

Nevada, Estados Unidos, fue la quinta persona en el mundo que tuvo la mala experiencia de contagiarse de coronavirus dos veces. Debido a esos antecedentes, su caso no sería noticia; sin embargo, mereció un estudio dedicado de The Lancet Infectious Diseases porque, con infortunio también doble, la segunda infección resultó mucho más grave que la primera, con síntomas de COVID-19 más duros. El episodio planteó preguntas de importancia sobre la duración de la inmunidad que el cuerpo humano puede generar contra el SARS-CoV-2. Cuando buena parte de las esperanzas de terminar con la pandemia se centran en la vacuna, observar un fracaso de la inmunidad es desalentador.

La primera vez que el joven de Nevada se hizo una prueba, el 18 de abril, tenía dolor de garganta y de cabeza, tos, náuseas y diarrea. Había estado así durante algunas semanas; el test le dio positivo. Se recuperó, en aislamiento, por sí mismo, y el 27 de abril se sintió por fin sin síntomas en absoluto. Luego de eso, en dos controles realizados el 9 y el 26 de mayo, dio negativo en sendos análisis de SARS-CoV-2, lo cual lo declaró libre de infección. Como no tenía otras enfermedades concomitantes, no se le indicaron cuidados especiales.

El 28 de mayo el joven volvió a sentir los mismos síntomas, complicados ahora por fiebre y mareos. Su cuadro fue empeorando, hasta que el 5 de junio debió consultar a su médico. El estudio de coronavirus le dio positivo; su nivel de oxígeno en sangre estaba por debajo de lo que le hubiera permitido regresar a su casa, así que fue derivado a un hospital para su ingreso. Allí estuvo hasta que recuperó la capacidad respiratoria.

Para establecer si había sido una reaparición de la primera infección los médicos compararon el genoma del virus detectado en el joven en abril con el detectado en junio: encontraron, asombrosamente, que era demasiado diferente, señaló el autor principal del estudio, Mark Pandori, de la Universidad de Nevada. Se trataba de un nuevo contagio, causado por una segunda transmisión desde otra persona.

Ninguno de los otros casos conocidos —es más que probable que haya más segundas infecciones que no han sido informadas—, en Hong Kong, Bélgica, Ecuador y Holanda tuvo una manifestación peor en la nueva infección.

Un artículo de MIT Technology Review destacó la implicancia de tal hallazgo: "El hecho de haber sido infectado una vez no significa que se tenga protección contra volver a ser infectado, aun si los casos siguen siendo muy poco frecuentes, con sólo cinco identificados entre los casi 40 millones de confirmados en todo el mundo".

En la práctica, esto hace que aquellas personas que han sobrevivido al COVID-19 no pueden sentir el alivio de ser inmunes, al menos no completamente: "Todavía tienen que mantenerse atentas y seguir los consejos sobre el distanciamiento social, usar máscaras y evitar los espacios abarrotados y mal ventilados", advirtió la publicación del Instituto de Tecnología de Massachusetts (MIT). Para los expertos en enfermedades infecciosas, agregó, no fue una mala noticia del todo inesperada: "Otros coronavirus, como el resfrío común, son estacionales".

Sin embargo, "todavía quedan muchas preguntas que los investigadores luchan por responder pronto". Entre ellas: "¿Cuánta protección confiere el haber tenido COVID-19? ¿La protección proviene principalmente de anticuerpos o de leucocitos T? ¿Cuánto tiempo dura?". Y acaso la pregunta más urgente: "¿Qué significa esto para los tratamientos médicos que se desarrollan actualmente, y para las vacunas?".

Un artículo de MIT Technology Review destacó la implicancia de tal hallazgo: "El hecho de haber sido infectado una vez no significa que se tenga protección contra volver a ser infectado, aun si los casos siguen siendo muy poco frecuentes, con sólo cinco identificados entre los casi 40 millones de confirmados en todo el mundo".

En la práctica, esto hace que aquellas personas que han sobrevivido al COVID-19 no pueden sentir el alivio de ser inmunes, al menos no completamente: "Todavía tienen que mantenerse atentas y seguir los consejos sobre el distanciamiento social, usar máscaras y evitar los espacios abarrotados y mal ventilados", advirtió la publicación del Instituto de Tecnología de Massachusetts (MIT). Para los expertos en enfermedades infecciosas, agregó, no fue una mala noticia del todo inesperada: "Otros coronavirus, como el resfrío común, son estacionales".

Sin embargo, "todavía quedan muchas preguntas que los investigadores luchan por responder pronto". Entre ellas:

"¿Cuánta protección confiere el haber tenido COVID-19? ¿La protección proviene principalmente de anticuerpos o de leucocitos T? ¿Cuánto tiempo dura?". Y acaso la pregunta más urgente: "¿Qué significa esto para los tratamientos médicos que se desarrollan actualmente, y para las vacunas?".

The Lancet recordó que, como sucede con otros agentes, el cuerpo humano genera una respuesta inmunológica detectable contra el SARS-CoV-2, pero todavía "no se comprende bien la susceptibilidad de las personas previamente infectadas a reinyectarse", ni se ha dilucidado "el grado en que esta respuesta inmunológica indica una inmunidad protectora a la infección posterior con el SARS-CoV-2". En los estudios sobre otros coronavirus, recordó la publicación científica, la inmunidad dura entre uno y tres años.

El caso del joven de Nevada, el primer contagio doble registrado en los Estados Unidos, es otro recordatorio de lo poco que se sabe todavía sobre esta novedosa enfermedad. "Los mecanismos que podrían explicar por qué la segunda infección fue más grave sólo son materia de especulación", siguió el estudio. "En primer lugar, una dosis muy alta del virus pudo haber causado la segunda instancia de infección, y haber inducido una enfermedad más grave. En segundo lugar, es posible que la reinfección fuer causada por una versión más virulenta del virus, o más virulenta en el contexto del paciente".

También es posible que, dada la respuesta inmunológica reciente a la primera infección, el cuerpo del paciente haya reaccionado de manera excesiva. "Esto se ha documentado en enfermedades como el dengue: los anticuerpos fabricados en respuesta a una cepa del virus causan problemas ante la infección con otra cepa", interpretó BBC. Es decir que, lejos de causar inmunidad, la primera infección hace que la segunda sea peor, por la sensibilidad del sistema de defensas del organismo.

Nuestros hallazgos tienen implicancias sobre el papel de la vacunación en la respuesta al COVID-19", concluyeron Pandori y sus colegas. "Si realmente estudiamos un caso de re-infección, la exposición inicial al SARS-CoV-2 podría no brindar un nivel de inmunidad 100% protector para todos los individuos". Eso es algo que, en el caso de la vacuna contra la gripe, por ejemplo, se conoce bien: todos los años debe ser ajustada según las cepas prevalecientes. Según los científicos, ese podría ser el caso del coronavirus también.

Al analizar el estudio, Paul Hunter, de la Universidad de East Anglia, dijo a BBC que el caso era "muy preocupante", dado el poco tiempo que pasó entre una infección y otra —que indicaría una inmunidad brevísima— y la gravedad de la segunda. Sin embargo, puesto que la pandemia ha afectado a millones, que las instancias de re-infección sean tan pocas es una señal de que se trata de eventos raros. "Es demasiado temprano para decir con certeza qué significa este hallazgo para un programa de inmunización. Pero refuerza la idea de que todavía no conocemos lo suficiente sobre la respuesta inmunológica a esta infección", cerró.

Dime qué tipo de sangre eres y te diré si eres más susceptible al COVID-19- El Financiero.

(https://bit.ly/31ioyLc)

Dos nuevos estudios médicos sugieren que las personas con el grupo sanguíneo O pueden tener un riesgo menor de infección por COVID-19. Además, tienen una menor probabilidad de enfermarse de gravedad, incluyendo complicaciones orgánicas, si llegan a contagiarse.

"Demostramos que el grupo sanguíneo O está asociado significativamente con una menor susceptibilidad a la infección por SARS-CoV-2", reveló el estudio publicado el miércoles en Blood Advances, una revista médica revisada por la Sociedad Estadounidense de Hematología.

El papel potencial del tipo de sangre en la predicción del riesgo y las complicaciones de la infección por el nuevo coronavirus han surgido como una cuestión científica importante, indicaron los investigadores de los estudios.

Estos nuevos análisis añaden evidencia de que puede haber una asociación entre el tipo de sangre y la vulnerabilidad al COVID-19; sin embargo, se necesita una investigación adicional para comprender mejor por qué y qué significa para los pacientes. Tipo de sangre O, más fuertes ante el COVID-19

Los investigadores compararon los datos del registro de salud de un estudio danés de más de 473 mil personas a las que se les realizó la prueba de COVID-19 con los datos de un grupo de control de más de 2.2 millones de personas de la población general. Entre los contagiados, encontraron menos personas con el tipo de sangre O y más personas con los tipos A, B y AB.

Los especialistas no encontraron ninguna diferencia significativa en la tasa de infección entre A, B y Tipos AB. Dado que las distribuciones de los grupos sanguíneos varían entre los subgrupos étnicos, los investigadores también controlaron el origen étnico y mantuvieron que menos personas con el tipo de sangre O dieron positivo al virus.

"Es muy importante considerar el grupo de control adecuado porque la prevalencia del tipo de sangre puede variar considerablemente en diferentes grupos étnicos y diferentes países", comentó el doctor Torben Barington, autor del estudio adscrito al Hospital Universitario de Odense y la Universidad del Sur de Dinamarca.

A y AB, asociados a un mayor riesgo de gravedad

Las personas con grupos sanguíneos A o AB tienen una mayor tendencia a ponerse graves por COVID-19 que las personas con grupos sanguíneos O o B, según otro estudio retrospectivo realizado por separado en Blood Advances. Los investigadores examinaron datos de 95 pacientes gravemente enfermos con COVID-19 hospitalizados en Vancouver, Canadá.

Los especialistas encontraron que los pacientes con grupos sanguíneos A o AB tenían más probabilidades de requerir ventilación mecánica, lo que sugiere que tenían mayores tasas de lesión pulmonar. También encontraron que más pacientes con grupos sanguíneos A y AB requirieron diálisis por insuficiencia renal.

"Los pacientes con COVID-19 con grupo sanguíneo A o AB parecen exhibir una mayor gravedad de la enfermedad que los pacientes con grupo sanguíneo O o B", encontró el segundo estudio, que se publicó también en Blood Advances.

Si bien el 84 por ciento de los pacientes con grupos sanguíneos A o AB requirieron ventilación mecánica en la infección por SARS-CoV-2, ese nivel fue del 61 por ciento para los pacientes con grupos sanguíneos O o B, según la investigación.

"La parte única del estudio es nuestro enfoque en el efecto de gravedad del tipo de sangre en COVID-19. Observamos este daño en los pulmones y los riñones. En estudios futuros, queremos descubrir el efecto del grupo sanguíneo y COVID-19 en otros órganos vitales", dijo el autor del estudio Mypinder S. Sekhon, especialista de la Universidad de Columbia Británica.

"Ahora tenemos una amplia gama de sobrevivientes que están saliendo de la parte aguda del COVID-19, pero necesitamos explorar mecanismos por los cuales arriesgarnos a estratificar a aquellos con efectos a más largo plazo", afirmó.

El 'misterio' del COVID-19: ¿por qué a unos les afecta más que a otros? El Financiero.

(https://bit.ly/3k8DdA0)

Uno de los misterios más escalofriantes del COVID-19 es por qué algunas personas sufren síntomas moderados (o ninguno) mientras que otras mueren rápidamente, y los científicos están comenzando a desentrañarlo.

Un equipo internacional de científicos encontró que, en algunas personas con manifestaciones severas de la enfermedad causada por el SARS-COV-2, el cuerpo ataca una de sus propias defensas inmunológicas en lugar de al coronavirus.

La mayoría fueron hombres, lo que ayuda a explicar por qué el virus está afectando con mayor gravedad a hombres que a mujeres.

Y otro estudio indica que los niños responden mucho mejor que los adultos a la infección, gracias a células inmunitarias de "primera respuesta" cuya presencia va menguando con la edad.

Se trata de los más recientes en una serie de estudios que descubren múltiples facetas de la complicada reacción del sistema inmunitario que pueden influir en la balanza entre un buen y un mal resultado. Lo siguiente es determinar si esas nuevas pistas ofrecen maneras para intervenir.

"Tenemos el conocimiento y la capacidad de fortalecer realmente muchos aspectos del sistema inmunológico. Pero no debemos usar un mazo", advirtió la doctora Betsy Herold, de la escuela de medicina Albert Einstein en Nueva York, coautora del estudio con niños.

Sumándose a la complejidad está el hecho de que los diversos grados de reacciones en las personas reflejan también otros factores, como lo saludables que eran antes de la infección y a cuánto virus estuvieron expuestas.

"La infección y lo que sucede después de la infección son algo muy dinámico", señaló Alessandro Sette, científico del Instituto de Inmunología de La Jolla en San Diego, quien estudia otra parte de la respuesta inmunológica.

Defensa inmunitaria inmediata

El sistema inmunológico tiene dos unidades principales. La inmunidad innata es la primera línea de defensa del organismo. Apenas el cuerpo detecta a un intruso, moléculas importantes, como interferones y citocinas -estas últimas causantes de inflamación-, lanzan un ataque a gran escala.

Las células inmunes innatas también alertan a la unidad "adaptativa" más lenta del sistema inmunitario, los francotiradores específicos de gérmenes, para que esté preparada. Las células B comienzan a producir anticuerpos para combatir a un virus, proteínas a las que se presta bastante atención en la búsqueda de una vacuna.

Sin embargo, los anticuerpos no lo son todo. Otros elementos de la inmunidad adaptativa son las células T 'asesinas' que destruyen a las células infectadas con el virus, y las células T y B 'de memoria' que recuerdan una infección para actuar con mayor celeridad en caso de volver a encontrarse con el mismo germen.

Elemento ausente

Por lo general, cuando un virus invade una célula, proteínas llamadas interferones Tipo 1 entran en acción, defendiendo a la célula al interferir en el crecimiento viral. Pero nuevos estudios muestran que esas moléculas cruciales estuvieron básicamente ausentes en personas con manifestaciones severas de COVID-19.

Un proyecto internacional descubrió dos razones. En la sangre de casi mil pacientes con casos severos de COVID-19, los investigadores detectaron que uno de cada 10 tenía lo que se conoce como auto-anticuerpos —anticuerpos que erróneamente atacan a esos que combaten al virus.

Particularmente sorprendente fue que 95 por ciento de esos pacientes con este padecimiento fueron hombres, pese a que las enfermedades autoinmunes son más comunes en las mujeres.

Los científicos no encontraron las moléculas dañinas en los pacientes con manifestaciones leves del COVID-19 o en asintomáticos.

En otros 660 pacientes enfermos de gravedad, el mismo equipo detectó que 3.5 por ciento tenían mutaciones genéticas que no producían interferones Tipo 1.

Cada una de esas vulnerabilidades silentes fueron suficientes para inclinar la balanza en favor del virus en la parte inicial de la infección, aseveró el doctor Jean-Laurent Casanova, genetista de enfermedades infecciosas en la Universidad Rockefeller en Nueva York, que codirige el COVID Human Genetic Effort.

El especialista recibe paga del Instituto Médico Howard Hughes, que también ayuda a financiar al Departamento de Salud y Ciencia de The Associated Press.

Ciertos interferones son usados como medicamentos y actualmente están siendo estudiados como un posible tratamiento para el COVID-19. El descubrimiento del auto-anticuerpo añade otro factor a considerar.

Acelerada inmunidad infantil

Se desconoce el motivo por el que los niños aparentemente corren menos riesgo frente a esta enfermedad. Sin embargo, ocasionalmente enferman lo suficiente para ser hospitalizados, dándole al equipo de Herold la oportunidad de comparar 60 adultos y 65 niños y adolescentes en el sistema de Salud Montefiore de Nueva York.

Los niños produjeron niveles mucho más altos de ciertas citocinas que figuran entre los primeros elementos del sistema inmunitario innato en responder a una infección.

Cuando se activa la siguiente fase del sistema inmunitario, tanto adultos como menores crearon anticuerpos que atacaron al coronavirus. Aquí el problema: la reacción inmunitaria adaptativa en los adultos fue más del tipo que puede disparar una reacción inflamatoria excesiva.

Los hallazgos dejan entrever que la enérgica reacción inicial de los menores permite que su sistema inmunitario se adelante al virus, disminuyendo la posibilidad de una reacción exagerada "y eso es lo que los protege", señaló Herold.

¿Inmunidad preexistente?

El coronavirus que causa el COVID-19 es nuevo para los humanos. Sin embargo, el equipo de Sette estudió muestras sanguíneas que fueron almacenadas en refrigeradores antes de la pandemia y encontraron que contenían algunas células T de memoria que reconocieron una pequeña porción del nuevo virus en pruebas de laboratorio.

"Puedes decir que se trata de una célula T experimentada. Ya ha estado en combate", expuso Sette. Investigadores en Alemania, Gran Bretaña y otros países hicieron hallazgos similares.

Sin embargo, a pesar de las conjeturas "aún no sabemos" que tener esas células T signifique alguna diferencia en quien se enferma gravemente de COVID-19, subrayó Rory de Vries, coautor de un estudio en Holanda que también encontró ese tipo de células T en muestras antiguas de sangre.

Todos estos hallazgos requieren una comprensión más profunda de las innumerables formas en que algunas personas sean más susceptibles que otras.

"Necesitamos observar ampliamente y no apresurar conclusiones sobre alguna faceta en particular del sistema inmunitario", expresó el inmunólogo de la Universidad de Stanford, Bali Pulendran.

También encontró algunas células inmunitarias innatas "en un estado de hibernación" en adultos gravemente enfermos y está buscando diferencias antes y después de que las personas enfermaran.

Pero "no solo se trata del sistema inmunitario", advirtió la doctora Anita McElroy, experta en inmunidad viral en la Universidad de Pittsburgh, quien sigue minuciosamente la investigación. ¿Una forma de decir de antemano quién corre mayor riesgo? "Aún estamos muy, muy lejos de eso".

4.

EL GRAN CONFINAMIENTO

La sindemia de COVID-19 ha provocado una crisis socioeconómica global a raíz del efecto en la salud causado por la enfermedad COVID-19 más los esfuerzos que se han realizado para controlar su expansión. Esta crisis ha recibido el nombre de El Gran Confinamiento o la crisis económica por coronavirus y está causando la mayor recesión mundial de la historia, además de disturbios y protestas sociales. Podría ocasionar que la economía mundial se reduzca un 5% durante el 2020, en vez de crecer hasta el 2.5% como se preveía un año antes. De manera colectiva, representaría una quinta parte de todos los empleos en las economías del mundo. A medida que las empresas pierden ingresos el desempleo aumenta, disminuye el poder adquisitivo y se desploma la demanda ocasionando una recesión en la economía.

El confinamiento, cuarentena, toque de queda y aislamiento por la sindemia de la enfermedad COVID-19 es el conjunto de acciones generadas por los recortes de libertades decretados en varias partes del mundo con el fin de controlar la expansión de la enfermedad COVID-19 del que no existen antecedentes en la historia de la medicina moderna sobre su efectividad. Esta afirmación es importante destacarla: No existen antecedentes en la historia de la medicina sobre la efectividad del confinamiento de largo plazo (Más de un mes) para combatir una sindemia. En la historia de las sindemias que revisamos anteriormente no se aplicó un confinamiento durante un largo periodo de tiempo para combatirla y erradicarla. Por lo tanto, podemos considerar que el confinamiento es un método experimental sin resultados previamente probados. En algunos países ha dado resultados positivos y en otros ha sido catastrófico.

Durante el confinamiento los gobiernos nacionales o regionales ordenan el cierre de establecimientos y ordenan que los ciudadanos permanezcan en sus hogares, saliendo únicamente para trabajar o para adquirir bienes y servicios para satisfacer necesidades básicas (alimentos, medicinas, etc.), afectando en parte la salud mental e inclusive física de las personas, debido al cierre de gimnasios y la restricción de realizar actividades deportivas.

El confinamiento ha afectado a más de la mitad de la población mundial y ha provocado que muchas industrias, fábricas y empresas de todo tipo reduzcan su actividad habitual, trabajen en condiciones restringidas e incluso cesen temporal o definitivamente sus actividades, especialmente en establecimientos no esenciales como restaurantes, bares, centros educativos, centros comerciales, cines, negocios minoristas y toda actividad o evento que implique el contacto personal o la aglomeración; causando por ende un gran impacto socioeconómico en gran parte del mundo. Los gobiernos han llegado a establecer castigos económicos y corporales para quienes no cumplen con las restricciones y medidas ordenadas en el confinamiento.

Hay varios tipos de cuarentena que se han aplicado en diferentes países del mundo como la nacional, la regional o la local que va por ciudades y/o municipios; estas cuarentenas por lo general implican un aislamiento estricto y suspensión de la mayoría de las actividades no esenciales, para luego ir disminuyendo o flexibilizando las medidas para retornar paulatinamente a la normalidad con las medidas de prevención, como son el distanciamiento físico, evitar aglomeraciones, la higienización de las manos, el uso de la mascarilla, el gel con alcohol y el tapete con desinfectante, entre otros.

La sindemia llegó al mundo por sorpresa y se convirtió en el "black swan" de 2020 ocasionando el colapso en la producción de bienes y servicios. Durante los primeros meses, cuando la sindemia se limitaba casi exclusivamente a China, hubo informes generalizados de escasez de suministro de productos farmacéuticos, partes para automóviles, electrónicos, teléfonos, televisiones, medicinas, muebles, ropa, calzado y muchos productos manufacturados más debido a la paralización de numerosas fábricas en China y al rompimiento de las cadenas de suministro.

Resulta interesante observar la diversidad en la estrategia de confinamiento. Cada país adoptó una estrategia diferente en función del tipo de gobierno, la idiosincrasia de la población, la capacidad económica, el grado de aceptación de la población al confinamiento, la tecnología disponible y otros factores. De tal suerte que algunos países optaron por no imponer un confinamiento, nada, cero días. Otros lo alargaron por más de dos meses. Algunos lo hicieron focalizado a secciones dentro de una gran ciudad, poblaciones, regiones, provincias y estados, pero algunos cerraron todo el país. En algunas partes se establecieron estrictos controles en aeropuertos y carreteras, en otros nada de control. Algunos países cerraron solamente las actividades no esenciales como restaurantes, bares, casinos, cines y teatros. Otros cerraron todo, incluyendo fábricas, talleres y pequeñas empresas. En algunas partes se prohibió la salida de los habitantes de sus casas con excepción de una sola persona por familia para acudir a la tienda o la farmacia una vez a la semana. En algunas ciudades se decía que había confinamiento pero las personas transitaban libremente. Algunos gobiernos impusieron multas y castigos personales para quienes no cumplían con el confinamiento. Otros gobiernos no amonestaban a la población. Todo un caleidoscopio de figuras y colores con una graduación desde cero hasta cien en la forma, duración e intensidad del confinamiento.

Estudiaremos las características del confinamiento en varios países para conocer cómo se llevó al cabo, cuál fue la reacción de la población, cómo se afectó a la economía y, sobre todo, cómo ayudó a combatir la sindemia de COVID-19. Lo importante de esta revisión es extraer lecciones sobre la experiencia vivida para aplicar lo que pueda brindar mejores resultados en cada país, región o estado de acuerdo con su gobierno y la idiosincrasia de su población. En términos generales podemos adelantar que no se puede aplicar la misma estrategia para obtener los mismos resultados en países tan diferentes como China, Vietnam, los Estados Unidos, Suecia, Alemania, España, México, Mongolia, Argentina o Corea del Sur.

El confinamiento en China

En el mes de diciembre de 2019 varias personas que habían tenido contacto con el Mercado Mayorista de Mariscos en la ciudad de Wuhan, provincia de Hubei, en la República de China, se enfermaron de algo que parecía neumonía sin causas determinadas con precisión. Científicos chinos posteriormente enlazaron la neumonía a una nueva cepa de coronavirus, la cual recibió la designación inicial de 2019-nCoV y posteriormente SARS-CoV-2. El 10 de enero de 2020 se reportó el primer caso de muerte y 41 infecciones clínicamente confirmadas causadas por el coronavirus. El gobierno de China estudió el caso, se prendieron las alarmas con los resultados que se obtuvieron y tomó la decisión de iniciar un confinamiento en la ciudad de Wuhan para aislar el problema sanitario.

Es importante resaltar la forma y rapidez en que se preparó y se dio la orden para el confinamiento. Fue como el golpe de una guillotina que cae a velocidad y produce un corte sin la posibilidad de reclamar o lanzar un grito de auxilio.

A las 2:00 AM del 23 de enero de 2020, las autoridades emitieron un aviso informando a residentes de Wuhan que desde las 10:00 AM del mismo día, todo transporte público, incluyendo autobuses, ferrocarriles, aviones y servicios de transbordador serían suspendidos. El Aeropuerto de Wuhan, la estación de ferrocarril y el metro se cerraron. A los residentes de Wuhan no les fue permitido dejar la ciudad sin permiso de las autoridades. El aviso causó un éxodo de Wuhan entre la hora del aviso y la ejecución de la orden. Se estima que unas 300,000 personas abandonaron la ciudad en tren en las pocas horas que tuvieron disponibles antes del encierro. En la tarde del 23 de enero las autoridades empezaron a cerrar algunas de las carreteras importantes que salen de Wuhan. El confinamiento vino dos días antes del Año Nuevo chino, el festival más importante en el país, y tradicionalmente el punto más alto de la temporada de viajes, cuando millones de chinos recorren el país.

Si usted vive en una ciudad de más de un millón de habitantes imagine la angustia al recibir la orden de permanecer en su casa sin la posibilidad de salir de la ciudad y con poco tiempo para acudir a la tienda o la farmacia. Piense ahora en lo que sintieron 11 millones de habitantes de Wuhan que luego aumentaron a 50 millones cuando la orden se extendió a otras ciudades de la provincia de Hubei. El confinamiento de Wuhan fue sorpresivo y eficaz como el corte con un bisturí.

El cierre de la ciudad de Wuhan primero y luego toda la provincia de Hubei así como el confinamiento de su población fue una acción ordenada por el Gobierno de la República Popular China en un esfuerzo por contener la expansión de la sindemia de enfermedad por coronavirus. Comenzó el 23 de enero de 2020 y terminó el 8 de abril. Durante ese tiempo se puso en cuarentena a la población de Hubei, una de las veintidós provincias de China, mediante la implantación de importantes restricciones en el movimiento de personas y el cese de actividades no esenciales.

Las medidas de confinamiento inicialmente iban dirigidas a Wuhan, capital de Hubei y epicentro del brote epidémico, pero se ampliaron a otras ciudades y comunidades rurales de la provincia, lo que afectó a unos 56 millones de habitantes. La Organización Mundial de la Salud (OMS) dijo que esta era una acción «sin precedentes en la historia de la salud pública».

Con una población de más de 11 millones, Wuhan es una ciudad moderna, con grandes edificios y una zona fabril de gran importancia. Está considerada como el centro político, económico, financiero, comercial, cultural y educativo de China central. Es un importante centro de transporte, con docenas de ferrocarriles, carreteras y autopistas que pasan por la ciudad y se conectan con otras ciudades importantes. Debido a su papel clave en el transporte doméstico, a Wuhan se la conoce como «el Chicago de China» por fuentes extranjeras. El «Canal de Oro» del río Yangtsé y su afluente más grande, el río Han, atraviesa el área urbana y divide a Wuhan en los tres distritos de Wuchang, Hankou y Hanyang. El puente de Wuhan sobre el río Yangtsé cruza el mismo Yangtsé en la ciudad. La presa de las Tres Gargantas, la central eléctrica más grande del mundo en términos de capacidad instalada, se encuentra cercana a la ciudad. Wuhan cuenta con tres zonas de desarrollo nacional, cuatro parques de desarrollo científico y tecnológico, más de 350 institutos de investigación, 1656 empresas de alta tecnología, numerosas incubadoras de empresas e inversiones. Alberga múltiples institutos notables de educación superior, incluida la Universidad de Wuhan, que ocupó el tercer lugar a nivel nacional en 2017 y la Universidad de Ciencia y Tecnología de Huazhong.

Resulta interesante seguir la línea de tiempo del confinamiento en Wuhan y la provincia de Hubei porque brinda importantes datos para evaluar las acciones de una cuarentena y su duración en línea de tiempo del encierro

23 de enero de 2020: A las 2:00 AM las autoridades emitieron un aviso informando a residentes de Wuhan que desde las 10:00 AM del mismo día, todo transporte público, incluyendo autobuses, ferrocarriles, aviones y servicios de transbordador serían suspendidos.

13 de febrero de 2020: El gobierno chino extiende la orden de cierre a todas la empresas no esenciales, incluyendo las fábricas de manufacturas, en toda la provincia de Hubei hasta al menos las 00:00 del 20 de febrero.

20 de febrero de 2020: El gobierno chino amplía la orden de cierre a todas las empresas no esenciales, incluyendo las fábricas y todos los centros educativos hasta las 00:00 del 10 de marzo.

13 de marzo de 2020: La ciudad de Huangshi retira los controles y los permisos de tráfico rodado dentro de su área urbana. Qianjiang hace lo mismo en su área administrativa.

14 de marzo de 2020: El vicepresidente Liu Dongru del Comité de Sanidad y Salud de Hubei anuncia que solo Wuhan permanece como un "área de alto riesgo" y que el resto de la provincia se considera zona de "bajo" o "moderado" riesgo. Cualquier división municipal con bajo riesgo, además de aquellas divisiones con riesgo moderado o alto pero sin casos confirmados activos, pueden levantar el encierro y los controles de movilidad. Los servicios de noticias de China informaron que para el 14 de marzo, después de Huangshi y Qianjiang, también se reducirían los controles a las fábricas en Huanggang, Zuizhou, Xiantao, Jingzhou, Jingmen, Shiyan, Xiangyang, Tianmen y Shennongjia.

17 de marzo de 2020: Jingzhou retira la obligación de permiso para el transporte, volviendo a la normalidad en los movimientos, y también retira los controles de entrada y salida.

18 de marzo de 2020: El cuerpo especial de Hubei para el control del COVID-19 anuncia que todos los controles de tráfico de la provincia, excepto los controles de entrada y salida de Wuhan, se retirarían.

22 de marzo de 2020: Wuhan suaviza las medidas de confinamiento.

25 de marzo de 2020: Hubei levanta las medidas de confinamiento fuera de Wuhan, aunque para poder viajar es necesario el "código verde" en el sistema de monitorización de la temperatura corporal implantado por Alipay.

8 de abril de 2020: Wuhan levanta las medidas de confinamiento, reanuda todas las formas de transporte y los residentes con intención de salir de la ciudad continúan sujetos al requisito de tener un "código verde" en el sistema de Alipay, así como los residentes del resto de la provincia.

26 de abril de 2020: la ciudad de Wuhan, que llegó a tener el mayor número de infectados y fallecidos de China, dio de alta a los últimos pacientes ingresados por el primer brote de coronavirus.

La Organización Mundial de la Salud calificó el encierro de Wuhan "sin precedentes" y dijo que mostró "cuán comprometidas están las autoridades para contener un brote viral." Aun así, la OMS aclaró que esta acción no fue una recomendación que la OMS hubiera hecho y las autoridades tienen que esperar y ver qué tan eficaz es. Por separado, la OMS declaró que la posibilidad de encerrar una ciudad entera así es algo "nuevo para la ciencia".

La escala sin precedentes de este confinamiento generó controversia y al menos un experto criticó esta medida como un "negocio arriesgado" que "podría muy fácilmente reventar" por forzar a personas sanas en Wuhan a quedarse cerca de personas infectadas. Debe destacarse la preocupación que ocasionó el encierro y paralización de las actividades productivas de la ciudad y su efecto en la economía.

En 75 días la ciudad de Wuhan pasó de iniciar el confinamiento a levantar el encierro. Si comparamos esta acción sin precedentes con la reacción y resultados que han tenido otras grandes ciudades en el mundo occidental encontraremos grandes diferencias. Resulta importante hacer la comparación porque estamos estudiando un tema que es de vital importancia para la salud y la economía de miles de millones de personas en todo el mundo. Primero pasaremos revista al confinamiento en algunas ciudades para luego resaltar las diferencias y extraer información que sea de utilidad para la acertada toma de decisiones. Esto lo haremos en el apartado Resultados del confinamiento al final de este capítulo.

Corea del Sur

El primer caso confirmado de la sindemia de COVID-19 en Corea del Sur se registró el 8 de enero de 2020 y la persona fue aislada. El 20 de enero las autoridades confirmaron que una mujer de nacionalidad china que había viajado a la ciudad de Wuhan era el primer caso positivo de la enfermedad COVID-19 en el país.

El 18 de febrero Corea del Sur confirmó su caso número 31 en Daegu, con un miembro de la organización religiosa Shincheonji. El paciente continuó asistiendo a reuniones de Shincheonji días después de mostrar síntomas, que generalmente se mantienen con personas muy cercanas e incluyen el contacto físico de los miembros. Muchos de los contactos cercanos del paciente resultarían infectados, lo que provocaría una escalada drástica de la propagación surcoreana de casos confirmados de infección por SARS-CoV-2.

Las autoridades surcoreanas descartaron poner en cuarentena a toda la ciudad de Daegu, una de las medidas implementadas en China, donde las autoridades impusieron severas restricciones de transporte y aislaron durante semanas a Wuhan, la localidad donde nació el COVID-19. La respuesta del gobierno de Corea del Sur fue mesurada. Establecieron restricciones para la población, confinamiento focalizado y pusieron en marcha un extenso programa de pruebas para la población a fin de cercar y controlar la sindemia. Los resultados fueron satisfactorios. Se logró contener el ataque del virus y Corea del Sur no afectó de manera importante su planta productiva. El éxito de Corea del Sur sobre el coronavirus se ha basado en la cultura de prevención.

Corea del Norte

El país que gobierna Kim Jong-un es un caso excepcional en cuanto a la sindemia de COVID-19. No se han registrado casos de contagio ni muertes por el coronavirus de acuerdo con las declaraciones de su líder vitalicio. En agosto de 2020 declaró que no hay ningún caso confirmado de COVID-19 de la sindemia de enfermedad por coronavirus en Corea del Norte y en octubre realizó un gran desfile militar para conmemorar el 75 aniversario de su partido político y agradecer a la población el no haber contraído el virus. Durante su discurso Kim dijo que estaba agradecido de que los norcoreanos no se hubieran contagiado con el coronavirus. "Le deseo buena salud a toda la gente alrededor del mundo que están combatiendo este virus maligno", señaló Kim Jong-un.

India

La República de la India es un país soberano ubicado en el sur del Continente Asiático. Con algo más de 1,410 millones de habitantes es el primer país del mundo por población, China ocupa el segundo lugar con 1,403 millones. La superficie de la India es de 3 287 263 km², lo cual la ubica en el séptimo lugar entre los países más extensos del planeta.

Las condiciones de pobreza y hacinamiento de la población apuntan a la India como uno de los países que sufrirán las peores consecuencias de la sindemia de COVID-19. La Cuarentena de India fue declarada por el primer ministro Narendra Modi el 24 de marzo de 2020 por 21 días, limitando el movimiento de las más de 1.400 millones de personas como medida preventiva contra la sindemia. Esto fue ordenado después de que voluntarios públicos quedaran 14 horas en un toque de queda público el 22 de marzo, seguido por la ejecución de una serie de reglas en las partes del país afectadas por el COVID-19. Observadores internacionales declararon que el confinamiento había retrasado el índice de crecimiento de la sindemia para el 6 de abril a un índice de duplicarse cada seis días, y del 18 abril, a un índice de duplicarse cada ocho días.

Cuando terminó el primer confinamiento, gobiernos estatales y comités locales recomendaron extenderlo. Los gobiernos estatales de Odisha y de Punyab se adelantaron al extender el confinamiento hasta el 1 de mayo. Maharashtra, Karnataka, Bengala Occidental y Telangana hicieron lo mismo tiempo después. Para el 14 de abril, Narendra Modi extendió el confinamiento nacional hasta el

3 de mayo, con una relajación condicional después del 20 de abril para las regiones donde la propagación había sido contenida.

El 1 de mayo, el Gobierno de la India extendió el confinamiento nacional más de dos semanas hasta el 17 de mayo. El Gobierno dividió la nación entera en tres zonas— la verde, la roja y la naranja—con relajaciones aplicándose consiguientemente. El Janata Curfew fue un toque de queda de 14 horas (desde las 7 a.m. hasta las 9 p.m.) planificado desde el 22 de marzo de 2020, con anterioridad al total confinamiento. Todas las personas, excepto aquellas de servicios esenciales como policías, sanitarios, medios de comunicación, profesionales de entrega a domicilio y los bomberos tenían que cumplir el toque de queda. A las 5 p.m. de ese día, a modo de honra a todos los ciudadanos se les pidió estar en sus puertas, balcones o ventanas, y aplaudir o mover campanas en agradecimiento por los profesionales de salud que entregan estos servicios esenciales. Las personas que pertenecen a Cuerpo de Cadete Nacional y Esquema de Servicio Nacional fueron los encargados de hacer cumplir el toque de queda

El confinamiento gubernamental indio restringió a las personas estar fuera de sus casas. Todos los transportes por carretera, aire y tren fueron suspendidos, con excepciones para el transporte de bienes esenciales, fuerza policial y servicios de emergencia. Las Instituciones educativas, establecimientos industriales y servicios de hospitalidad no esencial también fueron suspendidos. Servicios tales como tiendas alimentarias, bancos, gasolineras, otros esenciales y la fabricación quedaron exentos. El Ministerio del Interior declaró que cualquiera que no siguiera las restricciones podía hacer frente a un año en prisión.

Mongolia

Otro caso excepcional en relación con la sindemia de COVID-19 es Mongolia. Una pequeña nación que se ubica en el centro y norte de Asia y comparte fronteras con Rusia y con China. A pesar de compartir frontera con el lugar que fue el epicentro del coronavirus, Mongolia tiene cero muertes y cero contagios locales de la enfermedad respiratoria ¿Cómo lo hicieron? Una de las razones por las que Mongolia logró controlar la propagación del COVID-19 fue que actuó de manera rápida y contundente. De hecho, la Organización Mundial de la Salud (OMS) ha destacado la actuación de este pequeño país de 3.2 millones de habitantes frente a la sindemia. Las medidas que tomaron fueron: Cierre de escuelas desde el 24 de enero, mucho antes que el virus se propagara de forma incontrolable por el mundo. Otra medida fue restringir el movimiento desde China, desde el 31 de enero, y posteriormente cierre total de fronteras y suspensión de todo viaje aéreo internacional, ferroviario o por carretera.

Son las mismas medidas que, meses después, adoptaron otros países alrededor del mundo. A esta estrategia se sumó una acción más que causo controversia, la cancelación de la celebración del Año Nuevo lunar mongol, el Tsagaan Sar. "Como resultado de estas medidas tempranas, el país fue capaz de ganar un tiempo muy valioso para fortalecer su sistema de preparación", declararon funcionarios de la OMS. Además, el gobierno de Mongolia implementó un sistema de rastreo de casos para detectar los contagios lo antes posible y frenar su propagación. Este sistema se ha desarrollado en los últimos 20 años en Mongolia, desde la aparición del SARS en el 2002. La comunicación fue otra de las claves para el control del virus. Según información de la OMS entregada a la BBC. Las autoridades abrieron líneas directas de comunicación y ampliaron sus intervenciones sobre el COVID-19 "en una etapa temprana del brote", con sesiones informativas conjuntas entre el gobierno y la OMS por diferentes canales o redes sociales.

Finalmente, el uso de mascarilla ayudó al control del coronavirus. Usar cubre bocas es una costumbre de los países asiáticos y Mongolia no era la excepción. Por esta razón, cuando el gobierno requirió que todas las personas usen cubre bocas como medida de prevención la población no tuvo problemas en hacerlo. El gobierno mongol requirió que en espacios públicos utilicen mascarillas. La misma instrucción se dio para funcionarios, trabajadores de bancos, tiendas o mercados desde enero. Estas medidas ayudaron a contener la propagación del COVID-19. También supusieron la drástica reducción del número de casos de gripe. Y otro beneficio inesperado fue la caída de infecciones gastrointestinales entre menores: los niños se estaban quedando en casa y lavándose las manos de manera idónea.

Vietnam

La República Socialista de Vietnam ha recibido el reconocimiento y la aclamación por su eficacia, transparencia y bajo costo en el exitoso manejo de la sindemia. Algunas de sus medidas se pueden poner en práctica a un bajo costo.

Vietnam es un país soberano del Sudeste Asiático, el más oriental de la península Indochina. Con una población estimada de 90 millones, es el decimoquinto país más poblado del mundo y el octavo de Asia. El nombre del país se traduce como «Viet del sur», un sinónimo del antiguo nombre del Reino de Nanyue (Nam Việt) establecido en el siglo III a. C. y que fue adoptado oficialmente por primera vez en 1802 por el emperador Gia Long. El país tiene frontera por el norte con China, con Laos por el noroeste y con Camboya por el suroeste, mientras que hacia el este tiene una extensa costa bañada por el mar de la China Meridional. Su capital es Hanói desde la reunificación de Vietnam del Norte y Vietnam del Sur en 1976.

El 23 de enero Vietnam confirmó los dos primeros casos de COVID-19, un hombre chino que viajaba de Wuhan a Hanoi para visitar a su hijo que vivía en Vietnam, y el segundo, su hijo, que se creía que había contraído la enfermedad de su padre. Ambos fueron hospitalizados el 22 de enero en el Hospital Chợ Rẫy, Ciudad Ho Chi Minh. El 24 de enero, el Ministro de Salud interino Vũ ức Đam ordenó la activación del Centro de prevención de epidemias de emergencia. El 29 de enero, el hijo se recuperó completamente. Su padre fue dado de alta el 12 de febrero.

Una semana después, el Ministerio de Salud confirmó tres casos positivos, en los que participaron ciudadanos vietnamitas que habían regresado de Wuhan. El tercer caso fue una mujer de veinticinco años, quien fue puesta en cuarentena y se recuperó en la provincia de Thanh Hóa, mientras que los otros dos casos, un hombre de veintinueve años y una mujer de veintitrés fueron hospitalizados en Hanoi. El quinto caso fue dado de alta el 3 de febrero, completamente recuperado dio resultado negativo al virus.

Vietnam no tiene los recursos económicos o tecnológicos de otros países de Asia como Corea del Sur, Singapur o Japón, así que tuvo que apoyarse en la creatividad y la participación de la población para combatir al virus. Debido a su incapacidad para realizar pruebas masivas de alto costo, Vietnam implementó una estricta política de cuarentena de 14 días para las personas infectadas y rastreó personas expuestas al virus. En lugar de depender de la medicina moderna y tecnología, el aparato de seguridad del estado vietnamita ha adoptado un sistema generalizado de vigilancia pública junto con una fuerza militar pública muy respetada. El periódico The Guardian elogió los carteles de propaganda de Vietnam que reflejan el espíritu de guerra y el nacionalismo vietnamita, junto con el aislamiento temprano y el rastreo de objetos en contacto con los enfermos ayudaron a Vietnam a evitar el desastre que sufre Europa. El Foro Económico Mundial dijo: "A diferencia de otros países asiáticos ricos, Vietnam no es capaz de realizar programas de pruebas masivas a gran escala". El mecanismo nacional de un solo partido y las poderosas fuerzas de seguridad militar ayudan al gobierno a tomar decisiones rápidamente y promulgarlas con prontitud. Vietnam también tiene una fuerte cultura de vigilancia con vecinos que informan a la policía local si sospechan de una mala conducta. Este no es un enfoque que pueda adoptarse fácilmente en las sociedades occidentales. Hay una profunda diferencia en la idiosincrasia de la población.

Italia

La llegada del coronavirus a Italia causó gran revuelo en los medios. Roma y luego Milán fueron noticia de primera plana. Los primeros casos de la sindemia de COVID-19 en Italia se confirmaron el 31 de enero de 2020, cuando dos turistas chinos en Roma dieron positivo a la enfermedad causada por el SARS-CoV-2. Una semana después, un hombre italiano repatriado de regreso a Italia desde la ciudad de Wuhan, China, fue hospitalizado y se confirmó que era el tercer caso de COVID-19 en Italia. Posteriormente se detectó otro grupo comenzando con 16 casos confirmados en Lombardía el 21 de febrero, 60 casos adicionales el 22 de febrero y las primeras muertes de Italia informadas el mismo día.

A partir del 8 de marzo, la región de Lombardía, junto con otras 14 provincias del norte y del centro en Piamonte, Emilia-Romaña, Véneto y Las Marcas, fue puesta en cuarentena. Dos días después, el gobierno extendió las medidas de aislamiento a todo el país. Dos semanas después, el número de casos nuevos por día comenzó a mostrar signos de desaceleración, mientras que el número de nuevas muertes aumentó ligeramente. El 31 de marzo, el presidente del Instituto Nacional de Salud de Italia anunció que la sindemia había alcanzado su punto máximo en el país. Tres semanas después del aislamiento, sus efectos comenzaron a mostrarse. Italia informó una disminución en el número de nuevos casos y de nuevas muertes por día. El país también experimentó una disminución constante en la ocupación de unidades de cuidados intensivos. El 5 de abril, Italia tuvo el menor número de nuevas muertes diarias en dos semanas y media, y un día después, el menor número de nuevos casos diarios en tres semanas.

La Ciudad del Vaticano también fue atacada por el virus. El primer caso de la sindemia fue confirmado por la Santa Sede el 5 de marzo de 2020. El paciente cero era una turista. El Papa Francisco dio negativo después de que a comienzos de marzo un resfriado que tuvo llegara a ser objeto de rumor con la posibilidad de que fuera realmente COVID-19. Tras las excepcionales circunstancias tomadas en la propia Ciudad del Vaticano como en Italia, la máxima autoridad pontífice canceló todas sus apariciones en público para evitar los actos multitudinarios, transmitiendo así las misas y demás eventos religiosos a través de Internet.

España

La Península Ibérica fue atacada sin piedad por el coronavirus. El 31 de enero de 2020 España confirmó su primer caso positivo de COVID-19 en La Gomera, Islas Canarias. Un turista de Alemania que fue ingresado en el Hospital Universitario Nuestra Señora de Candelaria. El 9 de febrero se confirmó el segundo caso en un turista británico en Palma de Mallorca, Islas Baleares, que se contagió de la enfermedad tras entrar en contacto con un individuo de Francia que posteriormente dio positivo. Se trata de un ciudadano británico que fue ingresado, junto a otros tres, dos días antes en el hospital. En Cataluña, una mujer italiana de 36 años residente en España, que visitó Bérgamo y Milán del 12 al 22 de febrero, dio positivo en Barcelona. A partir de febrero aumentó exponencialmente el número de contagiados y después de fallecidos.

En respuesta al número creciente de casos de COVID-19 el Gobierno español, en su consejo extraordinario del sábado 14 de marzo de 2020, declaró el estado de alarma, lo que conllevó como principal medida la imposición de una cuarentena nacional. La medida, que entró en vigor a las 00:00 horas del domingo 15 de marzo, fue una de las acciones de emergencia para reducir el contagio. Esta cuarentena obligó a todos los ciudadanos españoles y extranjeros residentes en España, con excepción de los diplomáticos, a mantenerse encerrados en sus residencias habituales, exceptuando diversas situaciones, como adquirir alimentos y medicinas, acudir al puesto de trabajo o atender emergencias. Las restricciones también incluyeron la clausura de tiendas no esenciales, incluyendo bares, restaurantes, discotecas, cafeterías, cines, negocios comerciales y minoristas. A causa de esto muchas empresas y pymes españolas suspendieron temporalmente el empleo de sus trabajadores.

El anuncio vino seguido de un aumento significativo en la cantidad de casos pasando el 14 de marzo de 3,146 a 5,232, aumentando en un 66%. Según el presidente del Gobierno de España, Pedro Sánchez, esta «decisión extraordinaria» fue necesaria al tratarse de un tema de salud y de una crisis social y económica. Parte de la población española tuvo dificultad para acatar las medidas de dicha cuarentena, habiéndose levantado el 2 de mayo cerca de 800,000 denuncias por saltarse las medidas de confinamiento.

El 28 de abril se anunció el Plan de desconfinamiento de España, consistente en cuatro fases en las que se redujeron de manera gradual las limitaciones del confinamiento. Durante la desescalada sectores de la población empezaron a organizar protestas contra la gestión del Gobierno, del cual pidieron su dimisión. El 21 de junio, con el final de la última prórroga del estado de alarma, el país pasó a lo que se ha denominado como «nueva normalidad».

Francia

El primer caso confirmado de la sindemia de COVID-19 en Francia fue reportado el 24 de enero de 2020, siendo el primer caso conocido de COVID-19 de la Unión Europea y de todo el continente. Involucró a un ciudadano francés de 48 años que llegó a Francia desde China y se instaló en Burdeos. Dos casos más fueron confirmados al final del día; todos regresados recientemente de China. Un turista chino ingresó en un hospital en París el 28 de enero y murió el 14 de febrero, en la que se creyó entonces era la primera muerte por COVID-19 en Europa y en general fuera de Asia. Más tarde se supo que el primer fallecimiento en Europa había tenido lugar el 13 de febrero en Valencia, España.

El 12 de marzo, el presidente de Francia, Emmanuel Macron, anunció en la televisión pública que todas las escuelas y todas las universidades cerrarían desde el lunes 16 de marzo hasta nuevo aviso. Al día siguiente, el primer ministro Édouard Philippe prohibió las reuniones de más de 100 personas, sin incluir el transporte público. Al día siguiente, el primer ministro ordenó el cierre de todos los lugares públicos no esenciales, incluidos restaurantes, cafeterías, cines y discotecas, a partir de la medianoche. El 16 de marzo, el presidente Emmanuel Macron anunció un cierre nacional durante 15 días a partir del 17 de marzo al mediodía.

Alemania

El virus llegó a Alemania el 27 de enero de 2020 cuando se confirmó el primer caso de COVID-19 en Baviera, siendo además el primer caso de contagio de humano a humano producido en suelo europeo. El enfermo fue un hombre de 33 años, contagiado en enero por una colega de trabajo procedente de China, que permaneció cuatro días en Alemania.

Alemania ha registrado casos como otros países de Europa pero la diferencia significativa, y esto hay que resaltarlo, es la tasa de mortalidad, situada a niveles bastante inferiores. Aunque Alemania se encuentra entre los diez países con el mayor número de casos positivos en el mundo, hasta el 13 de marzo de 2020 solo se registraron ocho muertes, mientras que al 21 de marzo la tasa de mortalidad era del 0.4%. Esta tasa es muy baja en comparación con países como Italia o España, donde era, en esa fecha, del 9.2% y el 6.2% respectivamente.

La baja tasa de mortandad de Alemania se debe, en gran medida, al número elevado de exámenes de diagnóstico realizados a la población alemana para reducir la posibilidad de contagio, ya que lo consideraron un componente esencial en la lucha contra la sindemia, como ya en su momento anunció el director general de la OMS, Tedros Adhanom, quien dijo que no se puede combatir el virus si no se sabe dónde está, lo que requiere pruebas amplias en personas, incluso con síntomas leves. Esto propició que Alemania se preparara antes de que el primer caso de contagio se produjera en el país, con la creación de un comité permanente de vigilancia instalado desde el 6 de enero, mientras que, por ejemplo, en España, el primer centro de vigilancia del coronavirus se habilitó el 14 de marzo, en la Comunidad de Madrid, cuando ya se contabilizaban 2,940 personas contagiadas y 133 fallecidos.

La previsión alemana hizo que el país obtuviera la capacidad de realizar, al 20 de marzo, 160,000 exámenes (Tests) por semana, mientras que países como Italia, Reino Unido y España solo habían hecho, hasta esa fecha y en total, 150,000, 50,000 y 30,000 exámenes diagnósticos, respectivamente. Esto propicia que en estos países haya personas con el virus que no son diagnosticados por tener síntomas leves o por la escasez de material para la detección de la enfermedad, mientras que en Alemania es más cercano el número de casos detectados respecto al número real de infectados.

Respecto a las medidas de contención, el Gobierno alemán ordenó en un principio el cierre de todos los comercios, escuelas, universidades, centros de ocio y cualquier local no esencial para hacer frente a esta sindemia. Permanecían abiertos, como en otros países, los establecimientos de primera necesidad, como supermercados o farmacias. También se permitían los desplazamientos para ir a trabajar o para realizar una actividad física diaria.

No obstante, y esto también conviene destacarlo, el país no ha impuesto el confinamiento de la población, sino restricciones parciales y focalizadas. Por ejemplo, se puede salir a hacer deporte siempre que se respeten las medidas de higiene y distanciamiento social. El lunes 4 de mayo empezó la reapertura gradual del país y volvieron a abrir las escuelas para los cursos superiores, salvo en las regiones más castigadas por la epidemia. En Baviera no habrá todavía cambios en el sistema educativo. Por el momento, las clases presenciales se reanudan para alumnos que finalizan el ciclo superior de la escuela media.

Por otra parte, el uso de mascarilla en el transporte público, comercios y trenes de larga distancia es obligatorio desde el lunes 27 de abril en la mayoría de regiones del país y las multas por incumplimiento podrían ser de hasta 10,000 euros. Los restaurantes y salas de ocio de grandes superficies permanecerán cerradas hasta que las condiciones de seguridad para la población lo permitan.

Una diferencia notable entre Alemania y otros países consiste en la preparación y cumplimiento de un Plan Nacional contra la Pandemia que describe las responsabilidades y medidas de los actores del sistema de salud en caso de una gran sindemia como la que se vive actualmente. El control de la sindemia es ejecutado tanto por las autoridades federales como el Instituto Robert Koch y por los estados alemanes. Los estados alemanes tienen sus propios planes. El plan nacional se extendió para el manejo del brote de coronavirus en marzo de 2020. Se incluyen cuatro objetivos principales en este plan:

➢ Reducir la morbilidad y la mortalidad
➢ Asegurar el tratamiento de personas infectadas
➢ Mantenimiento de servicios públicos esenciales
➢ Información breve y precisa para los decisores, los medios y el público.

El plan tiene tres etapas que eventualmente podrían superponerse:

- ✓ Contención (situación de casos y grupos dedicados)
- ✓ Protección (situación de propagación de infecciones y fuentes desconocidas de infecciones)
- ✓ Mitigación (situación de infecciones de amplia propagación)

Ante la preocupación por una segunda ola que pudiera producir una incontrolada propagación de la sindemia del coronavirus SARS-CoV-2, con consecuencias imprevisibles para los ciudadanos y la economía, los gobiernos federal y de los estados federados endurecen las medidas para combatir la sindemia en las localidades con más contagios. Angela Merkel, la canciller federal y los ministro-presidentes (jefes de Gobierno) de los estados federados acordaron el miércoles 14 de octubre del 2020 reglas uniformes en todo el país para las ciudades y regiones con altas tasas de infección. Específicamente, Merkel y los jefes de Gobierno de los estados federados, se pusieron de acuerdo en las siguientes medidas:

Mascarillas obligatorias: en las ciudades y regiones con cifras de infecciones con coronavirus en rápido aumento se extiende la obligación de llevar mascarilla. La obligación regirá a partir de 35 nuevas infecciones por cada 100,000 habitantes en los últimos siete días y se aplicará en todos los lugares donde personas se aproximan estrechamente entre sí o están cerca un tiempo prolongado, también en espacios públicos.

Celebraciones privadas: en las regiones y localidades en las que el número de infecciones con coronavirus aumente rápidamente, las celebraciones privadas se limitarán en el futuro a un máximo de diez participantes provenientes como máximo de dos hogares. Ese límite regirá a partir de más de 50 nuevas infecciones por cada 100,000 habitantes en los últimos siete días.

Restricciones de contacto: si las nuevas infecciones superan las 50 en los últimos siete días, en el futuro sólo se permitirá que un máximo de diez personas se reúnan en lugares públicos. Si las nuevas medidas no frenan el aumento de las infecciones, el número de personas que pueden reunirse en espacios públicos será limitado a un máximo de cinco personas o dos hogares.

Cierre de locales: También en caso de 50 nuevas infecciones por cada 100,000 habitantes en los últimos siete días se impondrá un cierre obligatorio a las 23 horas para los restaurantes. Los bares y clubes deberán permanecer permanentemente cerrados.

Lo que distingue a Alemania en su lucha contra el coronavirus es la previsión que se expresa en un Plan Nacional para prevenir y combatir el virus, establecimiento de restricciones para la población, estricto cumplimiento de las medidas establecidas y sanciones económicas para quienes no las cumplan. Mantener la planta productiva y no imponer el confinamiento general. En el capítulo 10 encontrará los lineamientos para elaborar un plan para prevenir, combatir y sobrevivir a la sindemia. Es aplicable a personas, empresas y gobiernos.

Suecia

El virus llegó a Suecia el 31 de enero de 2020, cuando una mujer que regresaba de Wuhan dio positivo. El 26 de febrero, después de brotes en Italia y en Irán, aparecieron múltiples grupos relacionados con los viajes en Suecia. La transmisión comunitaria se confirmó el 9 de marzo en la región de Estocolmo. La primera muerte se informó el 11 de marzo en Estocolmo, un caso de transmisión comunitaria.

La respuesta de Suecia a la sindemia ha sido completamente diferente a la adoptada por los países de Europa y prácticamente de todo el mundo. Suecia decidió no realizar confinamiento de la población ni restricciones a la movilidad y la reunión de personas.

Suecia no sólo eludió los confinamientos generalizados sino que mantuvo abierta la escuela primaria, desaconsejó el uso de mascarillas (salvo situaciones específicas) y hasta hace poco mantenía sin aislar a los contactos asintomáticos de los pacientes con COVID-19 asumiendo muy alegremente una escasa capacidad de transmisión.

Los resultados no han sido tan bondadosos como para afirmar que la estrategia de no confinamiento y pocas medidas restrictivas es el mejor plan contra la sindemia. Sin embargo, tampoco ha sido un desastre y la ventaja es que se ha mantenido la planta productiva y las escuelas en pleno funcionamiento.

El primer ministro sueco, Stefan Löfven, dijo en una conferencia en el mes de agosto que Suecia eligió la estrategia "correcta" frente al coronavirus, a pesar de que la cifra de muertos por COVID-19 es muy superior a la del resto de países nórdicos aunque un poco más baja que España, Italia o Francia. Suecia, que apostó por menos medidas restrictivas que la mayoría de los países, había registrado 5,810 muertes, cinco veces más que Dinamarca y nueve más que Finlandia, aunque con una tasa de mortalidad inferior a la de España, Italia, Reino Unido y Bélgica.

"Creo que elegimos el camino correcto. La estrategia fue la correcta: proteger a los individuos y evitar la propagación. Lo más discutido y que hicimos diferente en Suecia fue no cerrar las escuelas. Pero ahora hay muchos que piensan que fue acertado", señaló en una entrevista a Dagens Nyheter, principal rotativo sueco.

A diferencia del resto de países nórdicos, que clausuraron la vida pública la pasada primavera, aunque no confinaron a la población, la estrategia sueca se ha centrado en muchas recomendaciones y algunas prohibiciones, pero sin cerrar guarderías, escuelas, bares y restaurantes.

Löfven resaltó no obstante que la sindemia fue algo inesperado y que sería "inteligente" esperar al resultado de una comisión de investigación creada por las autoridades suecas para sacar una conclusión definitiva.

Otra cara de la moneda la encontramos en la opinión del epidemiólogo Anders Tegnell quien ha tenido bajo su responsabilidad la política de salud en Suecia: "La decisión de Suecia de no imponer un bloqueo estricto en respuesta a la sindemia de COVID-19 condujo a demasiadas muertes." Suecia experimentó una tasa de mortalidad mucho más alta que sus vecinos más cercanos y sus ciudadanos tienen prohibido cruzar sus fronteras.

Ante el embate de la segunda ola de coronavirus en Europa, Suecia se pregunta si debería adoptar algunas restricciones para la población. Seguramente lo hará porque el invierno amenaza con una propagación de mayor fuerza. Sin embargo, creemos que Suecia se mantendrá sin realizar un confinamiento general.

Rusia

Rusia es el país más extenso del mundo. La Federación Rusa cuenta con una superficie de 17,098,242 km², equivalente a la novena parte de la tierra firme del planeta. Su capital es la ciudad federal de Moscú. La forma de gobierno es la república semi parlamentaria y es el noveno país con mayor población en el mundo con 146,904,396 habitantes. Ocupa toda el Asia del Norte y alrededor del 40 % de Europa (principalmente Europa Oriental) por lo que es un país transcontinental.

El 31 de enero se confirmaron dos casos, uno en Tyumen y el otro en Tchita, Krai de Transbaicália. Ambos eran ciudadanos chinos, que después de un tiempo se recuperaron. El 5 de marzo, se confirmó el primer caso de coronavirus en San Petersburgo. Un estudiante italiano regresó a Rusia el 29 de febrero, fue hospitalizado el 2 de marzo.

Rusia implementó medidas preventivas para frenar la propagación de COVID-19 en el país mediante la imposición de cuarentenas, incursiones en posibles portadores de virus y el uso del reconocimiento facial para imponer medidas de cuarentena. Las medidas para prevenir una crisis en Rusia incluyen la prohibición de la exportación de máscaras médicas, controles aleatorios en el metro de Moscú y la cancelación de eventos a gran escala por parte de las escuelas. El gobierno ruso también ha tomado medidas para evitar que ciudadanos extranjeros de países muy afectados visiten Rusia.

En el mes de julio bajó la intensidad de la sindemia pero volvió a repuntar en septiembre y Rusia regresó al confinamiento. La capital rusa, principal foco de la COVID-19 tomó la decisión de volver a imponer algunas restricciones incluida una cuarentena para mayores de 65 años y la recomendación de trabajo remoto para los demás, tras registrar el mayor aumento diario de casos de coronavirus en tres meses. Las restricciones de movilidad no han sido tan estrictas ni tan extensas como las impuestas en China.

Estados Unidos

El virus cruzó los mares y llegó a América. En el continente americano se esparció desde Alaska hasta la Patagonia. Golpeó sin piedad a todo un continente con algunos de los resultados más desastrosos. Los Estados Unidos, la economía más poderosa del mundo, con la tecnología más avanzada y recursos financieros casi ilimitados, ha sufrido un fuerte embate y sus resultados son terribles.

A diferencia de la mayor parte de los países, el gobierno de Donald Trump no se previno, no preparó un plan para defender a su población, minimizó el problema, dejó en manos de los gobernadores las decisiones para combatir al virus y el resultado ha sido catastrófico. Con el 4.5% de la población mundial registra el 20% de los muertos por COVID-19. Una vergüenza.

El primer caso conocido de COVID-19 en los Estados Unidos fue confirmado el 20 de enero de 2020 en un repatriado de 35 años de Wuhan, China, cinco días antes. La Fuerza de Tarea (Task force) de coronavirus de la Casa Blanca se estableció el 29 de enero. Dos días después, la administración de Trump declaró una emergencia de salud pública y anunció restricciones a los viajeros que llegaran de China. El 26 de febrero los Centros para el Control y Prevención de Enfermedades (CDC) del norte de California confirmaron el primer caso en los Estados Unidos de una persona con exposición no conocida al virus a través de viajes o contacto cercano con una persona infectada conocida.

No obstante la situación de alarma, el día 22 de enero le preguntaron a Trump durante una entrevista en el Foro Económico Mundial de Davos sobre el virus en su país y dijo. "Lo tenemos controlado. El contagiado es una persona que viene de China. No va a pasar nada".

New York es la puerta de entrada de los viajeros procedentes de Europa y con ellos llegó también el virus a la Gran Manzana. Ante la ausencia de una política nacional para combatir al virus las autoridades del estado tomaron la batuta para dirigir las acciones. Siguiendo el ejemplo de China y de Europa, inició el confinamiento. El gobernador de Nueva York, Andrew Cuomo, anunció a principios del mes de marzo la imposición de un "área de contención" de un kilómetro y medio en el norte del municipio de New Rochelle, en el condado neoyorquino de Westchester, donde se encuentra el mayor "foco de infección del país" del coronavirus, donde ya ha enviado a la Guardia Nacional. "Es una acción dramática, pero es el mayor foco del país y es una cuestión de vida o muerte", dijo Cuomo en rueda de prensa, e indicó que la medida entraría en vigor el 12 de marzo para finalizar el 25 de ese mes.

Durante esas dos semanas se cerraron las escuelas, las grandes superficies y los lugares de reunión de grandes grupos de personas. New Rochelle "es el mayor reto sanitario que tenemos en estos momentos en el estado y necesitamos una estrategia especial", dijo el gobernador antes de explicar que los efectivos de la Guardia Nacional se encargarían, entre otras cosas, de prestar ayuda a los ciudadanos, entregar comida y ayudar en las labores de desinfección. Cuomo también anunció la instalación de un laboratorio de análisis en la zona para evitar que los habitantes usaran los servicios de transporte público. New Rochelle está a menos de 30 minutos en tren de la ciudad de Nueva York.

Por otra parte, el gobernador de Nueva York informó que el número de casos en todo el estado se había elevado en las últimas horas a 173. Un total de 108 personas infectadas se encuentran en el condado de Weschester, donde está New Rochelle, otros 36 en Nueva York, 19 en Nassau, 6 en Rockland, 2 en Saratoga y 1 en los condados tanto de Suffolk como de Ulster.

El 30 de enero, la OMS declaró la emergencia global por la expansión del coronavirus. Ese día, Trump ordenó el cese de todos los vuelos con China, excepto los de cargamento. En un mitin en Iowa, dijo: "Creemos que lo tenemos bien controlado en este momento. Tenemos un problema muy pequeño. Cinco personas. Creemos que va a salir todo bien". Dos días después en una entrevista con Sean Hannity en Fox News, Trump dijo: "Venía de China y prácticamente lo hemos parado", en relación a la decisión de suspender los vuelos. "No podemos tener a miles de personas entrando que pueden tener este problema. Vamos a ver lo que pasa, pero sí, lo hemos parado".

El 10 de febrero en una conferencia con gobernadores en la Casa Blanca para hablar de pequeños negocios, Trump dijo: "Mucha gente piensa que el virus se va a ir en abril, cuando empiece el calor. Lo normal es que se vaya en abril pero estamos muy bien. Tenemos 12 casos y todos están bien".

El presidente Trump tiene una obsesión por cuidar el buen desempeño de la bolsa de valores de New York. Cuando el virus demostró su peligrosidad el stock market empezó a bajar y el 24 de febrero el presidente escribió un tweet para decir: "El coronavirus está prácticamente controlado. ¡Yo creo que la Bolsa va bien!". Y el 25 de ese mismo mes remató "El CDC y mi Administración lo están haciendo muy bien"

El 26 de febrero se registró el primer caso de contagio local en California que no se podía relacionar con alguien que hubiera viajado a China. El hallazgo vino a confirmar que el coronavirus se estaba expandiendo por Estados Unidos sin ser detectado, quizá desde hacía varias semanas.

El 27 febrero el presidente agregó una perla a su caudal de falsas afirmaciones para combatir al virus: "Un día desaparecerá, como un milagro"

El virus siguió extendiéndose por la Unión Americana y aumentó el confinamiento. El 17 de marzo los condados que rodean la bahía de San Francisco dictaron una orden de confinamiento obligatorio, la primera en Estados Unidos. El confinamiento se estableció en la Unión Americana como solución in extremis para acabar con el virus. Sin embargo, no se hizo siguiendo un plan nacional y no se acompañó de medidas adicionales para establecer una estrategia completa de lucha contra el coronavirus. Esta es la cronología de los primeros cinco estados que dictaron el confinamiento y que luego seguirían prácticamente todos en la Unión Americana.

➢ California 18 de marzo. El gobernador de California, Gavin Newsom, fue el primero que ordenó a todo el estado a estar en cuarentena, por lo que sólo supermercados y farmacias iban a estar abiertos. California es el tercer estado con mayor número de infectados en el país.

➢ Nueva York 19 de marzo. Tan sólo un día más tarde que California, Andrew Cuomo, gobernador de Nueva York, decidió establecer el confinamiento tomando la medida más drástica para la lucha contra el coronavirus. Nueva York era el estado que tenía más enfermos.

➢ Florida 20 de marzo. Florida fue víctima de los spring breakers con sus playas y demás atractivos. A pesar de ello, el gobernador Ron de Santis le pidió a la población del estado mantenerse en sus casas.

➤ Illinois 20 de marzo. El mismo día que Florida optó por poner en cuarentena a todos sus habitantes, el gobernador de Illinois, J.B. Pritzker, tomó la misma medida, pidiéndole a la gente no salir de sus casas y cerrando todos los negocios que no eran esenciales.

➤ Nueva Jersey 21 de marzo. Finalmente, el sábado 21 de marzo Phil Murphy, gobernador de Nueva Jersey, pidió a todos los habitantes del estado mantenerse en casa durante la sindemia.

El confinamiento no siguió un plan uniforme en todo el país. Algunos estados lo hicieron a fondo y otros apenas en la superficie. Se cerraron escuelas, oficinas de gobierno y pequeñas empresas de servicios como restaurantes, bares, peluquerías, salones de belleza, gimnasios, tiendas de regalos, masajes, spas y también hoteles, casinos y sitios de recreo. Las líneas aéreas estacionaron sus aviones, las empresas de cruceros atracaron sus grandes barcos y los taxistas estacionaron sus autos. Se cerraron también tiendas de ropa, de calzado y de cosméticos. Los teatros y cinemas dejaron de funcionar. Los centros comerciales cerraron y los que permanecieron abiertos parecían lugares deshabitados. Miles de pequeñas y grandes empresas cerraron y muchas de ellas lo hicieron para siempre. Millones de personas quedaron sin empleo. El golpe a la economía fue devastador.

En el mes de mayo los 50 estados norteamericanos reactivaron o comenzaron a poner en marcha algún tipo de salida a las medidas de confinamiento, pese a que el país permanecía como el más golpeado por la sindemia de coronavirus con más de 92 mil muertos y 1.5 millones de contagios. Dakota del Norte, Dakota del Sur, Idaho, Iowa, Oklahoma, Arkansas, Nebraska, Utah y Wyoming no impusieron órdenes de confinamiento. Algunos estados mantienen algún tipo de confinamiento o cuarentena ya sea regional, local o por giro de empresa.

Es importante destacar que los Estados Unidos no prepararon un plan a nivel nacional, el presidente ignoró la gravedad de la sindemia, hizo burla del coronavirus, no usó mascarilla, promovió la aglomeración de personas y dejó en manos de los gobernadores las decisiones de un enemigo que atacó a todo el país. Los Estados

Unidos, el país más poderoso del mundo, resultó el más afectado por la sindemia.

México

El primer caso confirmado se presentó en la Ciudad de México y se trató de un ciudadano mexicano que había viajado a Italia y tenía síntomas leves; pocas horas después se confirmó otro caso en el estado de Sinaloa y un tercer caso, nuevamente, en la Ciudad de México. El primer fallecimiento por COVID-19 en el país ocurrió el 18 de marzo de 2020.

El virus se extendió rápidamente en varios estados de la República Mexicana tomando por sorpresa a las autoridades que si bien estaban informadas por las noticias provenientes de Asia y Europa, no tenían un plan nacional para enfrentar al coronavirus y proteger a la población. La responsabilidad de la estrategia para combatir al virus se asignó a Hugo López-Gatell Ramírez, subsecretario de Salud en el gobierno federal.

Debido a que los primeros 15 casos confirmados se originaron por el contacto con extranjeros, Gatell Ramírez consideró que «no es necesaria la cancelación de eventos masivos, la suspensión de clases, la restricción de vuelos procedentes del extranjero o cierre de fronteras y puertos marítimos», y en cambio exhortó a la población a mantenerse «informada a través de fuentes oficiales y evitar la propagación de rumores». Las acciones que se llevaron a cabo para controlar el ingreso de internacionales o connacionales al país comprendieron la permanencia en su domicilio y la comunicación telefónica para solicitar medidas de prevención e información sobre dónde acudir en caso de requerir atención médica.

El virus siguió avanzando y atacando sin clemencia a la población. El 18 de marzo se acordó la implementación de una serie de medidas de prevención y control del COVID-19 bajo la denominación de «Jornada Nacional de Sana Distancia». Otras acciones anunciadas incluyeron el ajuste del presupuesto gubernamental y la ampliación de programas de gasto social. El 22 de marzo, el gobierno de la Ciudad de México ordenó el cierre temporal de iglesias, teatros, museos, cines, baños de vapor, gimnasios, deportivos, zoológicos y centros nocturnos como bares, discotecas y antros.

Las medidas que tomó el gobierno no fueron suficientes para contener al virus y a partir del 26 de marzo se suspendieron las actividades «no esenciales» del gobierno federal, con excepción de aquellas relacionadas con la seguridad, salud, energía y servicios de limpieza. Esta medida se hizo acompañar de una petición a las empresas y organizaciones del país a suspender el trabajo que implicaba la movilización de sus empleados desde sus hogares al centro de trabajo correspondiente. La mayor parte de las oficinas de gobierno cerraron temporalmente incluyendo al Congreso.

El número de personas contagiadas por el virus seguía creciendo y obligó al Consejo de Salubridad General (CSG) a decretar una «emergencia sanitaria por causa de fuerza mayor» como consecuencia de la evolución de casos confirmados y muertes por la enfermedad en el país. Esto dio lugar al establecimiento de medidas adicionales para su prevención y control como la suspensión inmediata de «actividades no esenciales» en todos los sectores económicos a nivel nacional durante un mes, es decir hasta el 30 de abril.

El gobierno federal aumentó la fuerza para obligar al cumplimiento del confinamiento y decretó que el incumplimiento de estas medidas contemplaría la imposición de multas y sanciones penales «si se demuestra que provocaron algún contagio», así como a aquellas empresas que «despidan, rebajen o cesen el pago de salario a sus trabajadores» ante la contingencia. Entre las actividades suspendidas se incluye la realización del Censo de Población y Vivienda 2020 por parte del Instituto Nacional de Estadística y Geografía (INEGI), el cual se llevaba a cabo desde principios de marzo de 2020. Cabe agregar que en este período la Unicef implementó un «plan de apoyo a niñas, niños y adolescentes y familias en México» destinado a «mantener la continuidad educativa y proteger la integridad física y emocional de los más jóvenes». Entre las acciones de las que consta esta estrategia se encuentra la distribución de material informativo sobre el COVID-19, programas radiofónicos traducidos a lenguas indígenas y productos de higiene personal.

El gobierno estableció un sistema de semáforo con cuatro colores para calificar el grado de confinamiento que debería observarse: verde, amarillo, naranja y rojo. De acuerdo con la intensidad de la sindemia se asignó un color a cada estado y según su progreso cambiaba de color hasta llegar al verde para salir del confinamiento.

Es importante destacar que al principio del confinamiento la población aceptó el quedarse en casa y esto facilitó el cierre de actividades esenciales. Se cerraron fábricas, oficinas de gobierno, centros comerciales, iglesias y estadios.

Permanecieron funcionando las tiendas de comestibles y las farmacias. Sin embargo, las grandes empresas, las cámaras que agrupan a industriales e incluso los sindicatos, presionaron al gobierno para que abriera la economía. El gobierno cedió y se abrió la economía. Esto dio lugar a un contrasentido que empeoró la situación. Al principio de la sindemia, cuando había pocos contagios y pocas muertes cerraron la economía y cuando aumentaron los casos la abrieron. El resultado fue un mayor número de contagios y muertes y una situación descontrolada que propició el avance de la sindemia.

Argentina

Uno de los países más golpeados en la salud y la economía en la América Latina es Argentina. El 16 de marzo la provincia de Tierra del Fuego fue la primera en decretar la cuarentena en su territorio. El 18 de marzo otras siete provincias decretaron la cuarentena. El presidente de la Nación Alberto Fernández decretó la cuarentena en todo el territorio nacional a partir del 20 de marzo, manteniéndola en modo obligatorio hasta el 12 de abril. A partir de ese día cada provincia y la Ciudad de Buenos Aires, supervisadas por el gobierno nacional, quedaron facultadas para salir del aislamiento obligatorio, pero estableciendo protocolos para garantizar el «distanciamiento» social. A lo largo del mes de mayo, varias provincias (La Pampa, Formosa, Mendoza, Salta, San Juan) finalizaron la cuarentena para permitir reuniones familiares y sociales de hasta diez personas incluyendo salidas recreativas en espacios públicos.

El 4 de junio el presidente Fernández anunció que 18 provincias habían finalizado la cuarentena sobre todo su territorio y estaban bajo un régimen de «distanciamiento» con protocolos sanitarios. Inicialmente solo cuatro áreas urbanas mantuvieron el aislamiento: el Área Metropolitana de Buenos Aires (AMBA), el Departamento San Fernando de la Provincia del Chaco, el Departamento Rawson de la Provincia del Chubut y el Área Metropolitana Córdoba. Posteriormente nuevos brotes obligaron a varias ciudades a volver al aislamiento.

La cuarentena y demás medidas sanitarias lograron una tasa de mortalidad de 542 fallecimientos por cada millón de habitantes al 13 de octubre de 2020, un resultado comparativamente mejor que otros países sudamericanos como Perú (1,010), Bolivia (711), Chile (699), Brasil (709), Ecuador (697) y Colombia (551).

Las medidas sanitarias de aislamiento y distanciamiento han sido en general aprobadas por la mayoría de la población, sin que ello signifique desconocer una alta preocupación por las consecuencias económicas y sociales de la sindemia, tendiendo a decaer en el tiempo con el hartazgo que genera la situación. Algunos sectores de la población, conocidos como «los anticuarentena», se han mostrado muy críticos frente a la cuarentena, invocando las libertades constitucionales y la necesidad de mantener en marcha la economía, convocando a manifestaciones públicas, "cacerolazos" y actos de desobediencia civil. A comienzos de mayo algunos observadores consideraban que en Buenos Aires y otras partes del país, sectores considerables de la población estaban incumpliendo las medidas de aislamiento y distanciamiento en una actitud de "desobediencia civil de hecho", que pudo haber influido en los rebrotes y agravamientos de la sindemia

Protestas contra la cuarentena

Las protestas contra el confinamiento, cuarentena, toque de queda, aislamiento y cierre de empresas se presentan en la forma de manifestaciones, disturbios y saqueos en varias partes del mundo contra las políticas de inmovilización social y sus respectivas consecuencias, decretadas por los gobiernos para frenar la expansión de la sindemia de COVID-19. Estas protestas no se han dado solamente en las calles, también hay protestas a cargo de los empresarios y sus organizaciones a través de los medios de comunicación y mediante el lobby con los miembros del congreso y funcionarios públicos.

Las protestas más significativas se han desarrollado en América y Europa. La mayoría son esporádicas, aunque reciben el apoyo de algunos grupos políticos de diferentes ideologías. Además de los grupos vulnerables, las protestas también se han dado por parte de los médicos, enfermeras y personal de los hospitales para quejar por las condiciones laborales y la falta de equipos y materiales para realizar sus actividades.

El Fondo Monetario Internacional advirtió el día el 15 de abril de 2020 en su informe semestral que la crisis económica por el coronavirus originaría oleadas de disturbios como las desarrolladas en 2019 en varias partes del mundo, ante la posible percepción de que las políticas de recuperación económica son insuficientes o sólo favorecen a los más ricos.

Resultados del confinamiento

Del análisis sobre la experiencia internacional que hemos hecho sobre el confinamiento como medida para prevenir, combatir y ganarle la partida a la sindemia, podemos concluir que ha tenido resultados muy diferentes en países y aun en grandes regiones del mundo, de tal manera que el éxito del confinamiento depende de varios factores entre los que podemos mencionar el tipo de gobierno y el estilo personal de gobernar del presidente, primer ministro o líder de gobierno; la idiosincrasia de la población, su cultura, educación, grado de aceptación a las órdenes del gobierno y disposición para darles cumplimiento. Así mismo, es necesario tomar en cuenta las condiciones económicas y sociales de la población; su nivel de pobreza y desigualdad económica, las condiciones de vida, vivienda, trabajo y educación.

En términos generales podríamos afirmar que el confinamiento ha tenido éxito en el Oriente y ha fracasado en Occidente. Reduciendo el zoom diríamos que Asia ha registrado un buen resultado y Europa, junto con América, un pésimo beneficio. Si reducimos todavía más el zoom podremos observar que China y Vietnam han salido victoriosos del confinamiento y los Estados Unidos y México son los perdedores.

Para que el confinamiento tenga éxito, sobre todo a largo plazo como se hizo en China, es imprescindible la aceptación por parte de las más altas autoridades del país de que la sindemia constituye una amenaza a la salud, la economía y la vida social del país.

Es indispensable el involucramiento del gobernante de mayor jerarquía en la aceptación de la sindemia como un problema nacional, es imprescindible su participación en la elaboración de un plan para prevenir y combatir la sindemia y, de manera sobresaliente, debe poner el ejemplo a nivel nacional sobre las medidas de prevención y combate a la sindemia como usar la mascarilla, mantener el distanciamiento social, lavarse las manos y evitar la aglomeración de personas.

Para que el confinamiento tenga éxito es necesario que el gobierno tenga la capacidad para imponerlo y hacer que la población cumpla los ordenamientos.

Por su parte, es necesario también que la población esté dispuesta al sacrificio personal para lograr un bien colectivo superior.

La participación convencida y entusiasta de la población para usar la mascarilla, lavarse frecuentemente las manos, mantener el distanciamiento social, quedarse en casa, no asistir a reuniones, evitar la aglomeración, buscar la forma de continuar su trabajo y educación a distancia, así como mostrar respeto hacia las medidas de contención de la sindemia son valores esenciales para lograr el éxito.

Es difícil aceptar el confinamiento cuando significa el cierre de la fuente de ingresos. Cuando una persona vive con un sueldo o un ingreso mínimo y no tiene ahorros que le permitan soportar la temporada de las vacas flacas, no es posible que acepte quedarse en casa sin llevar el pan a la mesa o pagar la renta de la casa. Lo mismo sucede con las empresas grandes y pequeñas cuando se corta el flujo de ingresos para pagar la nómina, la renta o los impuestos. Para solucionar este problema el gobierno debe poner en marcha un plan de estímulos económicos para apoyar a las personas, las empresas e incluso a las ciudades.

Para lograr el convencimiento de las personas es necesario que el gobierno ponga en marcha un programa de comunicación claro, comprensible, suficiente y oportuno. Esto mejora la coordinación y la suma de esfuerzos hacia un mismo fin.

En resumen, se requiere la participación decidida del presidente, su actitud positiva para poner el ejemplo, capacidad del gobierno para hacer cumplir la normatividad, una comunicación transparente con la población, un programa de estímulos para las personas y las empresas y una respuesta convencida de la población.

Del análisis realizado podemos concluir que el confinamiento ha resultado exitoso en China, Vietnam, Corea del Sur y otros países de Asia. Ha sido infructuoso e incluso difícil de aplicar en países de Europa y América como España, Italia, los Estados Unidos, México y Argentina.

5.
CRISIS ECONÓMICA

El coronavirus ha podido acelerar una crisis económica cuyas larvas ya se encontraban dentro del sistema económico global. Es decir, la economía del mundo ya se encontraba en problemas antes de que iniciara el año 2020 y sin coronavirus habría avanzado poco a poco para concluir el ciclo iniciado en su fase ascendente hace una década. El coronavirus ha precipitado la madurez del ciclo económico y lo ha llevado de manera sorpresiva y repentina a una crisis que por su gravedad apunta a convertirse en una profunda depresión económica.

Antes de entrar en materia resulta conveniente definir algunos conceptos para que sirvan de marco conceptual al contenido del capítulo. Estamos conscientes que algunas definiciones no han sido establecidas mediante un consenso y menos aspiran a tener un carácter oficial. Por ejemplo, los economistas no nos hemos puesto de acuerdo en el tiempo que debe durar una recesión para que merezca tal apelativo. Aquí tomamos como válida la opinión emitida por Julius Shiskin en un artículo publicado en el diario New York Times en 1975 en donde indica que deben tomarse dos trimestres consecutivos de caída como plazo definitorio para el término recesión económica.

Crisis económica es la fase negativa de un ciclo económico en la que se presenta un período de disminución en la producción, inversión, comercialización y consumo de bienes y servicios.

Recesión es una disminución de la actividad económica de un país o región tomando como indicador el Producto Interior Bruto, en dos trimestres consecutivos.

Depresión económica es una crisis de mayor profundidad y extensión en el tiempo. Una depresión se caracteriza por un incremento del desempleo, disminución de la inversión, caída del consumo, restricción del crédito, reducción de la producción, disminución del comercio, cierre de empresas, quiebras de bancos, impago de créditos, fluctuaciones anormales del tipo de cambio y devaluación de la moneda durante un periodo mayor de un año.

Características de la crisis económica

La crisis se presenta de manera repentina afectando en forma sorpresiva a las variables económicas para producir un efecto negativo. Consideramos que en algunas regiones y países la crisis del Gran Confinamiento generada por el coronavirus cumple holgadamente con las características de una crisis que puede derivar en depresión. Lo invitamos para que usted mismo evalúe si estas características se presentan en su región o en su país. Si la respuesta es afirmativa resultaría conveniente aprovechar la información y el análisis para tomar decisiones que conduzcan a la prevención para ponerse a salvo de consecuencias funestas.

> **Baja la producción de bienes y servicios**. Las fábricas bajan la producción de automóviles, muebles, ropa, calzado y otros bienes de consumo. Así mismo, baja la producción en la rama de servicios como salones de belleza, peluquerías, restaurantes, gimnasios, etc.

> **Caída en el consumo.** Las personas, las empresas y el gobierno disminuyen su consumo de bienes y servicios; particularmente suelen descender las ventas de casas nuevas, automóviles, artículos suntuarios, ropa, televisiones y muebles. También disminuyen viajes y turismo

> **Disminuye la inversión**. La inversión es una variable económica especialmente sensible en las recesiones, teniendo caídas muy pronunciadas durante estos periodos. Cuando empeora la situación económica, una gran parte es atribuible a las reducciones del gasto en nuevas inversiones que son suspendidas o aplazadas en el tiempo. Este efecto negativo se manifiesta tanto en la inversión interna como en la que llega del extranjero.

> **Aumenta el desempleo**. La caída de la producción de bienes y servicios provoca que las empresas demanden menos mano de obra para la producción y por tanto se produce un aumento del desempleo. Esta es una variable muy importante porque afecta directamente a las personas y

ocasiona que no puedan llevar el pan a su mesa o no puedan pagar la renta de su casa. Si se agrava puede llegar a producir manifestaciones y disturbios sociales.

➢ **Disminuye la utilidad en las empresas**. Esta información se puede obtener de los reportes que están obligadas a presentar las empresas que cotizan en el mercado de valores. Se presenta de manera trimestral.

➢ **Bajan las cotizaciones de los índices bursátiles**. Si los reportes de las empresas indican pérdida puede afectar el valor de la acción de la empresa. Si son demasiadas las empresas que reportan pérdidas se afectará el mercado de valores pudiendo llegar a ocasionar un crash del mercado. Es importante destacar que el mercado bursátil de New York ha estado operando desligado de la economía real pero en algún momento se ajustará.

➢ **Aumenta el número de empresas que cierran o llegan a la quiebra**. En una economía estable es normal el cierre y apertura de nuevas empresas. Sin embargo, en una crisis el cierre de empresas aumenta de manera notable. En la crisis del Gran Confinamiento se ha producido una baja de empresas de servicios que en algunas ramas es preocupante como restaurantes, hoteles, salones de belleza, gimnasios, peluquerías, masajes, cines, teatros y muchos más. Es importante estar atentos a la quiebra de un gran banco porque esto podría desatar una crisis financiera de grandes proporciones.

➢ **Disminución de la tasa de inflación.** Suele bajar durante los periodos de recesión. Al descender la demanda de materias primas, caen sus precios. Los salarios y los precios industriales tienen menos tendencia a bajar, pero tienden a subir con menor velocidad en las recesiones económicas

➢ **Disminuye la calidad de vida de las personas** que de una u otra forma se encuentran involucradas. La falta de ingresos producida por el desempleo o el cierre de pequeñas empresas afecta de inmediato la calidad de vida y el bienestar de las familias. Si este malestar se extiende en el tiempo puede llevar a disturbios sociales.

Crisis financiera

El coronavirus ha provocado el Gran Confinamiento que está desatando una severa crisis económica. Esta situación podría derivar en una crisis financiera de grandes proporciones. La crisis financiera es la parte financiera de toda crisis económica. Es una de las peores partes porque puede llegar a quebrar la estructura financiera de un país o una región y producir un colapso en la economía. Tratándose de crisis estructurales, involucra al sistema bancario y al sistema monetario, manifestándose con quiebras de bancos y con la reducción del crédito; provocando, cuando los estados se hacen cargo de las quiebras y rescates bancarios, el aumento del déficit público y, con él, de la deuda soberana, afectando en segunda ronda a la economía real o no financiera, también llamada economía productiva, por referirse al mundo del trabajo y la empresa. Recordemos la crisis financiera que inició el año 2008 en los Estados Unidos y que llevó a la quiebra del gran banco Lehman Brothers.

El mundo antes del coronavirus se encontraba en camino a una crisis financiera como parte de la terminación del ciclo económico. Se esperaba una crisis normal para ajustar las variables e iniciar un nuevo ciclo sin causar un desastre. La llegada del coronavirus ha causado un profundo deterioro en las variables financieras y podría provocar de manera repentina una crisis de grandes proporciones.

Las crisis tienen un ciclo que se puede describir en las partes que lo componen. Haremos su descripción para tratar de identificar si la crisis actual se encuentra en esta etapa haciendo énfasis en que la crisis ya venía recorriendo el camino y el coronavirus es el disparador que la hace explotar de forma repentina. Por lo tanto, podemos afirmar que si un sistema bancario es sólido y robusto, por lo general puede soportar las crisis financieras y económicas, pero si ya está debilitado un evento repentino lo puede quebrar.

Un sistema bancario puede debilitarse por los altos niveles de apalancamiento en que los bancos han incurrido al prestar agresivamente o llevar inversiones financieras arriesgadas en sus balances, normalmente ambas cosas. Los bancos también pueden tener una posición financiera débil, con una rentabilidad crónicamente baja y reservas insuficientes. Este es exactamente el estado en el que se encuentra el sector bancario europeo y por tal motivo la crisis financiera podría explotar en Europa. Pensemos en el Banco Santander, Banca Nazionale del Lavoro, Banca Popolare dell'Emilia Romagna, Banca Popolare di Milano de Italia y aun Deutsche Bank de Alemania.

El inicio de una crisis financiera requiere un detonante. El más común es una recesión o la expectativa de recesión entre los consumidores e inversores pero en este caso es el Gran Confinamiento causado por el coronavirus: la sindemia.

La recesión lleva a la disminución de los ingresos y a la morosidad tanto de las empresas como de los hogares. Esto aumenta la proporción de préstamos improductivos en las carteras de préstamos bancarios, reduciendo el valor de las garantías de los préstamos y aumentando los riesgos y las necesidades de capital de los bancos. A medida que aumentan las amortizaciones y las pérdidas, también aumenta la desconfianza entre los demás bancos y los depositantes e inversores. El precio de las acciones del banco normalmente empezará a reflejar esto. Favor de comprobar la disminución en el precio de las acciones del banco Santander y también del Deutsche Bank. Literalmente se han desplomado.

Si la sospecha se extiende, los bancos se mostrarán aprensivos ante el riesgo de la contraparte y no estarán dispuestos a prestarse entre sí ni siquiera de un día para otro. Si se permite que continúe, esto tendrá un impacto calamitoso en la liquidez de los mercados monetarios y del mercado de valores.

En el peor de los casos, posiblemente alimentado por rumores e información privilegiada, se producirá una "corrida bancaria" en la que los depositantes intentarán retirar su dinero de forma repentina y simultánea. En años pasados, los depositantes hacían cola fuera de las oficinas bancarias para obtener dinero en efectivo. Ahora los retiros son en gran parte electrónicos. Recordemos el "Corralito" de Argentina con largas filas de personas para retirar su dinero de los bancos.

Al mismo tiempo, los inversores del banco y las contrapartes institucionales se apresuran a reducir su exposición vendiendo frenéticamente sus acciones y bonos, así como los derivados y otros pasivos interbancarios. Si esto continúa, la confianza en el banco se rompe, y fracasa. La creciente especulación sobre la salud financiera de los bancos, tanto los sólidos como los no sólidos, combinada con las cuestiones de financiación, acaba desencadenando una crisis bancaria en todo el sistema.

En la historia ha habido muchos desencadenantes diferentes para la calamidad financiera. El desencadenante de la Gran Depresión de la década de 1930 fue una recesión, que primero estrelló el mercado de valores de los Estados Unidos en octubre de 1929 y luego comenzó la crisis bancaria en octubre de 1930. La crisis financiera de Japón en los años 90 comenzó con un colapso del mercado de activos en 1990. La reciente crisis financiera mundial tuvo varios desencadenantes, entre ellos el colapso del "Fondo de apalancamiento mejorado de estrategias crediticias estructuradas de alto grado", patrocinado por el banco de inversiones Bear Stearns en junio de 2007 y, en última instancia, el colapso del venerable banco de inversiones Lehman Brothers el 14 de octubre de 2008.

Lo que sigue a la iniciación de una crisis bancaria -que a menudo comienza con un solo banco como fue el caso de Lehman- depende de la condición general del sector bancario y de la respuesta de las autoridades. La banca de España y de Italia se encuentra particularmente débil.

Los reguladores bancarios pueden hacerse cargo del banco en quiebra, asegurar el pago de las garantías de depósito y organizar la fusión o adquisición del banco en quiebra por una institución financiera más fuerte. Este proceso bien establecido permite proteger a los clientes del banco -depositantes y prestatarios- mientras que los propietarios de capital, la dirección y algunos, o incluso todos los acreedores, soportan con razón las pérdidas. Un banco central suele proporcionar liquidez para facilitar esto. Si los problemas del sector bancario se limitan a un solo banco, esas medidas pueden ser suficientes para contener el pánico. En el caso de México fue necesario crear el tristemente famoso FOBAPROA.

Sin embargo, si el sector bancario en su conjunto se ve comprometido o sufre una conmoción económica suficientemente importante, incluso las políticas acertadas pueden no ser suficientes para cubrir las pérdidas de los bancos y los depositantes que den lugar a ejecuciones bancarias en todo el sector.

En una crisis bancaria, el crédito se restringirá y es probable que se retiren las líneas de crédito, especialmente las destinadas a las empresas. En el peor de los casos, las autoridades sólo podrán rescatar a determinados bancos o salvar a los depositantes, como ocurrió en Islandia en 2008/2009. El colapso del sector bancario significa que la economía se enfrenta a una grave depresión crediticia, en la que la disponibilidad de crédito se reduce considerablemente. Si se suspende el crédito en el sistema financiero es como si se suspendiera el flujo sanguíneo en el cuerpo humano.

Cuando la crisis bancaria sea mundial, como lo será esta vez, el acceso al crédito será restringido a nivel mundial, con la consiguiente reducción de la actividad de cobertura. Por ejemplo, de 2007 a 2008, las corrientes brutas de capital a nivel mundial se redujeron en un 90%. En la mayor parte de las crisis la suspensión se ha dado en un solo país como ha sucedido en Argentina o Venezuela. En la próxima gran crisis financiera la suspensión será global.

La disponibilidad de los llamados "derivados de flete", que son utilizados por los usuarios finales (por ejemplo, los propietarios de barcos y las líneas aéreas) y los proveedores (por ejemplo, las empresas de comercio internacional) para mitigar el riesgo de los envíos, puede enfrentarse a un colapso. Esto significaría una grave reducción, o incluso una detención completa de la actividad mundial de transporte de mercancías. Si bien es imposible evaluar con precisión la gravedad de las repercusiones que tendría un colapso en la disponibilidad de esos derivados en el transporte mundial de mercancías, hay que suponer que sería grande, porque los fabricantes no harán envíos sin un seguro adecuado. Imagine que repentinamente se suspende el servicio de los grandes cargueros que transportan los contenedores de mercancía en todos los mares.

Por lo tanto, en el caso de una crisis financiera mundial tenemos que estar preparados para ella. Esto es lo que podría suceder:

➢ Colapso de los mercados de activos.
➢ Colapso en la disponibilidad global de crédito y servicios bancarios.
➢ Colapso de la demanda global.
➢ Colapso de la carga global.
➢ Colapso del sistema financiero global.

La crisis bancaria europea se ha estado gestando desde hace tiempo. También es probable que se globalice, ya que Europa tiene la mayor concentración de bancos globales de importancia sistémica. Nos referimos a Italia y España, pero también Alemania (Deutsche Bank), son los países que hay que vigilar de cerca.

El rendimiento de los capitales propios (Return on Equity RoE) de los bancos europeos ha sido pésimo desde la crisis financiera que inició en el 2008. Esto se debe principalmente a dos razones. En primer lugar, se permitió que los activos tóxicos, como los CDO (Obligación de deuda garantizada – Collateralized Debt Obligations) permanecieran y comprometieran los balances de los bancos europeos después de la Gran Crisis Financiera (GFC). En segundo lugar, las políticas equivocadas del Banco Central Europeo BCE condujeron al deterioro de la rentabilidad del sector bancario europeo.

Ahora, debido a la recesión causada por el Gran Confinamiento que comenzó en la Eurozona en el primer trimestre de 2020 y al grave impacto económico del coronavirus, se espera que los préstamos improductivos o préstamos malos de los bancos italianos y españoles se disparen desde un nivel que ya era considerablemente más alto que antes de la crisis financiera del 2008.

No hay prácticamente ninguna manera de que los bancos italianos y probablemente españoles, puedan permanecer de pie contra la fuerza del huracán de estas pérdidas económicas acumuladas. El comienzo de una crisis bancaria europea está cerca. A este peligro latente debemos agregar que, en la medida en que la banca internacional está entrelazada, una crisis financiera en Europa sería como la explosión de un barril de pólvora que en segundos provocaría la explosión en todo el almacén de municiones. Esto debería preocuparnos a todos como para tomar las debidas precauciones oportunamente.

La trampa de la deuda

El mundo se encuentra atrapado por la red de una gran deuda. Antes de que se presentara el coronavirus y provocara el Gran Confinamiento, todos los países del mundo habían incurrido en la contratación de una enorme deuda. De manera particular, los Estados Unidos bajo, el gobierno de Donald Trump, aumentaron en billones de dólares (Trillions en inglés) su deuda soberana, la deuda de las empresas, de las personas, e incluso del Banco Central (Federal Reserve, Fed) que aumentó este año su deuda en 4 billones de dólares (Trillions) para rebasar los siete billones de dólares. Una cifra prácticamente impagable. Piense que un billón de dólares (Trillion) es un uno con doce ceros 1,000,000,000,000.

De acuerdo con el Fondo Monetario Internacional (FMI), la sindemia de COVID-19 ha aumentado enormemente la lista de economías en desarrollo y emergentes con problemas de endeudamiento. Para algunos analistas financieros, la crisis es inminente. Para otros, sólo un plan de salvamento con tasas de interés excepcionalmente bajas a nivel mundial podrían retrasar un ajuste de cuentas. Las tasas de impago están aumentando y la necesidad de reestructurar la deuda es cada vez mayor. Sin embargo, los nuevos desafíos pueden obstaculizar la reestructuración de la deuda a menos que los gobiernos y los prestamistas multilaterales proporcionen mejores herramientas para navegar en una ola de reestructuración.

El FMI, el Banco Mundial y otros organismos multilaterales actuaron con rapidez para proporcionar la financiación que tanto se necesitaba en medio de la sindemia, ya que los ingresos de los gobiernos se derrumbaron junto con la actividad económica, mientras que las corrientes de capital privado se detuvieron repentinamente. Además de los nuevos préstamos de los organismos multilaterales, los acreedores del Grupo de los Veinte (G-20) concedieron una moratoria de la deuda a los países más pobres del mundo. Han alentado a los prestamistas privados a seguir el ejemplo, aunque con poco éxito.

Hasta ahora, la conmoción por la sindemia se ha limitado a los países más pobres y no se ha transformado en una verdadera crisis de la deuda de los mercados emergentes de ingresos medios. Gracias en parte a las condiciones de liquidez mundiales favorables conferidas por el apoyo masivo de los bancos centrales en las economías avanzadas, las salidas de capital privado se han moderado y muchos países de ingresos medios han podido seguir pidiendo préstamos en los mercados mundiales de capital. Según el FMI, los gobiernos de los mercados emergentes emitieron 124,000 millones de dólares en deuda durante el primer semestre de 2020, y dos tercios de los préstamos se contrajeron en el segundo trimestre.

Sin embargo, sigue habiendo motivos de preocupación por el acceso sostenido de los mercados emergentes a los mercados de capital. El período más arriesgado todavía puede estar por delante. La primera ola de la sindemia no ha terminado. La experiencia de la pandemia de gripe de 1918 sugiere la posibilidad de una segunda ola aún más grave, especialmente si permanece hasta mediados de 2021 (o más tarde) para que una vacuna eficaz esté ampliamente disponible. Incluso en el mejor de los casos, los viajes internacionales se enfrentarán a obstáculos y es probable que la incertidumbre entre los consumidores y las empresas siga siendo alta. La pobreza en el mundo ha aumentado considerablemente y muchas personas no volverán a trabajar cuando pase la sindemia. Las ramificaciones políticas de la crisis en las economías avanzadas también siguen desarrollándose. Es posible que se intensifique la reacción contra la globalización, que ya estaba en aumento antes de la sindemia de COVID-19.

Aunque muchos gobiernos de los mercados emergentes han logrado obtener más préstamos en moneda local, las empresas han seguido acumulando deuda en moneda extranjera. Bajo una fuerte presión, es probable que los gobiernos de los mercados emergentes cedan a la presión de rescatar a sus campeones nacionales corporativos, tal como lo han hecho los Estados Unidos y Europa.

Además del drástico retroceso de la financiación privada, se espera que las remesas de los ciudadanos de los mercados emergentes que trabajan en otros países disminuyan en más de un 20% este año. Al mismo tiempo, las necesidades de préstamos se han disparado, ya que las economías de los mercados emergentes y en desarrollo se enfrentan a las mismas tensiones presupuestarias que las economías avanzadas. Es preciso fortalecer los sistemas de salud y prestar apoyo a los ciudadanos cuyas vidas se vean más afectadas. Las necesidades de préstamo sólo aumentarán aún más a medida que aumenten los daños económicos.

Las crecientes presiones presupuestarias han ido acompañadas de una nueva ola de reducciones de la deuda soberana, que han superado los picos alcanzados durante las crisis anteriores. Han persistido incluso cuando los principales bancos centrales de economías avanzadas han suavizado las condiciones de crédito.

Las compras de bonos corporativos por parte de los bancos centrales para apoyar a las empresas locales de las economías de mercado emergentes y en desarrollo también han disminuido la calificación de su deuda.

La historia demuestra que no es inusual que los países puedan seguir pidiendo prestado incluso cuando el riesgo de impago es alto. Un examen de 89 episodios de impago entre 1827 y 2003 muestra que la experiencia típica es un fuerte aumento de los préstamos, tanto externos como internos, en el período previo al impago. Lo ideal sería que esta vez fuera diferente, pero el historial no es alentador.

En medio de necesidades de financiación masiva y sincrónica en una amplia franja de países, se está gestando en el trasfondo una necesidad creciente de reestructuraciones de la deuda en cifras no vistas desde la crisis de la deuda de los años ochenta. Los acreedores oficiales deben estar preparados para actuar según sea necesario. Aquí se verán obstaculizados por dos tendencias que se han venido desarrollando independientemente de la sindemia.

En primer lugar, los acreedores privados están reclamando cada vez más cuotas de reembolso en las reestructuraciones de deuda. Aunque teóricamente el sector oficial es un acreedor principal del sector privado, gran parte de la experiencia histórica sugiere lo contrario.

Durante la crisis de la deuda de los mercados emergentes del decenio de 1980, los acreedores privados tuvieron bastante éxito en la retirada de fondos a medida que los acreedores oficiales se adentraban cada vez más. Se produjeron acontecimientos similares durante la crisis de la deuda europea, cuando los inversores sufrieron algunas pérdidas en Grecia; una gran parte de sus fondos se había retirado, y los reembolsos se facilitaron mediante préstamos en gran escala de los gobiernos de la zona del euro. Esta pauta se ha repetido a lo largo de dos siglos de préstamos privados y oficiales: cuando los inversores privados se retractan, los prestamistas oficiales suelen intervenir

Un análisis reciente en el que se comparan las pérdidas sufridas por los acreedores oficiales y privados plantea más dudas sobre la supuesta antigüedad de los préstamos del sector oficial.

Estos resultados no deberían ser sorprendentes. Después de todo, los gobiernos tienen un historial de protección de los acreedores nacionales que prestaron en el extranjero (pensemos en los bancos del norte de Europa en el caso de Grecia), y al mismo tiempo también se preocupan por la estabilidad y el bienestar del país prestatario. Este altruismo, a su vez, debilita la posición negociadora del sector oficial, especialmente frente a los acreedores privados. Así pues, los acreedores oficiales pueden quedarse con la mayor parte de las pérdidas, incluso cuando empiezan con poca deuda pendiente, como en Grecia.

Otro desafío proviene de las nuevas tácticas de retención y litigio de los inversores privados para resistir las grandes reducciones y reestructuraciones de deuda. A medida que ha ido disminuyendo el número de reestructuraciones, una parte cada vez mayor de ellas ha implicado demandas judiciales. Si bien esto tal vez no explique completamente el éxito del sector privado en la maximización de su participación en la reestructuración de la deuda, es desconcertante.

La segunda condición preexistente es la duración de las crisis de deuda que se prolongan. Como el ex presidente del Citibank William Rhodes dijo durante la crisis de la deuda de los años 80: "Es fácil entrar en una moratoria de la deuda. Es difícil salir".

Los episodios de morosidad han tomado, en promedio, siete años para resolverse y típicamente involucran múltiples reestructuraciones. Lamentablemente, las reestructuraciones de la deuda pueden convertirse en un juego de negociación en el que el país deudor suele estar dispuesto con razón a cambiar una deuda futura más elevada por pagos más bajos ahora, con la plena intención de reestructurar la deuda de nuevo según sea necesario. La demora también ayuda a ambas partes a negociar para obtener mayores infusiones de los acreedores oficiales. Y los acreedores a menudo pueden estar dispuestos a renovar repetidamente la deuda para hacer temporalmente que sus balances se vean mejor. La crisis de COVID-19 podría, en el peor de los casos, conducir a otra "década perdida" en el desarrollo, con grandes retrasos en la resolución de la deuda.

¿Qué pueden hacer los gobiernos y los prestamistas multilaterales para asegurarse de que la nueva financiación acabe beneficiando a los ciudadanos de los países deudores afectados por la sindemia en lugar de llenar los bolsillos de los acreedores? ¿Y cómo pueden hacer más expedita la reestructuración de la deuda? He aquí tres ideas prácticas:

1. Más transparencia en los datos de la deuda y los contratos de deuda

Es de suma importancia que el Banco Mundial, el FMI y el G20 continúen insistiendo en el fortalecimiento de la transparencia de las estadísticas de la deuda. Una nueva y significativa complicación en la evaluación del endeudamiento externo de muchas economías en desarrollo tiene que ver con China, que se ha convertido en el mayor acreedor bilateral de los últimos años. Lamentablemente, los préstamos de China suelen estar envueltos en cláusulas de no divulgación y todavía es difícil tener una visión completa. Unos datos más transparentes sobre la exposición de los acreedores del sector privado pueden facilitar, en caso de problemas de endeudamiento, unas negociaciones más expeditas entre acreedores y deudores y permitir tanto a los acreedores como a los gobiernos identificar qué bonos corren el riesgo de ser retenidos o de ser objeto de tácticas de litigio.

Una iniciativa de transparencia integral incluiría, por ejemplo, la divulgación completa de la propiedad de los bonos soberanos, así como de los canjes por incumplimiento crediticio que modifican la composición de los prestamistas de un día para otro. Conocer a los agentes implicados y las cantidades adeudadas permitiría a la comunidad internacional y a la ciudadanía de los países afectados vigilar mejor el uso de los escasos recursos en tiempos de crisis. Las cuentas del propio país deben ser más completas, con mejores datos sobre la deuda interna y la deuda de las empresas estatales.

2. Pronósticos económicos realistas que incorporan riesgos a la baja

Las previsiones de crecimiento realistas son fundamentales para no subestimar las necesidades de financiación de un país a corto plazo y para no sobreestimar su capacidad de atender al servicio de sus compromisos de deuda. El historiador del FMI James Boughton señala que durante gran parte de la crisis de la deuda de los años ochenta, persistieron expectativas de crecimiento demasiado optimistas, especialmente en América Latina. Las previsiones realistas, en particular el reconocimiento de la fragilidad de los países altamente endeudados, pueden acelerar la resolución de cualquier crisis. La detección temprana de la insolvencia y la identificación de los casos en que es necesario hacer grandes amortizaciones no

pueden garantizar una resolución más rápida, pero son un paso en esa dirección.

3. Nueva legislación para apoyar la reestructuración de la deuda soberana

Las medidas legales en las jurisdicciones que rigen los bonos internacionales (importante, pero no exclusivamente, en Nueva York y Londres) o donde se tramitan los pagos pueden contribuir a una reestructuración más ordenada al promover una mayor igualdad de condiciones entre los deudores y los acreedores soberanos. Por ejemplo, la legislación nacional puede poner un tope a las cantidades que pueden reclamarse de los bonos gubernamentales en mora comprados con un gran descuento. En 2010, el Reino Unido promulgó una ley de ese tipo para los países que participan en la iniciativa de alivio de la deuda de los países pobres muy endeudados, mientras que Bélgica aprobó en 2015 la denominada Ley de fondos antiburó, que impide que los acreedores litigantes perturben los pagos realizados a través de Euroclear. También dinamizaría la legislación para facilitar las reestructuraciones mayoritarias, lo que permitiría a un soberano y a una mayoría cualificada de acreedores llegar a un acuerdo vinculante para todos los acreedores sujetos a las reestructuraciones.

La sindemia mundial es una conmoción que se produce una sola vez en un siglo y que merece una respuesta generosa de los acreedores oficiales y privados hacia las economías de mercado emergentes y en desarrollo, incluida la preservación del sistema de comercio mundial y la ayuda a los países para que puedan hacer frente a los problemas de la deuda.

El apoyo debe ser inmediato, independientemente de los progresos que se puedan hacer para gestionar mejor las reestructuraciones de la deuda. Sin embargo, para asegurar que la mayor parte de la ayuda posible llegue a los ciudadanos de los países deudores, es esencial garantizar la equidad entre los acreedores y la distribución justa de la carga, especialmente entre los acreedores oficiales y privados. Cuanta más ayuda oficial y préstamos blandos puedan destinarse a ayudar a los ciudadanos necesitados de todo el mundo, y cuanto menos esa ayuda termine como reembolso de la deuda a los acreedores intransigentes, mejor.

Depresión económica

Hemos visto al principio de este capítulo que una depresión es una forma extrema de crisis económica que consiste en una gran disminución sostenida de la producción y el consumo, acompañada por altas tasas de desempleo y de quiebras empresariales. La depresión es considerada una forma anormal de recesión. Una depresión se caracteriza por un incremento superlativo del desempleo, la restricción del crédito, reducción de la producción y de la inversión, varias quiebras, montos reducidos de comercio, así como fluctuaciones de tipos de cambio monetario altamente volátiles que, en su mayor parte, constituyen devaluaciones.

La depresión económica no se presenta con cada ciclo económico. Si así fuera la economía caería en un profundo bache del que no saldría en años. Es un fenómeno que se presenta cada 50 o más años. La última gran depresión se originó en 1929 y duró toda una década causando estragos en la economía y la vida social. La pregunta que ahora inquieta a economistas, financieros, gobernantes y debiera preocupar a empresarios, empleados y de hecho a toda la sociedad es ¿La sindemia causada por COVID-19 podría provocar otra depresión de la magnitud de la Gran Depresión de 1929?

Para contestar esta inquietante pregunta primero haremos un repaso de la depresión de 1929 tratando de señalar sus causas y consecuencias, tomando en cuenta que todavía, después de 90 años, los economistas e investigadores no se ponen de acuerdo sobre este tema controversial.

La Gran Depresión de 1929

La Gran Depresión se originó en Estados Unidos a partir de la caída de la bolsa de valores de Nueva York el martes 29 de octubre de 1929 conocido como Crac del 29 o Martes Negro, aunque cinco días antes, el 24 de octubre, ya se había producido el Jueves Negro, y rápidamente se extendió a casi todos los países del mundo.

Fue una crisis financiera mundial que se prolongó durante la década de 1930, precisamente en los años anteriores a la Segunda Guerra Mundial. Su duración depende de los países que se analicen, pero en la mayoría comenzó alrededor de 1929 y se extendió hasta finales de la década de los años treinta o principios de los cuarenta. Fue la depresión más larga en el tiempo, de mayor profundidad y la que afectó a mayor número de países en el siglo XX. En el siglo XXI ha sido utilizada como paradigma de hasta qué punto se puede producir un grave deterioro de la economía a escala mundial.

Este fenómeno económico tuvo efectos devastadores en casi todos los países, ya fueran ricos o pobres. La inseguridad y la miseria se transmitieron como una epidemia, de modo que cayeron como plomada el Producto Interno Bruto (PIB), los ingresos fiscales, las utilidades de las empresas y los precios de bienes y servicios en virtud de la disminución de la demanda. El comercio internacional descendió entre un 50% y un 66%. El desempleo en los Estados Unidos aumentó al 25%, y en algunos países alcanzó el 33%. Ciudades de todo el mundo se vieron gravemente afectadas, especialmente las que dependían de la industria pesada. La industria de la construcción se detuvo prácticamente. La agricultura y las zonas rurales sufrieron la caída de los precios de las cosechas, que alcanzó aproximadamente un 60%. Los agricultores quebraron y tuvieron que vender sus tierras para pagar los créditos. La pobreza se extendió en la Unión Americana y dejó profundas cicatrices en la población. La tasa de suicidios aumentó dramáticamente.

Los sectores más gravemente afectados por la depresión fueron la agricultura, la producción de bienes de consumo y la industria pesada. Esto provocó que ciudades como Detroit y Chicago, que dependían de la industria pesada, sufrieran la crisis con más intensidad. A su vez, hubo ciudades dependientes de una sola industria que terminaron totalmente arruinadas. En 1932 el nivel de actividad al que estaba funcionando la industria era tan bajo que incluso una eventual demanda del mercado podía ser satisfecha sin necesidad de inversión y sin recurrir a más mano de obra. De modo semejante, el sector de la vivienda estaba también saturado de casas vacías cuyos propietarios no habían podido hacer frente a las hipotecas. Sin embargo, lo que más se resintió fue la confianza de los empresarios, quienes tenían grandes dudas sobre la utilidad de nuevas inversiones.

¿Cómo llegó la Unión Americana a semejante desastre? Veamos qué sucedió. La década de los años veinte fue color de rosa en los Estados Unidos. Se la conoce como los fabulosos veinte (Roaring twenties). En 1924, la economía vivía en plena era de prosperidad, y la guerra europea la acrecentó: durante tres años sucesivos los Estados Unidos fueron los proveedores de un mercado casi ilimitado, mientras las potencias europeas se aniquilaban entre sí. La capacidad industrial de los Estados Unidos también había aumentado considerablemente y su agricultura progresaba a idéntico ritmo.

A partir del año 1925 la actividad de la Bolsa de Valores de Nueva York (Stock market) había evolucionado tan vertiginosamente como la producción industrial del país. La cotización de las acciones subía regularmente de año en año y fueron numerosos los estadounidenses que hallaron en la especulación de la bolsa la fuente de una rápida fortuna: la fiebre de operar en la bolsa tentaba a todos los estratos de la población de modo irresistible, tanto rentistas y jubilados como aprendices, que ignoraban todo lo relativo a la industria, a la economía y a la misma bolsa. Todo el mundo consideraba que la economía del país se encaminaba hacia niveles insospechados de bonanza y todos estaban persuadidos de que las "mejores acciones" podían conseguirse con muy poco dinero, y pensaban que debían aprovecharse de aquella buena suerte antes de que pudiera terminarse. Si esta situación le parece que se repite en el stock market actual está en lo cierto.

La continua demanda hizo subir las acciones a alturas increíbles y pronto la cotización en la bolsa fue pura especulación que nada tenía de común con la auténtica solvencia de la sociedad. Mientras solo se trató de que el ciudadano medio invirtiera sus ahorros, la especulación siguió dentro de ciertos límites más o menos razonables, pero transcurrió el tiempo y los "inversionistas" empezaron a operar en la bolsa con dinero prestado. Una acción de cien dólares nominales podía obtenerse solo por diez, mientras el resto, llamado "excedente" -o sea, noventa dólares-, se pagaba a crédito. Si la acción seguía subiendo, todo iba perfectamente: un alza del 10 por ciento, esto es, que pasara de 100 a 110 dólares proporcionaba al accionista un beneficio neto del 100 por ciento sobre los 10 dólares que en realidad había desembolsado. En cambio, si la acción bajaba en un 5 o en un 10 por ciento, el corredor bursátil exigía nuevo pago al contado, y si el cliente no podía hacer frente al mismo, se veía obligado a vender con pérdidas, con el fin de cubrirse él y cubrir a otros posibles acreedores. Entre los pequeños especuladores -decenas de millares de ciudadanos-, eran muy pocos los que poseían reservas de liquidez personal. Todo mundo pensaba que la bolsa subiría hasta el infinito. Nadie tenía temor de que algún día pudiera caer. De tal manera que pedir dinero prestado para comprar acciones se convirtió en un negocio fabuloso en el que podía participar todo mundo. ¿Le suena conocido?

¿Se repetirá la Gran Depresión de 1929?

Hacia finales de la década de 1920, existía la creencia común de que las ganancias y los dividendos seguirían creciendo rápidamente debido a la aplicación sistemática de la ciencia a la industria, el desarrollo de tecnologías modernas de gestión y la eficiencia de las fusiones de empresas. Ciertamente no fue la última vez que este tipo de pensamiento dominó.

En 1929 el mercado de valores siguió creciendo y el auge económico continuó, pero la Fed o Reserva Federal, se estaba poniendo cada vez más nerviosa por el nivel de especulación y por el flujo de fondos en el mercado -especialmente los préstamos de "margen" de alto octanaje, con un apalancamiento mucho mayor permitido que el actual- de las corporaciones y los individuos para alimentarlo. La Reserva Federal estaba preocupada, pero no pudo detener el frenesí de la especulación. Las tasas más altas que estableció, de hecho, alentaron a que se pusieran fondos a disposición de la especulación bursátil de fuentes no bancarias.

Los primeros indicios de una economía en desaceleración aparecieron en julio de 1929, cuando el índice de producción industrial de la Reserva Federal cayó (en ese momento no había, por ejemplo, informes trimestrales de ganancias). A partir de entonces, varios otros índices, incluyendo la producción de acero y las cargas de los vagones de mercancías, empezaron a caer. La mezcla de malas noticias y el aumento de las tasas de interés anticiparon una próxima recesión, y a principios de septiembre los mercados comenzaron a bajar.

Las "llamadas de margen" (En inglés Margin calls), en las que el valor de las acciones mantenidas con dinero prestado había disminuido hasta un punto en el que ya no era suficiente garantía, se hicieron más frecuentes. Y entonces el 24 de octubre de 1929, los mercados se derrumbaron.

Ahora veamos lo que sucede actualmente: La expansión económica global y la escalada sin sustento real del mercado de valores es la más distorsionada de la historia moderna. Ha perdurado gracias a una combinación de apoyo masivo de los bancos centrales a los mercados financieros y de apoyo igualmente masivo a la economía mundial por el estímulo totalmente insostenible de la deuda de China. A finales de agosto del 2020 la financiación agregada de la economía de China se situó en el 75% del total para todo el año 2019, lo que marcó el récord anterior.

El balance combinado de los bancos centrales mundiales también ha subido para ponerse "en órbita" desde marzo del 2020 atiborrado de deuda pública y ahora de deuda corporativa, lo que ha sobre inflado la burbuja del mercado de bonos inducida por el banco central. El balance combinado del Banco de Japón, el Banco Central Europeo, la Reserva Federal y el Banco Central de China acumulan una deuda que ya resulta impagable: 27 billones de dólares (Trillions en inglés).

La Eurozona cayó en recesión en el cuarto trimestre de 2019. El pico del ciclo económico de los Estados Unidos se observó en febrero de 2020, pero el crecimiento económico ya se había tambaleado a finales de 2019. Además, en junio de ese año, la expansión de los EE.UU. se convirtió en la más larga de la historia.

La sindemia de coronavirus aseguró que nunca sabremos si el reaprovechamiento de China, promulgado a mediados de 2019 y que aumentó enormemente a finales de 2019, habría revitalizado una última vez una economía mundial ya zombificada.

El masivo golpe económico ocasionado por el Gran Confinamiento hizo que el PIB de los Estados Unidos se redujera en -9,5% (trimestre a trimestre) y el de la zona euro en un sorprendente -12%. Un ciclo económico envejecido, que se ha extendido artificialmente sólo por el estímulo continuo, simplemente no puede ser revivido después de tal caída.

Toda esta intromisión en la economía ha tenido un costo enorme. El crecimiento de la productividad de la economía mundial se ha estancado por primera vez en la historia, fuera de los períodos de recesión o crisis. En efecto, a través de sus políticas desesperadas y equivocadas, China y los bancos centrales mundiales han "zombificado" la economía mundial.

Una empresa zombi se define como una entidad deficitaria, insolvente o que funciona con pérdidas constantes, y que normalmente colapsaría, pero que sigue operando debido a la clemencia de los acreedores o del capital que recibe en el stock market por la venta de sus acciones. Algo así como un parásito.

La principal lección de la Gran Depresión de 1929 fue que los largos auges crediticios, seguidos de ganancias excesivas y la formación de burbujas en los mercados de activos también dan lugar a una economía frágil, que puede implosionar repentinamente con consecuencias catastróficas. El apalancamiento, como la compra "en margen", puede conducir a pérdidas en cascada cuando la economía y los mercados se descomponen y los participantes en el mercado se dirigen simultáneamente a las salidas provocando una estampida.

Los programas de flexibilización cuantitativa o "quantitative-easing" operados por los bancos centrales durante los últimos 11 años han obligado a los inversionistas a utilizar productos cada vez más arriesgados y estrategias financieras cada vez más audaces para generar rendimientos en el mercado bursátil.

El astronómico estímulo fiscal de los gobiernos mundiales, que asciende a billones de dólares de los Estados Unidos sólo este año, ha contribuido a graves distorsiones en los mercados de capital, amplificadas por los inversionistas "cazadores de impulso" que, en masa, han producido mercados financieros hiper valorados y quebradizos.

Por último, la "bonanza" de la deuda corporativa, observada en todo el mundo, pero especialmente en los Estados Unidos, predice una ola aún mayor de impagos, aun cuando el margen de estímulo a través del sector corporativo se ha disipado por completo.

Entre marzo y junio de este año, la Reserva Federal terminó respaldando los mercados del Tesoro de los Estados Unidos, el papel comercial de las empresas, los mercados de bonos municipales y los mercados de dinero a corto plazo. Se convirtió efectivamente en el mercado financiero de los Estados Unidos. Y ahora la Fed está tratando de retirar lentamente su apoyo, al igual que lo hizo antes de la caída de 1929.

Cuando consideramos las circunstancias que llevaron al colapso de 1929 y la situación actual, surgen similitudes preocupantes. Ambas manifestaciones fueron alimentadas por el crédito fácil que fluía de los bancos centrales tanto directamente, a través de tasas más bajas y/o programas de compra de activos, como indirectamente por el apalancamiento de las instituciones del mercado financiero y las corporaciones alimentadas por el crédito fácil. En 1929, al igual que ahora, la Reserva Federal primero apoyó masivamente el auge de los activos financieros y luego trató de retirar su apoyo de manera lenta y silenciosa.

Lo más notable fue que el frenesí del mercado de valores que llevó a un clímax en 1929 terminó y se produjo el consiguiente desplome, precisamente cuando los inversionistas se dieron cuenta de que una recesión estaba a punto de golpear un mercado de valores sobrecalentado. Aquí es exactamente donde estamos ahora.

¿Recuperación de la economía en forma de "V"?

La narración de la recuperación en forma de "V" ha sido vendida con entusiasmo a los inversionistas del mercado de valores durante el verano y parte del otoño. Ahora, la cruel comprensión de que no se va a producir una verdadera recuperación se está manifestando. Por ejemplo, casi 25 millones de estadounidenses todavía reciben beneficios de desempleo y las quiebras de grandes corporaciones continúan a niveles récord. El consumidor estadounidense simplemente no volverá durante este ciclo, y la segunda ola de la sindemia de coronavirus ya está llegando. La recesión continuará, y luego empeorará. Desgraciadamente, la repetición de la Gran Depresión de 1929 es una posibilidad real y el "gatillo" puede que ya haya sido apretado por el coronavirus durante la terrible sindemia que sufre la humanidad.

Ante el embate de la segunda ola del coronavirus y la crisis provocada por la sindemia, resultaría más conveniente no ilusionarse con una rápida recuperación de la economía en forma de "V" y mejor hacer todo lo posible para evitar una profunda depresión económica o prepararse para encararla y sobrevivir.

Hemos observado cómo la narrativa de la recuperación ha sido promocionada en los medios financieros y entre algunos economistas y analistas. Esto se debe en buena parte a la recuperación en forma de "V" que ha registrado el stock market de New York. Sin embargo, una cosa es el mercado de valores y otra la economía real. De hecho, se considera que el mercado de valores está divorciado de la economía real y sus índices principales, el Dow Jones, Nasdaq y Standard and Poor´s han subido de manera un tanto artificial impulsados por la enorme cantidad de dinero que ha inyectado la Reserva Federal (Fed) en el sistema financiero.

Una recuperación económica es un período de expansión en el que eventualmente superamos el pico anterior de empleo y producción. No hay tal cosa que se avecine en un futuro próximo. Antes bien, primero se hará más profunda la caída de la economía real.

Es muy humano evitar reconocer posibilidades perturbadoras, como el abismo económico inminente en el que la economía mundial está a punto de hundirse, pero ahora es absolutamente necesario percibir fríamente las realidades económicas tal como son. De lo contrario, los efectos de la agitación que se avecina serán insoportables y tanto más devastadores en cuanto menos preparados estemos para afrontarlos.

A fin de proporcionar elementos para la toma de decisiones tanto de las personas como las empresas y al gobierno, a continuación presentamos un resumen de los argumentos en que se basa la narración excesivamente optimista -y, en algunos casos, incluso engañosa- de quienes sostienen la idea de una rápida recuperación de la economía en forma de "V".

El consumidor es el motor más importante de la economía estadounidense (el consumo privado representa cerca del 70% del PIB de los Estados Unidos), y el mayor contribuyente para ello es el empleo. El empleo privado se cayó durante la primavera y desde entonces se ha recuperado sólo marginalmente. Su tasa de crecimiento se ha estancado. Si las personas no tienen empleo y no tienen otra fuente de ingreso, su consumo de bienes y servicios bajará y esto afectará a la recuperación de las empresas y en consecuencia de toda la economía

Si bien el ritmo de las quiebras de empresas se ha reducido un poco, las grandes empresas y también las pequeñas han seguido cerrando. Esto hace improbable cualquier otra mejora notable en el empleo. Piense en las líneas aéreas, los cruceros, restaurantes, bares, gimnasios, etc. Además, la llegada de la segunda ola aumentará considerablemente el cierre de muchas empresas más.

La producción industrial en China disminuyó con bastante anticipación en enero y febrero de este año, y no hemos observado ningún rebote lo suficientemente poderoso como para devolverla rápidamente a los niveles anteriores al coronavirus. Con la actual tasa de crecimiento del 4-5%, se necesitaría hasta alrededor de la Navidad o entrado el año 2021 para que la producción industrial alcance el nivel en el que estaba antes de la sindemia (en diciembre de 2019). Y también hay serias dudas sobre si China podría mantener un ritmo de crecimiento tan rápido.

Las ventas al por menor no se han recuperado como se esperaba, y de hecho disminuyeron (YoY) en julio. También se pueden plantear serias dudas sobre la continuación de la recuperación de China debido a la escalada de problemas en su sector bancario sobre-apalancado. A esto agregue que una buena parte de lo que China produce es exportado para su venta en los mercados del extranjero, principalmente de los Estados Unidos. Si el poder de compra del consumidor estadounidense baja, en esa proporción bajará la demanda de productos de China.

Pero si los Estados Unidos o China se encuentran en problemas, la Eurozona es el verdadero problema en la narrativa de recuperación global. Hay muy pocos signos de una recuperación real en el bloque monetario europeo, lo que se refleja, por ejemplo, en el colapso del sentimiento industrial, que no se ha recuperado. Esto no es un buen augurio para el frágil sector bancario europeo.

La tercera cuestión que se pasa por alto en la narración de la recuperación es que cualquier recuperación sólo se ha logrado mediante niveles verdaderamente colosales de estímulo fiscal y monetario. El gobierno federal de los Estados Unidos puso en marcha un extenso programa de estímulos para los desempleados, las empresas e incluso para las personas que perciben un bajo ingreso. A este último grupo le entregó un cheque de 1,200 dólares para gastarlo libremente sin compromiso de reintegrarlo.

El gobierno de los Estados Unidos ha inundado la economía con más de 2 billones de dólares y se espera que el déficit presupuestario supere los 3.3 billones de dólares en 2020, el mayor déficit como porcentaje del PIB desde 1945. El balance de la Reserva Federal también se ha disparado de poco más de 4 billones de dólares a más de 7 billones en sólo unos meses. Sólo hay una palabra para estas acciones sin precedentes: desesperación por una economía real que no se recupera en forma de "V".

El estímulo en China también ha batido récords. A finales de julio la financiación agregada de la economía real' había alcanzado la sorprendente cifra de 3.3 billones de dólares, superando fácilmente el anterior récord de 2 billones de dólares establecido en 2019. En una economía que ya está extremadamente endeudada, esto es, naturalmente, insostenible.

Simplemente no hay una recuperación económica real en camino. Por el contrario, nos dirigimos a una crisis más profunda.

La deslucida recuperación del impacto económico masivo de la sindemia de coronavirus se ha logrado con un excesivo estímulo fiscal y monetario en el ciclo comercial más manipulado de la historia moderna.

Además, el ciclo comercial mundial ya estaba muy extendido y estaba en proceso de retroceso. Los banqueros centrales y los líderes políticos están efectivamente tapando los agujeros de un barco cuyas cubiertas están inundadas.

Los ciclos comerciales se llaman ciclos obviamente porque cualquier economía pasa por períodos tanto de expansión como de contracción. Hemos sabido esto desde la antigua Roma. Las expansiones económicas siempre, siempre terminan.

Sin embargo, la historia de las crisis económicas también nos ha enseñado que si un ciclo comercial se extiende artificialmente a través de la estimulación monetaria que conduce a una especulación financiera excesiva, exactamente como la que estamos experimentando ahora, el riesgo de un colapso económico catastrófico aumenta enormemente. Lamentablemente, debido a las políticas desacertadas de los bancos centrales y los líderes políticos, ahora estamos obligados a ser testigos de un evento de este tipo. Y puede resultar ser la peor crisis económica que alguien haya visto.

En los países emergentes de América Latina la situación económica también augura un horizonte de color gris por la tormenta que se avecina. El Fondo Monetario Internacional (FMI) declaró el 27 de marzo que "es claro que hemos entrado en una recesión", y que ésta será peor que la del 2009, luego de la crisis financiera mundial. Como un efecto dominó de la sindemia que comenzó en China, los engranajes de la máquina han ido, uno a uno, frenando en seco.

El 19 de marzo Alicia Bárcena, secretaria ejecutiva de la CEPAL dijo que la crisis del COVID-19 "pasará a la historia como una de las peores que el mundo ha vivido". Para América Latina y el Caribe, una región que ya arrastraba un débil crecimiento, pronosticó una contracción de 1.8% del Producto Interno Bruto (PIB) regional. Esto podría llevar a que el desempleo aumente en 10 puntos y que los pobres pasen de ser 185 a 220 millones. Las personas en condición de pobreza extrema podrían pasar de 67 a 90 millones, afirmó.

Bárcena también explicó que la región se verá afectada a través de cinco canales: la disminución de actividad económica de los principales socios comerciales a nivel internacional; la caída de demanda en servicios de turismo, que afecta sobre todo al Caribe; la interrupción en las cadenas globales de valor, que golpea especialmente a México y a Brasil y la caída en el precio de materias primas que afecta a la mayor parte de los países de la región.

De acuerdo con un reporte elaborado por Credit Suisse en marzo, si bien toda Latinoamérica sufrirá el impacto económico de la sindemia y la caída de los precios de las materias primas, serán México y Chile los más golpeados debido a "su alta dependencia en grandes economías afectadas, como Estados Unidos y China". En el caso de México, prevé que la contracción será del 4% para este año. El tratado comercial con Estados Unidos y Canadá, T-MEC, que a principios de año se veía como un factor de impulso para la economía mexicana, no tendrá por ahora los efectos esperados.

6.

DAÑOS COLATERALES DE LA SINDEMIA

En capítulos anteriores revisamos el daño que COVID-19 ha causado en la economía al punto de provocar una crisis y probablemente una depresión económica. Sin embargo, este no es el único daño que se genera. Hay otros daños colaterales que se deben identificar para prevenirlos o en su caso combatirlos. Son daños que afectan a las personas, a las empresas, al gobierno y a la sociedad en su conjunto. Revisaremos los que a nuestro juicio son importantes pero sin dejar de reconocer que hay otros o que podrían surgir algunos más al paso del tiempo.

Hemos incluido la opinión de expertos en su campo de acción y la información de instituciones de reconocido prestigio para traerle consejos y sugerencias que podrían ser de gran utilidad para prevenir y sobrevivir el difícil tiempo por el que cruza actualmente la humanidad. Anotamos en su caso el nombre del experto, de la institución y el link a la fuente de información en respeto al derecho de autor. Esperamos que le sean de utilidad.

El confinamiento provocado por COVID-19 se refleja en prácticamente todas las actividades de la sociedad. El coronavirus ha impactado en distintos sectores de la sociedad. El brote de este nuevo virus ha afectado a nivel social, económico y político al mundo entero. Pasar revista con detalle a todas y cada una de las actividades que ha impactado llevaría un amplio volumen de páginas. Sin pretender enumerar a todas, una lista parcial incluiría revisar el impacto de la sindemia en el turismo, los deportes, las relaciones personales, el cine, el teatro, el comercio, la prostitución, el ocio, los conciertos, los estadios, los museos y hasta el medio ambiente. Haremos una reseña breve de algunas de ellas para dejar constancia del efecto de la sindemia en el quehacer de la sociedad. Debemos resaltar que los autores de artículos, conferencias o declaraciones usan normalmente la palabra pandemia para referirse a COVID-19. Nosotros usamos la palabra sindemia en virtud de que consideramos que el problema es más amplio que una pandemia ya que involucra una crisis biológica y además un problema económico y social.

Salud mental

La Organización Panamericana de la Salud (https://www.paho.org/es) es la organización internacional de salud pública más antigua del mundo, está afiliada a la OMS y forma parte del sistema de la Organización de las Naciones Unidas. Su directora, **Carissa F. Etienne**, advirtió sobre el peligro que significa el coronavirus para la salud mental y convocó a los países de las Américas a invertir en servicios de salud mental para hacer frente a los efectos de COVID-19.

"La pandemia de COVID-19 ha provocado una crisis de salud mental en nuestra Región a una escala nunca antes vista. Se trata de una tormenta perfecta en todos los países, ya que vemos necesidades cada vez mayores y recursos cada vez menores para abordarlas. Es urgente que el apoyo a la salud mental se considere un componente fundamental de la respuesta a la pandemia", indicó Etienne.

"Los servicios de salud mental y violencia doméstica son esenciales y debemos enfocarnos en abordar las brechas que la pandemia ha dejado al descubierto. Hoy pido a los países que tomen las medidas necesarias para garantizar que todos reciban la atención que necesitan y merecen".

Etienne señaló que los casos de coronavirus en las Américas han alcanzado casi 11.5 millones y que más de 400,000 personas han muerto. "La región de las Américas tiene aproximadamente el 13% de la población mundial, pero el 64% de las muertes mundiales reportadas oficialmente".

"La pandemia está teniendo un grave impacto en los trabajadores de la salud que están trabajando muchas horas y arriesgan sus vidas mientras los hospitales luchan por tener suficientes equipos de protección personal. "Después de meses de operar en modo crisis, nuestros profesionales de la salud se enfrentan al agotamiento, ansiedad y depresión".

"Los pasos más eficaces son contratar y capacitar a más trabajadores de la salud e integrar la salud mental y el apoyo psicosocial dentro de los sistemas de atención primaria de salud para que sean de fácil acceso para quienes más los necesitan".

"Todas las personas que necesitan apoyo de salud mental deben sentirse cómodas pidiendo ayuda. Nadie debería sufrir solo y sin apoyo profesional, especialmente ahora. Por supuesto, algunos de estos mismos conceptos se aplican a la violencia doméstica. Estos servicios deben ser accesibles y estar integrados a nivel local; necesitamos innovaciones para llegar a las personas supervivientes y apoyarlas, y es fundamental luchar contra el estigma. La violencia nunca es aceptable y no se debe culpar a las personas sobrevivientes de violencia doméstica".

"Es probable que se subestime el alcance real de la violencia doméstica durante la COVID-19, ya que las personas sobrevivientes están atrapadas en casa y los servicios de apoyo y extensión están interrumpidos. Dada la reducción del contacto con amigos y familiares y los obstáculos para acceder a servicios y refugios, estamos dejando a las personas sobrevivientes sin un lugar adonde acudir. Los costos de la violencia son extraordinariamente altos, por lo que no se puede suspender el apoyo a las personas sobrevivientes".

"La OPS ha estado ayudando a los países a fortalecer políticas y servicios y expandir el aprendizaje en línea para los trabajadores de la salud para que sepan cómo identificar y apoyar a las sobrevivientes de la violencia durante la pandemia. Algunos lugares utilizan enfoques novedosos para asegurar que los sobrevivientes de violencia puedan pedir ayuda discretamente, como a través de palabras clave o señales de mano".

"Los pacientes que han dado positivo para COVID-19 también experimentan insomnio, delirio o incluso depresión. Muchas personas están agobiadas por el miedo a desarrollar enfermedades graves, y otras están comprensiblemente preocupadas por sus vidas. La investigación inicial indica que tanto como un tercio de los pacientes que se recuperan de COVID-19 pueden tener cambios duraderos en su estado de ánimo, y sufren de ansiedad o depresión".

"Las enfermedades de salud mental constituyen una epidemia silenciosa que ha afectado a las Américas mucho antes de COVID-19, con depresión y ansiedad como dos de las principales causas de discapacidad. La región también tiene el segundo nivel más alto de consumo de alcohol en el mundo. Las emergencias pueden empeorar estas condiciones".

"En los últimos meses hemos sentido miedo a la infección o ansiedad si estamos enfermos; dolor porque nuestros seres queridos que han sucumbido al virus; incertidumbre sobre el futuro, ya que el trabajo y la vida como la conocíamos se ven amenazados; agobio por las noticias y la falta de información; y soledad o aislamiento tras semanas o incluso meses de distanciamiento social. Y aunque es posible que estemos haciendo frente a este estrés de distintas maneras, todos estamos sufriendo, especialmente quienes están afectados por trastornos de salud mental preexistentes".

"Los servicios de salud mental son fundamentales en nuestra respuesta a la COVID-19 y, en última instancia, para nuestro proceso de reconstrucción. Esta pandemia nos recuerda, como nunca antes, que la salud mental es fundamental para el bienestar de las personas y las sociedades".

"Debemos intensificar para que las personas que viven con enfermedades mentales, así como sobrevivientes de violencia, tengan los recursos y el apoyo que necesitan. Esta pandemia nos recuerda, como nunca antes, que la buena salud mental es necesaria para el bienestar de las personas y las sociedades", concluyó Carissa F. Etienne, Directora de la Organización Panamericana de la Salud.

La prevención y el tratamiento de la enfermedad COVID-19 requieren medidas de autocuidado para conservar la salud física y mental. **La Clínica Mayo**, entidad sin ánimo de lucro dedicada a la práctica clínica, la educación y la investigación con oficinas centrales en Rochester, Minnesota, recomienda cuidar el cuerpo y la mente, así como mantener el contacto con otras personas para el beneficio de la salud mental. La Clínica Mayo recomienda atender las siguientes medidas para el buen cuidado de la salud mental. (Clínica Mayo https://www.mayoclinic.org)

"Duerme lo suficiente. Acuéstate y levántate a la misma hora todos los días. Practica tú horario normal, aun si estás quedándote en casa.

Participa regularmente en actividad física. La actividad física regular y el ejercicio pueden ayudar a reducir la ansiedad y mejorar el estado de ánimo. Encuentra una actividad que incluya movimiento, como danza, o aplicaciones para ejercicio. Sal al aire libre en un área en que sea fácil mantener la distancia de otras personas — como lo recomiendan los Centros para el Control y la Prevención de Enfermedades de los Estados Unidos (CDC) y la Organización Mundial de la Salud (OMS) o el gobierno — como un sendero en la naturaleza o el patio de tu casa.

Come de manera saludable. Elige una dieta bien balanceada. Evita comer comida basura y azúcar refinada. Limita la cafeína, ya que puede agravar el estrés y la ansiedad.

Evita el tabaco, el alcohol y las drogas. Si fumas tabaco estás a un riesgo mayor de enfermedades pulmonares. Como la COVID-19 afecta los pulmones, tu riesgo aumenta aún más. Beber alcohol para hacer frente a la situación puede empeorar las cosas y reducir tu capacidad de afrontamiento. Evita tomar drogas como medio para afrontar al coronavirus a no ser que tu médico te haya recetado medicación.

Limita el tiempo frente a las pantallas. Apaga los dispositivos electrónicos por algún tiempo todos los días, y hazlo también 30 minutos antes de dormir. Haz un esfuerzo para pasar menos tiempo frente a una pantalla — ya sea televisión, tableta, computadora o teléfono.

Relájate y recarga las pilas. Reserva tiempo para ti mismo. Aun unos pocos minutos de tranquilidad pueden refrescarte y ayudarte a calmar tu mente y reducir la ansiedad. Muchas personas se benefician con prácticas como respiración profunda, tai chi, yoga, o meditación. Date un baño de espuma, escucha música, o lee o escucha un libro narrado — haz lo que sea que te ayude a relajarte. Elige una técnica que funcione para ti, y practícala con regularidad.

Cuida tu mente

Reduce los desencadenantes de estrés:

Mantén tu rutina normal. Mantener un horario regular es importante para tu salud mental. Además de mantener una rutina regular para el momento de irte a la cama, ten horarios consistentes para las comidas, bañarte y vestirte, horarios de trabajo o de estudio, y ejercicio. También toma algún tiempo para actividades que disfrutes. Este procedimiento puede hacerte sentir que tienes más control.

Limita tu exposición a los medios de comunicación. Las noticias constantes sobre la COVID-19 en todos los tipos de medios de comunicación quizás contribuyan al miedo sobre esta enfermedad. También limita el uso de medios sociales que puedan exponerte a rumores e información falsa. Limita leer, escuchar, o mirar otras noticias, pero infórmate frecuentemente sobre las recomendaciones nacionales y locales. Busca fuentes de información fiables, como CDC y OMS.

Mantente ocupado. Una distracción puede alejarte del ciclo de pensamientos negativos que alimentan la ansiedad y la depresión. Disfruta de pasatiempos que puedas hacer en casa, identifica un nuevo proyecto u organiza ese armario como te prometiste hacer algún día. Hacer algo positivo para controlar la ansiedad es una estrategia sana de afrontamiento.

Concéntrate en los pensamientos positivos. Elige enfocarte en las cosas positivas en tu vida en lugar de hacerlo en qué mal te sientes. Considera comenzar cada día haciendo una lista de las cosas por las que estás agradecido. Mantén un sentido de esperanza, esfuérzate en aceptar los cambios cuando se presentan, y trata de considerar los problemas en perspectiva.

Usa tus valores morales o tu vida espiritual como apoyo. Si tus creencias te dan fuerza, pueden brindarte consuelo en momentos difíciles.

Establece prioridades. No te abrumes creando una lista de cosas que te cambiarán la vida y que quieres lograr mientras estás quedándote en casa. Fija metas razonables todos los días, y haz un esquema de los pasos para lograrlas. Reconoce tus logros por cada paso en la dirección correcta, sin importar qué pequeños sean. Y acepta que algunos días serán mejores que otros.

Conéctate con otras personas

Organiza el apoyo y haz tus relaciones más sólidas:

Forma conexiones. Si necesitas quedarte en casa y distanciarte de otras personas, evita el aislamiento social. Encuentra un tiempo cada día para hacer conexiones virtuales por email, textos, teléfono, FaceTime o aplicaciones similares. Si estás trabajando a distancia desde tu casa, pregúntales a tus colegas cómo están, y comparte consejos para afrontar el virus. Disfruta haciendo sociabilidad virtual y hablando con los que viven en tu casa.

Haz algo para los demás. Encuentra un propósito ayudando a la gente que te rodea. Por ejemplo, envía email o textos o llama para ver cómo están tus amigos, familiares, y vecinos — especialmente los que son adultos mayores. Si sabes de alguien que no puede salir, pregunta si necesita algo, como por ejemplo cosas de la tienda o que le traigan un medicamento de la farmacia. Asegúrate de seguir las recomendaciones de CDC, OMS y tu gobierno sobre distanciamiento social y reuniones de grupo.

Presta apoyo a un familiar o a un amigo. Si un familiar o un amigo necesitan aislarse por razones de seguridad o se enferma y necesita hacer cuarentena en su casa o en el hospital, piensa en maneras de permanecer en contacto. Por ejemplo, puedes hacer esto con dispositivos electrónicos o el teléfono, y enviarle una nota para alegrarle el día.

Cómo reconocer qué es típico y qué no es

El estrés es una reacción psicológica y física normal a las exigencias de la vida. Todos reaccionamos de manera diferente ante situaciones difíciles, y es normal sentirse estresado y preocupado durante una crisis. Pero los desafíos diarios múltiples, como los efectos de la pandemia de COVID-19, pueden afectarte más allá de tu capacidad de afrontamiento.

Muchas personas pueden presentar trastornos de salud mental, como síntomas de ansiedad y depresión, durante este momento. Los sentimientos pueden cambiar con el tiempo.

A pesar de tus mejores esfuerzos, quizás te encuentres sintiéndote desamparado, triste, enojado, irritable, desesperanzado, ansioso, o atemorizado. Tal vez tengas problemas para concentrarte en tareas rutinarias, cambios en el apetito, dolores en el cuerpo o dificultad para dormir, o te sea difícil enfrentar tareas de todos los días.

Cuando estos signos y síntomas duran por varios días seguidos, haciendo que te sientas desgraciado y causándote problemas en tu vida diaria de modo que encuentras difícil llevar a cabo tus responsabilidades normales, es el momento de pedir ayuda.

Pide ayuda cuando la necesites

Esperar que los problemas de salud mental como ansiedad o depresión desaparezcan por sí solos puede llevar a que los síntomas empeoren. Si estás preocupado, o si notas que los síntomas de salud mental empeoran, pide ayuda cuando la necesites y sé sincero sobre cómo te sientes. Para conseguir ayuda, quizás lo mejor sea:

Llamar o usar redes sociales para comunicarte con un amigo cercano o un ser querido, aunque sea difícil hablar sobre tus sentimientos.

Ponerte en contacto con un pastor, un líder espiritual u otra persona de tu comunidad religiosa.

Comunicarte con tu programa de asistencia para empleados si tu empleador tiene uno, para recibir asesoramiento o pedir una remisión a un profesional en salud mental.

Puedes esperar que tus sentimientos tan fuertes actuales desaparezcan cuando la pandemia termine, pero el estrés no va a desaparecer de tu vida cuando termine COVID-19. Continúa con estas prácticas de autocuidado para cuidar tu salud mental y aumentar tu capacidad para afrontar los continuos desafíos de la vida."

Educación

La educación es un derecho de los niños, niñas y adolescentes independientemente de la contingencia de COVID-19. Las escuelas están cerradas, los maestros y maestras han tenido que cambiar sus clases presenciales a una modalidad en línea, y niñas, niños y adolescentes están en casa realizando sus tareas y actividades escolares.

La educación es una forma de brindar estabilidad y seguridad a la niñez ya que ayuda a implementar una rutina, a utilizar su tiempo de forma productiva y así afrontar el trauma, el estrés y el miedo que pueden estar sintiendo a causa de la sindemia.

Por eso es muy importante que los niños, niñas y adolescentes puedan seguir estudiando y aprendiendo desde casa, de lo contrario podría darse el caso que olviden algunas cosas que han aprendido.

La UNICEF ha preparado valiosas recomendaciones para que este difícil cambio en la rutina sea más fácil para niños, niñas, adolescentes, papás, mamás y maestros.

Astrid Hollander, Jefa de Educación en UNICEF México, amablemente nos da estas recomendaciones para que papás y mamás acompañen las actividades escolares de sus hijos e hijas. (https://uni.cf/3kf8JfR).

"1. Cuida la salud emocional de tus hijos e hijas.

Es muy importante que les recuerdes que esta situación es temporal y que si estamos en casa es para cuidarnos nosotros y a los demás. Es normal que sientan miedo o preocupación, por eso es importante crear espacios donde puedan expresar sus emociones, invítalos a que hablen contigo y escúchalos con atención; si no quieren hablarlo directamente contigo, sugiéreles que lo hagan a través de dibujos o escribiendo en un diario.

Por otro lado, es recomendable evitar que estén sobreexpuestos a información sobre la pandemia, es bueno que sepan lo que ocurre, pero puedes explicárselos tú con un lenguaje adecuado para su edad.

Otra forma de cuidar sus emociones es que sigan en contacto con sus amigos o con otros familiares, por ejemplo, con llamadas telefónicas o video llamadas.

En UNICEF México preparamos estos materiales que te serán de utilidad.

https://www.unicef.org/mexico/informes/apoyo-emocional-para-ni%C3%B1os-y-ni%C3%B1as-ante-el-COVID-19

2. Establezcan una rutina.

Es importante que en familia acuerden horarios para hacer las tareas escolares y que en ese tiempo tú puedas estar con ellos ayudándoles en lo que necesiten. Los horarios ayudan a que la familia tenga un sentido de normalidad.

Es importante que sepas que habrá días que niñas y niños no quieran seguir esa rutina y sientan apatía, esto es normal, propicia un tiempo de descanso para que puedan despejarse y después retomar las actividades.

3. No trates de convertirte en maestro o maestra.

La situación es muy complicada y seguramente papás y mamás sienten presión para tomar el rol de maestro, pero no se espera que ustedes asuman este papel ni que el hogar se convierta en una escuela, lo que necesitan niñas, niños y adolescentes es el acompañamiento de sus cuidadores.

En cuanto al espacio, te recomendamos que designen un lugar específico para el aprendizaje tanto para que los niños puedan tomar clases a distancia como para que mamás y papás puedan apoyarles en las tareas en el horario que hayan decidido en familia.

Puedes visitar estos sitios de la Secretaría de Educación Pública de México para más información:

https://www.aprendeencasa.mx/aprende-en-casa/

https://www.gob.mx/sep

4. Revisa que tengan todo lo necesario.

Verifica que tengan la conectividad adecuada para tomar clases a distancia o que el canal de televisión donde tus hijos toman clases se sintonice bien.

Después revisa que tengan los útiles escolares como cuadernos, lápices, colores, etc., así como los dispositivos necesarios como el teléfono, una pantalla o una tableta.

Finalmente revisa el plan de estudios porque no esperamos que papás y mamás recuerden todo lo que aprendieron en la escuela por lo que te recomendamos que, si no sabes alguna cosa específica cuando estés ayudando a tus hijos e hijas con la tarea, recurras a las fuentes recomendadas por la escuela y a otras fuentes confiables de información, esto es muy importante, recuerda que en internet hay muchos sitios que no son seguros para niñas, niños y adolescentes, es por eso que tu supervisión es fundamental en estos momentos.

5. Regula el tiempo.

Niñas, niños y adolescentes tienen diferentes periodos de concentración y atención, los más pequeños pueden concentrarse unos 20 minutos mientras que los adolescentes tienen un periodo de atención de 45 minutos o más.

Por eso te recomendamos que, al hacer las actividades educativas con tus hijos e hijas, procuren no pasar más de los tiempos que mencionamos arriba sentados y enfocados en un mismo tema ya que los niños pueden aburrirse y perder la concentración.

En los horarios que hayan establecido en familia, deben considerar los periodos de descanso.

6. Fomenta el ejercicio y otras actividades.

Niñas, niños y adolescentes pueden aprender de muchas formas, por eso es bueno que además de las actividades académicas, fomentes que realicen alguna actividad física como yoga, ejercicio, que bailen o hagan otra actividad que les guste. Si lo hacen en familia ¡es aún mejor!

Jugar es divertido, pero también es un derecho de niñas y niños que ayuda a su desarrollo físico y cognitivo.

Finalmente, pueden aprovechar el tiempo para hacer manualidades, leer un libro, aprender otro idioma, entre otras muchas actividades."

Violencia contra las mujeres y las niñas

El Gran Confinamiento provocado por la sindemia COVID-19 ha creado condiciones que aumentan la violencia contra las mujeres y las niñas. Es importante hacer un llamado sobre esta situación para que gobiernos e instituciones de la sociedad tomen las medidas necesarias para evitar y, en su caso, sancionar la violencia.

Hemos seleccionado un texto de un documento preparado por la Comisión Interamericana de Mujeres (CIM) de la Organización de los Estados Americanos (OEA) para resaltar esta situación. El texto que le presentamos es solamente un extracto del documento publicado por iniciativa de la Comisión Interamericana de Mujeres (CIM), coordinada por **Alejandra Mora Mora**, Secretaria Ejecutiva de la CIM, con la contribución de Marta Martínez, Hilary Anderson, Beatriz Piñeres, Eva Villarreal y Javiera Sandoval.

La Comisión Interamericana de Mujeres es el principal foro generador de políticas hemisféricas para la promoción de los derechos de las mujeres y la igualdad de género. Creada en 1928 - en reconocimiento de la importancia de la inclusión social de las mujeres para el fortalecimiento de la democracia y del desarrollo humano en las Américas - la CIM fue el primer órgano intergubernamental establecido para promover los derechos humanos de las mujeres.

Título del documento completo: "COVID-19 en la vida de las mujeres: Razones para reconocer los impactos diferenciados"

Título del extracto: "Violencia contra las mujeres y las niñas"

"• El confinamiento obliga a las mujeres a estar encerradas con sus maltratadores.

Teniendo en cuenta que el hogar es el lugar más peligroso para las mujeres el encierro hace que se incremente el riesgo de violencia contra ellas en la medida en que aumenta el tiempo de convivencia; se generan conflictos alrededor de cuestiones domésticas y familiares; la violencia se prolonga sin que sea interrumpida y se genera una percepción de seguridad e impunidad del agresor. Es indispensable declarar las líneas de atención a la violencia, centros de orientación y atención psicológica, psicosocial y jurídica como servicios indispensables y reforzarlos. También realizar campañas informativas sobre prevención y atención de casos de violencia, garantizando que las denuncias serán atendidas y que las víctimas no están solas.

• El encierro de niñas genera un aumento de la violencia sexual en su contra y mayores complicaciones para mantenerse en procesos de escolarización. El confinamiento hace que las niñas estén más expuestas al abuso y la violencia, a lo que se adiciona el riesgo de abandono y exclusión escolar post sindemia. Los Estados deben garantizar su seguridad y apoyo adicional para minimizar el aumento de los riesgos de violencia y de abandono escolar una vez termine el confinamiento. Las clases escolares en línea (niveles primario, secundario y terciario) deben incluir información sobre recursos disponibles para denunciar casos de violencia, el equipo docente/académico debe recibir preparación para atender estas situaciones e identificar situaciones de riesgo de violencia o de abandono y exclusión de forma remota.

• Incremento de la violencia contra las mujeres y niñas en internet (ciber violencia). La tecnología constituye en este momento de emergencia y aislamiento una herramienta fundamental de acceso a la información, a la educación, al trabajo e incluso facilita el acceso a los servicios para mujeres víctimas de violencia, pero también abre nuevos caminos a los perpetradores. Esto conlleva una mayor exposición de las víctimas en las redes y activa la red de los depredadores sexuales. Para hacer frente a este problema se recomienda adoptar medidas de (i) sensibilización, para prevenir la ciber violencia contra las mujeres y las niñas a través de la formación, el aprendizaje, la realización de campañas y el desarrollo comunitario para promover cambios de las actitudes y los comportamientos sociales; (ii) las salvaguardias de supervisar y mantener una infraestructura de Internet responsable, y contar con prácticas de atención al/la usuario/a bien fundadas; y (iii) las sanciones a través de leyes, reglamentos y mecanismos de gobernanza para disuadir y/o sancionar a los infractores de cometer esos delitos, denominadas las 3 "S".

• Los ataques violentos y el acoso contra el personal sanitario -colectivo integrado por una mayoría de mujeres- en viviendas y en medios de transporte no pueden tolerarse.

Teniendo en cuenta que el personal sanitario está conformado mayoritariamente por mujeres, estas manifestaciones violentas adoptan formas específicas contra las mujeres y generan impactos diferenciados. En respuesta a este nuevo riesgo, los gobiernos pueden emprender campañas de prevención de esta violencia, proveer medios de transporte seguros para enfermeras y personal sanitario en riesgo de sufrir violencia en espacios públicos, proporcionar apoyo psicológico y mecanismos para denunciar estas formas de abuso.

• La denuncia se dificulta por razones de género. Las mujeres tienen un enorme temor de quebrantar las órdenes de cuarentena y las restricciones sanitarias y de la circulación, que se exacerba por sus roles en el cuidado y protección, por lo que es indispensable que se asegure la movilización de las mujeres víctimas de violencia y sus familiares sin autorización especial.

Igualmente, se deben adoptar medidas especiales para facilitar las denuncias, reforzando los mecanismos existentes y contemplando medidas alternativas. La tecnología también debe convertirse en un medio facilitador para la interposición de denuncias, a través de medios tales como la telefonía inteligente y mensajería silenciosa, comisarías virtuales, botones de pánico, geolocalización, e incluso el uso de las redes sociales (WhatsApp, Facebook e Instagram). Asimismo, se puede evaluar la idoneidad de interponer denuncias en clave en los lugares de fácil acceso como las farmacias, supermercados u otros servicios esenciales, que son los que se encuentran más cercanos a la comunidad donde viven las mujeres.

• Los servicios de atención y protección a la violencia contra las mujeres no están diseñados para responder ante la situación derivada de la emergencia COVID-19. Los servicios también deben adaptarse para asegurar el acceso de las mujeres víctimas de violencia en todo el territorio nacional, y superar las dificultades para llegar a las zonas rurales, así como adecuarse a las necesidades específicas en cada territorio. Las brechas entre el número, disponibilidad y capacitación especializada de la policía y las fuerzas de seguridad entre lo urbano y lo rural pueden crear un vacío en el Estado de derecho en las comunidades rurales, remotas o marginales, que enfrentan menor acceso a todo tipo de servicio público, lo que puede empeorar el riesgo y la situación de las mujeres víctimas de violencia.

Igualmente, los servicios deben contar con rutas de acción para asegurar la seguridad de las mujeres en riesgo durante la emergencia, adaptando los protocolos de actuación para reforzar su eficacia durante el periodo de crisis. Una medida relevante en este periodo especial es la extensión automática de medidas judiciales de protección y de medidas cautelares a mujeres víctimas de violencia, que ya han adelantado muchos de los gobiernos de la región. En relación a los servicios de atención, los gobiernos pueden mejorar la capacidad de acceso a la telefonía inteligente y a la mensajería silenciosa, mencionadas como medidas novedosas.

Es necesario declarar servicios indispensables y esenciales las líneas de atención a la violencia y centros de orientación y atención psicológica, psicosocial y jurídica existentes, y reforzarlos, garantizando su acceso a recursos para afrontar la situación excepcional.

• Las infraestructuras de albergues o lugares de refugio para mujeres víctimas de violencia y sus familiares tienen limitaciones de capacidad, sanitarias y presupuestarias.

Esta situación se complicará a medida que se intensifica el confinamiento por lo que es necesario contemplar las medidas de exclusión del hogar del agresor, y no solo pensar en albergues para las mujeres y sus familias; así como poner en marcha albergues temporales extraordinarios; y/o habilitar hoteles y otros alojamientos para la recepción de mujeres, niñas y niños, y adultas mayores, los cuales deben contar con presupuesto y protocolos de atención adecuados.

• Urge realizar un monitoreo de emergencia de los datos y registros públicos de violencia antes y después del aislamiento domiciliario. La atención de los datos que incluya las formas que la violencia toma durante el confinamiento en los hogares y también en los espacios públicos, posibilitará comprender el impacto de la violencia contra las mujeres y mejorar la planificación de las políticas públicas correspondientes."

Por la importancia que tiene todo el documento para comprender el problema que afrontan las mujeres y las niñas en el Gran Confinamiento lo exhortamos a consultarlo en https://www.oas.org/es/cim/docs/ArgumentarioCOVID19-ES.pdf

Impacto en la religión

La sindemia provocada por COVID-19 ha impactado en la religión de varias maneras, incluida la cancelación de las celebraciones de diversas religiones, el cierre de las escuelas dominicales, así como la cancelación de peregrinaciones en torno a celebraciones y festivales. Muchas iglesias, sinagogas, mezquitas y templos están ofreciendo culto a través de transmisiones por video conferencia en Internet durante la sindemia.

Pero si bien las iglesias han sufrido los efectos del coronavirus, también es cierto, y esto debe agradecerse, que las organizaciones religiosas han colaborado para paliar los efectos de la sindemia realizando donaciones económicas, de material sanitario o de alimentos. Se han enviado suministros de desinfección, respiradores, purificadores de aire, protectores faciales, guantes, reactivos de detección de ácido nucleico de coronavirus, ventiladores, monitores de pacientes, bombas de jeringa, bombas de infusión y alimentos a las áreas afectadas e incluso han ofrecido pruebas gratuitas de COVID-19 al público. Surgieron iniciativas para ofrecer escucha psicológica o acompañamiento a personas que se encontraban solas durante la cuarentena. También se pusieron a disposición de las autoridades civiles edificios religiosos para su uso como albergues u hospitales improvisados.

Los feligreses de muchas religiones se han reunido para rezar por el fin de la sindemia de COVID-19, para que Dios ayude a los afectados y dé a los médicos y científicos la sabiduría para combatir la enfermedad. En los Estados Unidos se designó el 15 de marzo de 2020 como un Día Nacional de Oración para que los estadounidenses busquen la ayuda de Dios en medio de la sindemia. El 27 de marzo el papa Francisco presidió un momento extraordinario de oración en el atrio de la Basílica de San Pedro, en el que impartió la bendición Urbi et orbi.

Las medidas que han tomado las organizaciones religiosas han tenido como objetivo fundamental preservar la fe, la unidad y la ayuda espiritual. Sin embargo, hay diferencias y matices que resultan interesante conocer porque revelan mucho de la filosofía que inspira a cada religión. Revisaremos las más importantes:

Iglesia católica. Al principio de la sindemia algunas diócesis, conferencias episcopales y autoridades eclesiásticas tomaron medidas como retirar de las iglesias las pilas de agua bendita y aumentar las medidas de higiene, evitándose el contacto físico durante el rito de la paz de las celebraciones eucarísticas o mediante la distribución de la comunión solo en la mano (en lugar de comulgar en la boca). Sin embargo, a medida que avanzaba la enfermedad, los obispos fueron dispensando a los fieles del precepto de participar en la misa los domingos, pudiendo quedarse en casa para cumplir con las órdenes de confinamiento decretadas por los distintos gobiernos y recomendando en su lugar el seguimiento de las celebraciones a través de los medios de comunicación. Por ese motivo, distintos canales de televisión y radio aumentaron su programación religiosa, superando en algunos casos los récords de audiencia, además de que se integró de manera importante el servicio de streaming para transmitir en vivo el servicio religioso con plataformas como Zoom.

La sindemia golpeó con más fuerza durante la cuaresma cristiana, un periodo espiritual de preparación para la Pascua, de carácter penitencial, en el que se llevan a cabo prácticas como el ayuno, la limosna o la oración. En esta ocasión se invitó especialmente a rezar por el fin de la enfermedad. Países enteros renovaron su consagración al Sagrado Corazón de Jesús y al Inmaculado Corazón de María. El papa Francisco anunció su deseo de que se respondiera a la sindemia del virus «con la universalidad de la oración, la compasión y la ternura», y pidió a todos los cristianos, fuesen o no católicos, que se unieran en oración rezando el Padrenuestro.

Especial relevancia tuvo un momento extraordinario de oración, calificado de histórico, que fue convocado por el papa Francisco el 27 de marzo. El papa, bajo la lluvia y ante una plaza de San Pedro completamente vacía de fieles como medida de precaución por la sindemia, presidió una celebración donde se proclamó el pasaje evangélico en el que Jesús calma la tormenta, y pronunció una homilía en la que reflexionó sobre el texto bíblico y la situación que el mundo estaba viviendo. Para terminar, dio con el Santísimo Sacramento la bendición urbi et orbi, que en circunstancias habituales sólo se imparte en Navidad y Pascua, y que permitió a los católicos ganar la indulgencia plenaria.

La Iglesia católica asumió un papel protagónico en defensa de su grey al proporcionar servicios de atención espiritual y religiosa tanto a los pacientes de COVID-19 como al personal sanitario en hospitales de campaña que se habilitaron para la ocasión.

También surgieron iniciativas para acompañar a personas que se encontraban solas durante el confinamiento y como escucha psicológica para sanitarios que necesitasen apoyo emocional. Conventos de monjas y comunidades parroquiales comenzaron a fabricar mascarillas de protección para el personal sanitario de los hospitales y voluntarios. Al mismo tiempo se sucedieron las donaciones económicas, las actividades caritativas y la colaboración con las instituciones civiles para mitigar los efectos de la sindemia, como la disposición de seminarios y edificios diocesanos para acoger personas sin hogar, personal sanitario, o incluso para ser habilitados como hospitales en caso necesario.

Al acercarse la celebración de la Semana Santa, la Congregación para el Culto Divino y la Disciplina de los Sacramentos ofreció indicaciones y sugerencias a los obispos para que, en aquellos países afectados por la enfermedad, en los que se han restringido las reuniones y la movilidad de las personas, los distintos ritos se celebraran sin la presencia del pueblo y en un lugar adecuado, evitando que varios sacerdotes celebraran juntos la misa y omitiendo el saludo de paz. Respecto a las procesiones religiosas y otros actos de piedad popular, que ya en muchas diócesis se habían suspendido, daba la posibilidad de que se aplazasen a otros días, como por ejemplo las fiestas de la exaltación de la Santa Cruz y de Nuestra Señora de los Dolores (mes de septiembre), siempre a juicio del obispo de cada diócesis.

Otras denominaciones. El subsecretario general del Consejo Mundial de Iglesias, Olav Fykse Tveit, anunció refiriéndose a la sindemia: "esta situación requiere nuestra solidaridad y responsabilidad, atención plena, cuidado y sabiduría así como también nuestros signos de fe, esperanza y amor". En medio de la sindemia algunas iglesias continúan operando sus despensas de alimentos que ofrecen bolsas llenas de alimentos y rollos de papel higiénico para familias necesitadas. Otras iglesias cristianas, incluidas las iglesias no confesionales, han comenzado a utilizar transmisiones en vivo con una función de chat. La Iglesia de Jesucristo de los Santos de los Últimos Días ha implementado una suspensión temporal de todos los servicios de adoración en todo el mundo como resultado de la sindemia.

Islam. Arabia Saudita cerró la Gran Mezquita de La Meca para los visitantes de la Umrah y prohibió tocar a Kaaba. La Sociedad Islámica de América del Norte, la Asociación Médica Musulmana de Canadá y el Consejo Canadiense de Imanes recomendaron que las congregaciones suspendieran las oraciones y reuniones de los azalás del viernes. La Cúpula de la Roca se ha cerrado, aunque las oraciones musulmanas todavía se realizan en el Monte del Templo. Las mezquitas han cerrado en Singapur y Malasia. El Santuario del Imán Reza, el Santuario Fátima Masumeh, el Santuario Shah Abdol-Azim y la Mezquita Jamkaran en Irán fueron cerrados temporalmente. Las oraciones del viernes también fueron suspendidas. Los líderes religiosos en Kuwait y Arabia Saudita han instado fuertemente a la gente a rezar en sus hogares y evitar ir a las mezquitas para las oraciones regulares y los azalás del viernes. La Dirección de Asuntos Religiosos de Turquía impuso una prohibición nacional de las reuniones de oración en las mezquitas, incluidas las oraciones de los azalás del viernes.

Judaísmo. En el Muro de las Lamentaciones miles de judíos se reunieron para rezar por el fin de la sindemia de coronavirus y esto fue dirigido por el Gran Rabino Shmuel Eliyahu. Muchas reuniones relacionadas con la celebración judía de Purim fueron canceladas debido a la sindemia de COVID-19. El Consejo Rabínico de América, hablando en nombre del judaísmo ortodoxo, emitió una directriz que establece que "las reuniones públicas en sinagogas y escuelas deben ser severamente limitadas". La Asamblea Rabínica, hablando por el judaísmo conservador, declaró que "proteger la vida humana anula casi cualquier otro valor judío" y recomendó posponer las bodas.

Budismo. El festival de Panguni Uthiram, que generalmente se asocia con procesiones, se canceló debido a la sindemia de coronavirus. Los Narta Kirtans asociados con la fiesta de Vaisakhi en la primavera también han sido suspendidos o pospuestos. El gobierno de Nepal ha dado permiso a solo 25 peregrinos a la vez en el templo sagrado de Pashupatinath en Katmandú, Nepal.

La Coalición Sikh recomendó la cancelación de los servicios en gurdwaras. Además, muchos gurudwaras sij han suspendido la oferta de alimentos gratuitos a los visitantes de gurudwara como resultado de la sindemia. La Junta Central Sikh Gurdwara ha recomendado que los sijs de edad avanzada se queden en sus casas, aunque ha permitido bodas que han sido programadas para continuar. El Cuerpo Cultural del Budismo Coreano, que permite a los visitantes experimentar la vida monástica en ciento treinta y siete templos, ha suspendido ese programa.

El 18 de marzo, se suspendió el viaje de Mata Vaishno Devi en Jammu y Cachemira. La Junta del Santuario Shri Mata Vaishno Devi emitió una consulta para que los extranjeros no visiten el templo hasta 28 días después de su llegada a la India. La gente común no podrá ir al mundialmente famoso Aarti que se celebrará en el Ganges Ghat en Kashi. La administración del distrito ha prohibido la entrada de personas comunes en Ganga Aarti. También se les ha pedido a los organizadores que completen el Ganga Aarti de una manera simple.

En medio de un aumento en los casos confirmados en todo el estado de Maharashtra en India, los funcionarios de salud declararon que varios sitios turísticos y religiosos se cerrarán como medida de precaución. Estos sitios incluyeron el Templo Siddhivinayak en Mumbai, el Templo Tulja Bhavani en el distrito de Osmanabad, las Cuevas Ajanta y Ellora en el distrito de Aurangabad, el Templo Dagadusheth Halwai Ganapati en Pune, el Templo Mumba Devi en Mumbai y el Templo Saibaba en Shirdi. Las Iglesias Budistas de América cancelaron los servicios para las vacaciones de primavera de Higan y otros eventos en muchos de sus templos.

Nunca antes, en la historia de la humanidad, se había afectado tan profunda y tan extensamente la vida religiosa. Esto nos da una idea de la importancia de la sindemia y del compromiso que deben asumir los gobiernos del mundo para prevenirla y combatirla porque COVID-19 no es cualquier cosa, es una terrible sindemia que está atacando no solamente la salud de la humanidad, sino su economía y la base de su estructura social.

Producción de alimentos.

La sindemia de COVID-19 ha impactado sobre la producción y distribución de alimentos, lo que pone en riesgo la seguridad alimentaria de vastos sectores de la población de la mayoría de los países. El sistema de abastecimiento y distribución de alimentos consta de varias etapas necesarias para que los productos básicos no elaborados en su lugar de origen lleguen a los consumidores finales. La interrupción de cualquiera de las etapas, por ejemplo el transporte, la elaboración en plantas manufactureras o la distribución mayorista y minorista, afecta a la totalidad del sistema de producción, distribución, venta y consumo de alimentos.

Las estrategias diseñadas para minimizar los impactos negativos de la sindemia están relacionadas con la asistencia y la protección de los diversos actores de la cadena de suministros de alimentos que incluyen a los productores de bienes primarios, las industrias de elaboración de productos, los mercados locales de abastecimiento y la logística que enlaza a todo el sistema. La asistencia directa e inmediata a las poblaciones vulnerables y la coordinación de políticas entre los distintos gobiernos son algunas de las medidas propuestas a fin de evitar la crisis alimentaria a escala global.

De acuerdo con un informe de la FAO (Food and Agriculture Organization) 820 millones de personas en el mundo padecían hambre crónica antes del inicio de la sindemia por COVID-19. Un informe del año 2019 señalaba que "alrededor de 113 millones de personas en 53 países experimentaron inseguridad alimentaria aguda en 2018", situación que se produce cuando "la incapacidad de una persona para consumir alimentos adecuados pone en peligro inmediato su vida o sus medios de subsistencia". Algunos de esos países, además, sufrieron la invasión de varias plagas de langostas en febrero de 2020 como consecuencia de la inusual prolongación de la temporada de lluvias. La destrucción de cultivos producto de esta plaga creó una presión adicional sobre la alimentación de millones de personas del Cuerno de África.

Los conflictos armados en la región de Medio Oriente y el Norte de África, —Argelia, Bahréin, Egipto, Irán, Irak, Jordania, Kuwait, Líbano, Libia, Mauritania, Marruecos, Omán, Palestina, Qatar, Arabia Saudí, Sudán, Siria, Túnez, Emiratos Árabes Unidos y Yemen—, tienen una incidencia profunda y a largo plazo en la continuidad de la producción y distribución de alimentos, tanto para aquellos países donde el conflicto se desarrolla como para sus vecinos. Las interrupciones en los ciclos productivos y la imposibilidad de llevar adelante programas de mejora de prácticas agrícolas han afectado a la seguridad alimentaria y nutricional en toda la región. África es un continente que puede ser afectado de manera muy importante por la sindemia y en virtud de su baja capacidad para la producción de alimentos podría entrar en una profunda hambruna.

En la región de América Latina y el Caribe, los países más afectados por la inseguridad alimentaria en 2018 fueron Haití, Guatemala, Nicaragua, Bolivia y Venezuela, con porcentajes de entre el 49.3% de la población en el caso de Haití y 15.2% en el caso de Guatemala. En virtud de los problemas políticos que confronta, Venezuela sufriría una aguda escasez de alimentos. Habrá que poner atención también a Argentina, país que se encuentra al borde del colapso financiero.

La sindemia de COVID-19 podría producir hacia finales de 2020 aproximadamente la duplicación de las personas que sufren hambre aguda en el mundo, lo que equivale a unas 265 millones de personas. La aparición de una crisis alimentaria generalizada depende de la extensión y duración de la sindemia, que podría afectar las cadenas de producción y distribución de alimentos a escala global. Este negro panorama se confirmaría por la segunda ola.

Las medidas de confinamiento adoptadas por la mayoría de los países del mundo a fin de evitar la propagación del virus han causado una disminución de la demanda debido a reducción de los ingresos familiares y el cierre de restaurantes y comedores en las empresas. De manera simultánea, la oferta de productos ha disminuido por el cierre de establecimientos de elaboración y empaque o las dificultades logísticas y de distribución a nivel local. A medida que la sindemia se extiende, algunos países han comenzado a restringir sus exportaciones de productos básicos, lo que podría resultar en un riesgo para la seguridad alimentaria de los países importadores. En paralelo, la recesión global que se anticipa podría generar un impacto negativo en las economías emergentes que dependen de la exportación de materias primas.

La FAO advirtió que en América Latina y el Caribe se producirán alteraciones en la demanda a causa de la reducción del poder adquisitivo de la población y en la oferta por alteraciones en el acceso a insumos o capital. Además, señaló la posibilidad de incrementos en los precios locales debido a desajustes en los flujos normales de importación y exportación de alimentos. En paralelo, se estima que las personas que habitualmente desarrollan tareas vinculadas a la hotelería y el turismo, se trasladarán hacia entornos rurales al haber perdido sus fuentes de ingreso por el cierre masivo de esos servicios. Estos traslados incrementarán los grupos de pobreza rurales tradicionales de varios países de la región.

Según Arif Husain, economista del Programa Mundial de Alimentos (WFP) la sindemia puede tener consecuencias mucho más graves en aquellos países con grandes sectores en situación de inseguridad alimentaria, dado que "la desnutrición aumenta la vulnerabilidad a las enfermedades". A esta situación se agregan dos factores adversos simultáneos: el aumento del precio de los alimentos que deben importar para cubrir sus necesidades y la disminución de los ingresos por turismo o exportaciones de materias primas causadas por la crisis global.

Francia, Alemania, Italia, España y Polonia, entre otros países europeos destacados por su producción agrícola, enfrentan una crisis de mano de obra debido al cierre de fronteras. Cientos de miles de trabajadores migrantes estacionales se dedican cada año a la producción de frutas, verduras y vino, en granjas y establecimientos que dependen de ellos para su funcionamiento.

En Estados Unidos la sindemia ha puesto en evidencia la debilidad del sistema debido en parte a la concentración de las empresas procesadoras de carne. Los representantes de los trabajadores denunciaron reiteradamente las condiciones de trabajo; al verificarse más de 9,000 contagios y 40 muertes entre los trabajadores, las empresas decidieron cerrar algunas de sus plantas de elaboración. Esto produjo la interrupción de la cadena de distribución, con dos consecuencias negativas simultáneas: aumento de precios y riesgo de desabasto debido a la falta de oferta, así como situación de emergencia en los productores agropecuarios debido a la caída de la demanda. La situación afecta particularmente a los productores de cerdos, que no pueden modificar el tiempo de cada etapa del ciclo productivo. Cerrados los canales de comercialización y con escasa o nula posibilidad de conservar a los animales dentro de los establecimientos de crianza, los productores de cerdos enfrentan la posibilidad de tener que matar a los animales que no pueden alimentar.

Las medidas propuestas a fin de minimizar los impactos negativos se basan en estrategias de promoción de los distintos sectores que intervienen en la cadena de suministros. En este sentido, la FAO afirmó que "Para mitigar los efectos de la pandemia en la alimentación y la agricultura, la FAO insta a los países a satisfacer las necesidades alimentarias inmediatas de sus poblaciones vulnerables, impulsar sus programas de protección social, continuar con el comercio mundial de alimentos, mantener la cadena de suministro nacional y contribuir a desarrollar la capacidad de los pequeños agricultores para aumentar la producción alimentaria".

Un grupo de líderes de distintos organismos internacionales expresaron que ante el riesgo de una crisis alimentaria, los "gobiernos deberían establecer o fortalecer mecanismos de protección social para proteger a los más vulnerables. Las mujeres de edad avanzada, discapacitadas, embarazadas y lactantes, bebés, niños en edad escolar y presos que dependen de programas de alimentación son más susceptibles a la inseguridad alimentaria", al tiempo que destacaron la necesidad urgente de aumentar "la resiliencia de nuestros sistemas alimentarios. Fortalecer la gestión de los mercados y crear redundancia para evitar interrupciones en la cadena de suministro".

El Consejo de Seguridad de la ONU, entre otras prioridades, señaló la importancia de "aumentar el apoyo a la elaboración de alimentos, al transporte y a los mercados locales de productos, y fomentar la apertura de los corredores comerciales que garanticen el funcionamiento continuo de la cadena de suministro de alimentos y los sistemas agroalimentarios esenciales en los países con crisis alimentaria".

Un grupo de responsables de áreas de producción de alimentos de 26 países de América Latina y el Caribe emitieron un documento en abril de 2020 en el cual proponían medidas conjuntas y coordinadas para enfrentar la posible crisis. Estas medidas incluyen la asistencia técnica y financiera a los pequeños y medianos productores; el control sobre el funcionamiento de los mercados mayoristas y la supervisión estrecha y permanente sobre las cadenas de distribución, tanto locales como regionales;

la promoción de medidas fiscales de resguardo a los productores y distribuidores y el impulso al uso de tecnologías de comercio electrónico, así como la creación de programas para prevenir las pérdidas y desperdicios de alimentos.

En una carta abierta dirigida a los líderes mundiales, los CEO de las principales empresas, organizaciones de la sociedad civil, científicos y políticos expusieron su alarma por las consecuencias globales a largo plazo de la sindemia y sugirieron la aplicación de cuatro medidas:

➢ Mantener el flujo de suministro de alimentos en todo el mundo.
➢ Mantener el comercio abierto.
➢ Aumentar el apoyo a los más vulnerables
➢ Invertir en sistemas alimentarios sostenibles.

La Organización Internacional del Trabajo señaló que las políticas nacionales e internacionales para enfrentar la emergencia social y alimentaria derivada de la sindemia debían diseñarse sobre cuatro ejes: estimular la economía y el empleo; sostener empresas, empleos e ingresos; proteger a los trabajadores en el lugar de trabajo; y confiar en el diálogo social para encontrar soluciones.

Deportes

Los estadios deportivos están vacíos. Los principales torneos y competencias deportivas del mundo se han paralizado debido a la propagación del coronavirus, algo que no sucedía desde la Segunda Guerra Mundial. La propagación de esta sindemia ha obligado a cancelar o posponer las diferentes competencias y torneos deportivos del mundo, tanto para proteger a los espectadores como a los mismos deportistas que se han visto amenazados por este enemigo invisible.

El fútbol, el deporte más popular en el mundo, fue uno de los primeros en sentir el impacto de COVID-19. La Liga Española y la Liga Italiana decidieron, en primera instancia, jugar a puertas cerradas para evitar la aglomeración de personas en los estadios. Posteriormente y ante la expansión de este virus, todas las ligas europeas decidieron detener sus torneos locales. La UEFA, por su parte, suspendió los partidos programados de la Champions League y de la Europa League.

Poco a poco, como caen las fichas de dominó, las ligas de fútbol de América, Asia y África adoptaron las mismas medidas para salvaguardar la salud de todos sus futbolistas y seguidores. Los diferentes clubes del mundo han preferido cancelar sus entrenamientos e implementar rutinas para que los futbolistas se ejerciten desde sus hogares bajo la supervisión virtual de sus directores técnicos.

Los campeonatos entre selecciones nacionales también quedaron suspendidos. Las eliminatorias mundialistas se postergarán hasta nuevo aviso, mientras que la Copa América y la Eurocopa se jugarán en el 2021.

No solo el fútbol se ha visto afectado por la expansión de la sindemia. El básquet, el automovilismo, el tenis, entre otros deportes, también han pospuesto sus actividades y competencias. La NBA suspendió la temporada tras conocerse que varios jugadores dieron positivo por coronavirus. Mientras que la Fórmula 1 decidió comenzar su temporada en mayo, ante el aplazamiento de los Grand Prix de Australia, Bahréin, Vietnam y China.

Por su parte, la Federación Internacional de Tenis, máximo ente de este deporte, ha dispuesto suspender algunos torneos. Además, todos los Grand Slam se han visto afectados con estadios vacíos o de plano con la cancelación como sucedió con Wimbledon.

Los Juegos Olímpicos de Tokio postergados. El inicio de las olimpiadas de Tokio 2020 estaba programado para el 24 de julio, pero ante la propagación del COVID-19, muchos deportistas y autoridades pidieron la postergación del evento deportivo más importante del mundo. Por ello, el Comité Olímpico Internacional (COI) y el Gobierno de Japón decidieron aplazar un año la cita olímpica. Días antes, muchos de los eventos clasificatorios para los Juegos Olímpicos ya habían sido suspendidos, por lo que existían varias disciplinas como el béisbol, baloncesto femenino, fútbol femenino, boxeo, taekwondo, triatlón, entre otros que no habían definido a todos sus clasificados para estos juegos.

Todo esto podía perjudicar a los atletas que aún no contaban con un lugar asegurado para las olimpiadas y a otros que han pospuesto o cancelado sus entrenamientos a causa del coronavirus. Los Juegos Olímpicos de Tokio se celebrarán en el verano del 2021 para que los deportistas no vean perjudicada su preparación física ante la sindemia del coronavirus y puedan llegar en la mejor de sus condiciones.

El mundo del deporte se ha visto perjudicado en gran medida por la propagación del COVID-19, generando aplazamientos, postergaciones y grandes pérdidas económicas a los atletas, clubes y federaciones de todo el planeta.

El turismo

Una de las actividades que han sido impactadas con más fuerza por la sindemia del COVID-19 es el turismo. Líneas aéreas, cruceros, hoteles, agencias de viajes, restaurantes, museos, cines, teatros, casinos, artesanos, pequeñas empresas que venden souvenirs y millones de personas que trabajan en el sector turístico han sufrido el impacto del coronavirus.

El golpe asestado al turismo internacional ha sido de 300 millones de turistas menos y 320,000 millones de dólares perdidos en ingresos solamente hasta el mes de mayo del 2020, lo que supone más del triple de lo que se perdió en la crisis económica global de 2009. Según datos de la Organización Mundial del Turismo (OMT), el confinamiento impuesto como respuesta a la sindemia redujo en mayo el número de turistas internacionales en un 98 % en comparación con el mismo mes de 2019. El barómetro del organismo internacional muestra también un descenso interanual del 56 % en las llegadas de turistas entre enero y mayo.

En un comunicado, la OMT señala que los gobiernos de todas las regiones del mundo tienen una doble responsabilidad: priorizar la salud pública y proteger a la vez los empleos y las empresas, y subraya que "la drástica caída del turismo pone en riesgo el sustento de millones de personas", muchas de ellas en países en desarrollo. Para su secretario general, Zurab Pololikashvili, estos datos "dejan clara la importancia de reiniciar el turismo tan pronto como sea seguro hacerlo".

Pololikashvili cree también "preciso que mantengan el espíritu de cooperación y solidaridad que ha definido nuestra respuesta a este reto compartido y que eviten tomar decisiones unilaterales que puedan socavar la confianza que tanto trabajo nos ha costado restablecer".

Mientras el turismo regresa lentamente a algunos destinos, el índice de confianza de la OMT ha caído hasta mínimos históricos, tanto para la evaluación del periodo enero-abril de 2020, como en sus perspectivas para mayo-agosto. La mayor parte de los miembros del Grupo de Expertos en Turismo de la OMT espera que el turismo internacional se recupere en la primera mitad de 2022 y les siguen quienes creen que se recuperará a finales de ese año.

El grupo de expertos de todo el mundo señala una serie de riesgos como las restricciones de viaje y los cierres de fronteras que siguen en vigor en la mayoría de los destinos, la parálisis de grandes mercados emisores como los Estados Unidos y China, las preocupaciones en materia de seguridad asociadas a los viajes, el rebrote del virus y los riesgos de nuevos confinamientos o toques de queda. La inquietud por la falta de información fiable y el deterioro del entorno económico aparecen como factores que minan también la confianza de los consumidores.

Las empresas relacionadas con el transporte aéreo han resultado duramente golpeadas por el coronavirus. Aeropuertos vacíos, aviones estacionados en tierra y fábricas de aviones trabajando a medio vapor. Las aerolíneas podrían perder hasta 113,000 millones de dólares en ingresos este año debido al impacto del virus, según estimación de la Asociación Internacional del Transporte Aéreo (IATA). "El giro de los acontecimientos como resultado del COVID-19 no tiene precedentes", dijo Alexandre de Juniac, director ejecutivo de la organización.

La industria de los cruceros se encuentra cercana a la bancarrota. El coronavirus recibió una enorme publicidad cuando el crucero Diamond Princess quedó atracado en el puerto japonés de Yokohama con pasajeros y tripulación infectados de COVID-19 a bordo. A partir de entonces pocas personas se atrevieron a navegar en un gran crucero y después la autoridad prohibió la navegación. Un desastre.

La industria de los restaurantes es una de las que más han sufrido. El golpe ha sido devastador para las empresas y para millones de personas que trabajan en los restaurantes. La sindemia ha obligado a la industria ha reconvertirse: desde los restaurantes que han decidido ofrecer comida para llevar, entrega de alimentos a domicilio, disminución del número de mesas, burbujas de plástico para separar las mesas, servicio al aire libre con mesas colocadas en la acera o en plena calle, hasta los chefs que han organizado la preparación de alimentos para el personal médico.

Si algo ha quedado claro de nuestro modo de vida previo al COVID-19, es la importancia de la industria restaurantera en nuestra vida social, no sólo como una actividad que concierne a una gran mayoría de las poblaciones urbanas, sino también como una industria de suma importancia en la generación de empleos y en su aportación al turismo y a la economía nacional.

La parte más triste es que muchos restaurantes han tenido que cerrar y algunos para siempre. Las personas desempleadas se cuentan por millones, los patrimonios perdidos afectan a grandes cadenas pero también a pequeños negocios familiares que han sido el sustento de la familia por muchos años. Esta situación debe mover a una profunda reflexión a los gobiernos. Esta industria necesita una ayuda pronta y suficiente para salvar a personas y empresas de un naufragio profundo y doloroso.

La prostitución

La sindemia de COVID-19 obliga al distanciamiento social y el uso de mascarillas. ¿Cómo ejercer la prostitución con distanciamiento y una máscara cubriendo la cara?

Las trabajadoras sexuales han tenido que adaptarse a la crisis sanitaria por el COVID-19 desde dormir en la calle o llevar gel desinfectante en el bolso, hasta tener que pedirles a sus pocos clientes que se desinfecten las manos, usen mascarillas, no les den besos o adopten alguna posición especial a fin de evitar ser contagiadas.

El confinamiento durante el estado de alarma ha agravado las situaciones de precariedad y de violencia que sufren las mujeres que ejercen la prostitución, que ha disminuido durante este periodo, pero que no ha desaparecido. Aunque el consumo de prostitución en la calle y en algunos ámbitos cerrados ha disminuido, se ha readaptado a un nuevo escenario de confinamiento y de vulnerabilidad.

Durante el confinamiento las mujeres que ejercen la prostitución en la calle pararon su actividad por algunos días lo que les impidió obtener ingresos para cubrir sus necesidades básicas y la de sus familiares. Hacerle frente a esta emergencia no ha sido fácil. Quienes ejercen la prostitución en casas o departamentos tuvieron que seguir pagando la renta de las habitaciones, lo que aumenta las deudas con prestamistas y quienes trabajan en clubes aumentaron sus compromisos con proxenetas. Las prostitutas viven una realidad de terrible angustia.

Tal es el caso de Jessica, 42 años, quien señaló que, tras el cierre de hoteles y bares por la sindemia y la falta de clientes, difícilmente puede ganar lo suficiente para pagar su alojamiento. En algunas ocasiones ha tenido que dormir en la calle y, gracias a una amiga, puede quedarse bajo un techo, aunque desconoce hasta cuándo podrá hacerlo. "No tengo miedo a la enfermedad, tengo más miedo a quedar sin nada. No tengo casa. Si tuviese un hogar pues allá me iba mientras dura esto. Pero nadie sabe cuándo habrá de terminar."

Medio ambiente

Dentro de todo este mar de problemas y malas noticias hay una buena que debemos resaltar. El confinamiento, el distanciamiento social, el uso de mascarillas y la disminución del transporte han mejorado notablemente al medio ambiente. Los animales salvajes salen de sus madrigueras y se pasean por las ciudades. Las flores y las plantas silvestres crecen con más libertad. Las aves vuelan felices en un cielo azul y libre de contaminación. La naturaleza toda lo agradece.

La sindemia de COVID-19 ha causado numerosos efectos en el medio ambiente y el clima. Debido al cese de la actividad se ha confirmado una importante disminución de dióxido de nitrógeno (NO2), una de las principales sustancias emitidas por el transporte y la industria. La severa disminución de la movilidad ha hecho que muchas regiones hayan experimentado una reducción en la contaminación del aire. En China, el confinamiento y otras medidas resultaron en una reducción de las emisiones de partículas así como una disminución de un 25% de las emisiones de dióxido de nitrógeno.

La NASA ha estado controlando cómo los gases que contaminan el ambiente cayeron significativamente durante la fase de la sindemia por COVID-19. La ralentización económica por el virus redujo drásticamente los niveles de contaminación, especialmente en ciudades como Wuhan, China, en un 25%. La NASA utiliza un instrumento de control del ozono para analizar y observar la capa de ozono y contaminantes tales como el NO2, aerosoles y otros. Este instrumento ayudó a la NASA a procesar e interpretar los datos que entraban debido a los confinamientos en todo el mundo. Según la NASA, la reducción en contaminación de NO2 empezó en Wuhan, China, y se extendió poco a poco al resto del mundo. La reducción fue también muy drástica porque el virus coincidió con el mismo periodo del año de las celebraciones del año lunar en China. Las fábricas y los negocios cierran durante la última semana de enero para celebrar el festival del año lunar. El mismo efecto se ha registrado en las grandes ciudades del mundo como New York, Paris, Madrid, Londres, Los Ángeles, Ciudad de México, Buenos Aires y en todo el mundo.

Si el aire se ha limpiado, el agua también. Debido al desplome del turismo y al confinamiento de la población, en Venecia se ha observado un agua más clara. En todo el mundo se pueden ver playas más limpias, ríos y lagos de agua cristalina.

La sindemia del coronavirus le ha generado un respiro al planeta. Aunque el alivio sea por poco tiempo y no resuelva de fondo la crisis climática, lo cierto es que el coronavirus sí le ha dejado buenas noticias al medio ambiente. Y esto se agradece.

7.

LA SEGUNDA OLA DE COVID-19

La segunda ola es más peligrosa que la primera. Ataca con más fuerza y con un coronavirus que ha podido mutar para ser más contagioso y letal.

Europa, los Estados Unidos y América Latina han visto con estupor el repentino y vertiginoso aumento de contagios y muertes. En el mes de octubre el registro de personas contagiadas en los Estados Unidos subió en unos cuantos días de un promedio de 80,000 hasta alcanzar la cifra de 100,000 contagios en sólo un día. Pero no se detuvo ahí. En la primera quincena de noviembre llegó a 150,000 contagios. El avance del virus parece imparable.

Francia tuvo que decretar un nuevo confinamiento y los expertos en virología ya no saben qué hacer para detener el avance de la sindemia porque además temen la llegada de una tercera ola en la primavera. "Es muy difícil prever cuánto tiempo durará la segunda ola, puesto que depende del virus, de su entorno climático, de las medidas que serán tomadas para limitar la circulación del virus, de su aceptación y por tanto de su impacto", ha dicho el consejo científico que lucha contra el virus.

A todo esto agregue una noticia que ha llegado de Dinamarca. Los expertos en virología han encontrado una nueva cepa del coronavirus procedente del visón, ese precioso animalito cuya piel es tan estimada para confeccionar lujosas prendas de vestir. Así es, han encontrado una mutación en el virus que lo haría aún más peligroso y que complicaría la producción de la vacuna. El Instituto Estatal de Sueros de Dinamarca, que se ocupa de enfermedades infecciosas, reveló que ha descubierto cepas de coronavirus relacionadas con la mutación del virus en 214 personas. La primera ministra Mette Frederiksen dijo que el virus mutado representa un riesgo para la eficacia de una futura vacuna contra la COVID-19. El gobierno podría ordenar el sacrificio de 17 millones de visones en Dinamarca tras detectarse la nueva versión del coronavirus que puede propagarse a los humanos, según los científicos del país Europeo. Esto sería terrible.

La lección de la Gripe Española

La historia es la maestra de la vida. Mirar el pasado es un instrumento para comprender el presente y preparar el futuro. Cada generación afronta los desafíos como si fueran únicos; pocos tienen la paciencia de mirar atrás, y la historia nos llega muchas veces contada con parcialidad o con el sesgo impuesto por el vencedor, por ello se corre el riesgo de repetir los errores del pasado. La decisión consiste en sacar fruto hoy de las lecciones aprendidas a partir de lo que hicieron anteriores generaciones.

Le daremos una nueva mirada a la sindemia de la Gripe Española de 1918 tratando de encontrar similitudes con COVID-19 para aprender lecciones que podamos aplicar a la prevención y combate de la sindemia que ahora ataca a la humanidad. La Gripe Española se presentó en medio de la Primera Guerra Mundial y aumentó el impacto de la gran guerra en los países que participaron directamente como en los que estuvieron al margen del conflicto bélico como España.

La guerra provocó un gran desplazamiento de la población militar, pero también de la civil, que estuvieron expuestas al hacinamiento, la falta de higiene y a una alimentación precaria, como consecuencia de su escasez y carestía. Estos elementos contribuyeron a la expansión de la gripe y a su mayor gravedad. Las condiciones de las trincheras y la exposición de los soldados a sustancias tóxicas, como el gas mostaza, fueron también agravantes.

De hecho, la mayor virulencia del brote de la segunda ola en el otoño de 1918 con respecto al de la primavera, ha sido atribuida por algunos científicos a la acción mutagénica de ese gas sobre el virus, aunque para otros estaría en conexión con la presencia de granjas de aves hacinadas en las cercanías de campamentos militares próximos al Canal de la Mancha. Ambas propuestas remiten al papel importante de las transformaciones del entorno en las crisis sanitarias y la segunda al de los animales en el desarrollo de las enfermedades víricas, factores que también han sido invocados como desencadenantes de la actual sindemia. Las granjas de visones en Dinamarca podrían tener el mismo efecto que las granjas de aves en la sindemia de Gripe Española.

Aunque nuestra circunstancia actual es diferente a la de los años 1918-1919, compartimos varios puntos que debemos resaltar. El primer lugar es la movilidad de las personas. En 1918 a causa del desplazamiento de las tropas de una región a otra e incluso de un continente a otro. En la actualidad las personas tienen una gran movilidad a causa del turismo, el trabajo y aun la visita a la familia.

Otra característica que compartimos aun cuando la causa sea diferente es el hacinamiento de las personas. En 1918 las ciudades empezaban a formarse y las familias abandonaban su choza en el campo para ocupar una vivienda en la ciudad. Las favelas en Brasil y las viviendas en México son muestra del hacinamiento urbano. Además, en 1918 también los soldados se hacinaban en cuarteles y trincheras. Actualmente el hacinamiento es evidente en los grandes conjuntos de departamentos que parecen palomares en las grandes ciudades. Además, los medios de transporte como el metro y los autobuses causan el hacinamiento de miles de personas en pequeños y muy reducidos espacios donde viaja una persona junta a la otra sin mediar espacio alguno. Estas condiciones facilitan la proliferación de enfermedades de transmisión respiratoria, como la gripe, la influenza e incluso la COVID-19.

Hay una característica común pero que tiene un origen diferente. Esto es, la causa es diferente pero el resultado es similar. Durante la Gripe Española la Guerra Mundial imponía condiciones difíciles que obligaron a los gobiernos a ignorar el peligro de la sindemia ante la imperiosa necesidad de enviar las tropas al combate. En algunos casos se hizo a un lado la amenaza de la sindemia si ello obstaculizaba una orden de atacar al enemigo. En la actualidad también se ha ignorado el peligro del COVID-19 si ello demerita la imagen de un gobernante o si amenaza con interrumpir las actividades de la economía como producción, transporte y venta de productos. Algunos gobiernos han dicho sin ambages: Primero la economía y después la salud. Recordemos la frase del presidente

Trump ¡Open the Economy!

Otra característica que iguala a las dos sindemias es la falta de recursos sanitarios   –personal, hospitales, equipo y medicinas– en los sistemas sanitarios existentes, no solo por el aumento de la demanda, sino por su escasez a lo largo de los años que impide una buena atención en el día a día, sin que haya una situación de crisis. Con el agravante en la actualidad de que el mundo occidental, Europa y América, recibieron con anticipación la noticia del peligro de COVID-19 y no tomaron a tiempo las debidas precauciones para abastecerse del material necesario.

La falta de recursos sanitarios se explica en la Primera Guerra Mundial por la imperiosa necesidad de utilizar esos recursos para atender los requerimientos en el campo de batalla de los países en conflicto –Alemania, Austria, Hungría, Francia, Estados Unidos, Rusia, Japón – y la crónica falta de recursos en países que no participaron como España. En la actualidad la falta de recursos sanitarios se explica por la falta de previsión y la insuficiente inversión por parte del gobierno e incluso de la iniciativa privada.

En 1918, cuando se detectaron los primeros brotes de la Gripe Española, la censura militar ocultó la presencia de gripe entre los soldados de los bandos contendientes durante el brote de la primavera, y sólo se admitió su existencia cuando España dio cuenta de la epidemia iniciada en mayo en Madrid. La aparición de la COVID-19 en China se silenció también inicialmente y se registraron tensiones entre las autoridades de Beijing y Wuhan por el reconocimiento de la crisis sanitaria y las medidas a adoptar. Dificultades para admitir la llegada de la COVID-19 a otros países han sido comunes. Recordemos la frase del presidente Donald Trump "Lo tenemos totalmente bajo control. Es una persona que viene de China y lo tenemos bajo control. Va a estar bien".

Una de las lecciones más importantes que nos deja el estudio de la Gripe Española de 1918 es que la segunda ola es más fuerte y letal que la primera. Esto es muy importante tomarlo en cuenta para estar preparados para actuar oportunamente contra COVID-19 porque, además, se puede presentar una tercera ola.

La segunda ola de la Gripe Española fue peor que la primera. Los estudiosos de la sindemia y los expertos en virología no se han puesto de acuerdo para determinar la razón de por qué la segunda ola es de peores consecuencias. Algunos aseguran que se debió al frío del invierno, a la relajación de la gente, a la imposibilidad de confinarse por el daño a la economía y a la mutación del virus que lo hizo más contagioso y letal. El panorama actual está adquiriendo de manera peligrosa un parecido con el de 1918.

El segundo brote, aparecido en septiembre, "fue la verdadera pandemia de gripe de 1918", dijo Anton Erkoreka, director del Museo Vasco de Historia de la Medicina, destacando que la segunda ola "mató en todo el mundo, a unos 40 millones de personas". John Barry, autor del libro "La gran gripe. La historia de la pandemia más mortal de la historia" y quien ha participado en órganos consultivos sobre enfermedades en Estados Unidos. Considera que la principal causa de la mayor mortalidad fue el propio virus, que "mutó y se volvió mucho más letal". "Posiblemente alguna de las cepas del virus influenza, responsable de la Gripe Española, mutó, se hizo más virulento y selectivo y provocó la hecatombe que ocurrió en todo el hemisferio norte entre septiembre y noviembre de 1918".

Erin Sorrell, profesora adjunta de microbiología e inmunología de la Universidad de Georgetown considera que las mutaciones del virus son importantes y pueden producir cambios en el grado de letalidad "Se asume que el aumento en la letalidad se debe en parte a las mutaciones acumuladas por el virus en su ola inicial, pues los virus de influenza son propensos a presentar mutaciones conocidas como cambio antigénico, lo cual les permite evadir sistemas de inmunidad existentes por infecciones previas".

Sorrell concluye: "Hemos aprendido que durante la respuesta a la pandemia de 1918-1920 (especialmente en Estados Unidos) a esas ciudades y estados que implementaron regulaciones para el uso de las mascarillas, prohibieron grandes aglomeraciones y cerraron colegios, les fue mejor que a las que no lo hicieron".

¿Se puede evitar la segunda ola?

La Organización Mundial de la Salud (OMS) considera que la segunda ola se puede evitar o a lo menos se podría sofocar.

En la conferencia semanal sobre el estado de la sindemia, la doctora Maria Van Kerkhove, epidemióloga líder de la OMS citó como ejemplo el caso de varios países en África y Asia al afirmar que "No es inevitable que ocurra una segunda ola de contagios de COVID-19 y muchos países que han implementado los sistemas conocidos han logrado impedir un nuevo brote o bien lo han sofocado".

Detalló que las medidas aplicadas para lograr el control del virus son un sistema activo para identificar los casos y aislarlos, colocar en cuarentena a los contactos, continuar haciendo pruebas y obtener los resultados lo más pronto posible, así como disponer de hospitales para brindar un cuidado clínico óptimo. "Todo eso ayuda a evitar una segunda oleada", enfatizó la directora técnica de la OMS para la respuesta al coronavirus.

Tanto Van Kerkhove como Michael Ryan, director de emergencias de la Organización Mundial de la Salud, insistieron en subrayar la importancia de las cuarentenas y de que se otorguen ayudas para garantizar que las personas que hayan estado en contacto con un caso de COVID-19 puedan cumplirlas.

Los especialistas de la OMS explicaron que los países asiáticos que han logrado contener la propagación del coronavirus y que lo han mantenido bajo control, tienen en común que se han enfocado en la detección y aislamiento de los casos positivos y sobre todo, en poner a los contactos en cuarentena.

Especificaron que estar en cuarentena significa no salir de casa para trabajar, ni para comprar, así como no recibir visitas. Por eso, subrayaron la importancia de que los gobiernos apoyen a esos ciudadanos con alojamiento, comida y otras iniciativas para compensar la pérdida de ingresos.

"Como especialista en salud pública puedo decir que una sola cosa que puede mejorar y transformar la situación es asegurarnos que todos y cada uno de los contactos de contagios confirmados estén en cuarentena durante el tiempo apropiado para romper las cadenas de transmisión", reiteró el doctor Michael Ryan.

Desafortunadamente, añadió, eso "no ha ocurrido sistemáticamente en ningún lugar". Refirió que en los países que ahora ven grandes aumentos, ha sido muy difícil sostener esta estrategia durante el verano. "Creo que es en gran parte por eso que estamos viendo números muy altos en este momento", dijo.

Creemos que una cuarentena demasiado larga y estricta, en donde no se permita a las personas la movilidad para acudir a la tienda o al trabajo sería rechazada en el mundo occidental, sobre todo ahora que existe un hartazgo por la experiencia vivida en la primera ola. Sin embargo, es necesario buscar esquemas convenientes y equilibrados entre la salud, la economía y la sociedad como confinamientos focalizados y de corta duración así como una selección de las actividades esenciales para mantenerlas activas y cerrar aquellas no esenciales como cines, teatros, casinos y estadios. La lucha contra el coronavirus será larga y difícil.

La segunda ola y la filosofía de COVID-19

Ha transcurrido casi un año desde que el coronavirus se hizo presente y la enfermedad COVID-19 se convirtió en la amenaza más importante para la salud, la economía y la vida social. La segunda ola ataca sin piedad y la humanidad se pregunta si todavía es tiempo de aprovechar la experiencia de la primera ola, hacer bien las cosas y salir adelante.

Un artículo de la Universidad de Oxford intenta responder a esta y otras inquietantes preguntas. Hemos traducido el texto que le presentamos a continuación. Usted puede consultar el original en inglés en: https://bit.ly/3eYZRZY

Por su contenido, este artículo tiene una especial dedicatoria para los políticos y tomadores de decisiones de la estrategia para prevenir y combatir la sindemia provocada por COVID-19. Creo que será de su interés.

"La filosofía de COVID-19: ¿Todavía es posible hacer lo "correcto"?

Durante los últimos seis meses, en todos los países, en todos los continentes, los políticos, los encargados de formular políticas y los científicos han estado convulsionados al tratar de localizar y luego hacer lo "correcto" frente a COVID-19, y muy a menudo, aparentemente, han estado fallando.

Por primera vez, en mucho tiempo, las consideraciones filosóficas se han convertido en el tema del debate político y de la conversación cotidiana. ¿Es correcto privar a las personas de su libertad

o no; dictar su comportamiento personal o no; cerrar las fronteras o no; proteger la vida o el servicio de salud o la economía, o no?

Por primera vez, en mucho tiempo, las consideraciones filosóficas se han convertido en el tema del debate político y la conversación cotidiana.... El mundo parece estar bloqueado por las consideraciones éticas: ¿hay algo correcto y, si es así, qué es?

Estas no son preguntas cotidianas, ya que la mayoría de la gente y muchos políticos en particular son acusados de haber hecho lo incorrecto, de haber tomado las decisiones equivocadas. Pero el Profesor de Ética Médica de Oxford, el Dr. Dominic Wilkinson, es alguien para quien estas son preguntas cotidianas y no se apresura a juzgar. Dice, La filosofía puede ayudar a informar lo que debemos hacer, dado lo que sabemos.

El problema es, dice el profesor Wilkinson, que los "hechos" parecen haber cambiado en términos de nuestra comprensión de COVID-19 con el paso del tiempo. Lo que sabemos ahora, comparado con lo que sabíamos hace tres meses, es muy diferente. Y, dice el profesor Wilkinson, No se podían tomar decisiones basadas en lo que no se sabía. Sólo puedes tomar decisiones [y ser juzgado] por lo que era razonable hacer en un momento determinado.... Puedes mirar atrás en dos, cinco o diez años y ver cómo resultaron las cosas. Pero incluso si una decisión resulta mal, eso no significa que sea la decisión equivocada que se tomó en ese momento.

El "consecuencialismo", como se conoce en la filosofía, recomienda considerar lo que seguirá (las consecuencias) cuando tomes una decisión. Considera lo que sucederá (o puede suceder) si tomas ciertas acciones. Y debido a las imperfecciones de nuestra comprensión, el profesor Wilkinson dice: A veces hay que tomar una decisión de buena fe.

Claramente, de la multiplicidad de enfoques alrededor del mundo sobre la sindemia, diferentes gobiernos y políticos han llegado a diferentes conclusiones - tanto sobre lo "correcto" a hacer como lo correcto a considerar cuando se toman esas decisiones. La mayoría, si no todos, habrán tratado de preservar la vida. ¿Pero la vida de quién? ¿La de un enfermo de COVID, la de un paciente de cáncer, la de una persona que pierde su trabajo? Y mezcladas con la pregunta han habido otras consideraciones: ¿Deberíamos priorizar la salvación del NHS y aplanar la curva por encima de la libertad individual - y esto, de todos modos, lograría el objetivo general de preservar la vida?

Un punto que ha caído en el debate ha sido la noción de que los políticos están simplemente "siguiendo la ciencia". Aunque los políticos lo aprecian, el profesor Wilkinson insiste en que la ciencia no puede tomar decisiones políticas: "En algunos casos limitados, puede ser éticamente obvio qué conclusión debe seguirse de 'seguir la ciencia'". Pero con un nuevo virus, este no es el caso…

Una de las ideas que ha caído en el debate ha sido la de que los políticos están simplemente "siguiendo la ciencia". Aunque es muy querido por los responsables políticos, el profesor Wilkinson insiste en que la ciencia no puede tomar decisiones políticas, En algunos casos limitados, puede ser éticamente obvio qué conclusión debe seguirse de 'seguir a la ciencia'. Pero con un nuevo virus, este no es el caso… .

Añade, Las decisiones implican valores… Puede haber una respuesta ética obvia a una pregunta directa. Pero cuando se toma una decisión ética y política, todo tipo de valores diferentes están en juego - cómo proteger el bienestar de las personas con COVID o de los desempleados o alguien con cáncer.

La ciencia no puede decirnos qué valores debemos tener en cuenta. Estas son decisiones éticas, no científicas… Es más, la ciencia es desordenada y complicada y muy a menudo dice cosas diferentes y la ciencia evolucionará con el tiempo.

Entonces, ¿cómo podemos entender los intentos de los países para hacer frente a la sindemia? ¿Alguien está haciendo lo correcto? Según el profesor Wilkinson, No hay una sola respuesta correcta, depende de cómo se sopesen las opciones. Tienes que distinguir entre varias cosas.

¿Significa esto, entonces, que todas las decisiones son igualmente válidas - otro punto de vista filosófico: "relativismo"? No, dice el profesor Wilkinson, "El contexto importa, lo que podría ser lo correcto en el Reino Unido o en los EE.UU. puede no serlo en otro lugar. Pero eso no significa que sea sólo una cuestión de opinión. Los filósofos justificadamente rechazan la idea del relativismo

ético. Puede ser difícil encontrar un enfoque razonable y correcto, pero definitivamente hay opciones equivocadas.

Por ejemplo, el profesor Wilkinson, que también es un médico cualificado, dice que recomendar intervenciones no basadas en la evidencia como la cloroquina o la lejía podría considerarse como una elección "moralmente equivocada". Pero él dice, Todos cometeremos errores. Hay algunas cosas, sin embargo, que no son sólo cuestión de la opinión de alguien.

En algún momento del futuro, cuando se revisen la sindemia y las decisiones políticas y se repartan las culpas, tal vez sea posible mirar hacia atrás y decir que algunas decisiones se tomaron de buena fe, dado el conocimiento que se tiene en ese momento, aunque cuesten vidas; mientras tanto, otras parecerán equivocadas.

La coherencia, dice el profesor Wilkinson, es la clave para la toma de decisiones éticas. Cuando los gobiernos y los políticos no han demostrado coherencia, se hace difícil justificar las decisiones. Pero, ¿significa esto que, de ahora en adelante, todo el propósito de la sociedad debe ser la preservación de la vida -nuestra renta nacional debe estar enteramente dirigida a la curación del cáncer?

En algún momento del futuro, cuando… se repartan las culpas, se podrá mirar hacia atrás y decir que algunas decisiones se tomaron de buena fe, según los conocimientos de la época, aunque hayan costado vidas - mientras que otras parecerán equivocadas

No, dice el profesor Wilkinson. "Sabíamos que el COVID era diferente de la gripe [y necesitaba ser abordado de manera diferente]. Pero esta es una nueva sindemia más que una condición endémica (como la malaria o la tuberculosis) y por lo tanto está justificado tratarla de manera diferente a la forma en que tratamos otras amenazas a la salud.

La clave para el tratamiento de COVID-19, dice, fue el hecho de que muchas personas iban a estar enfermas al mismo tiempo, mientras que el cáncer es una amenaza de larga data que no va a desaparecer. Pero, **con el temor de que se produzca una segunda oleada,** dice el profesor Wilkinson, los responsables de la formulación de políticas pronto tendrán que tomar un conjunto diferente de decisiones, ya que "puede que no sea posible" políticamente volver a tomar las mismas medidas ante un virus renovado. Con la creciente preocupación por el impacto en la economía y la reticencia de muchos jóvenes a ser contenidos, la prioridad, dice, debe ser 'salvar vidas'. Pero el mero número de vidas salvadas no es lo único que importa. Hay que considerar la duración de la vida y cómo las vidas de la población se ven disminuidas [por las medidas de intervención].

Estas son preguntas difíciles para cualquiera, incluidos los políticos. No se trata sólo de "seguir a la ciencia", se trata de tomar una decisión ética sobre lo que podría suceder. Y las decisiones éticas pueden ser erróneas. Ha habido poco tiempo y oportunidad para la reflexión, pero dice el Profesor Wilkinson, Los políticos tienen que equilibrar una serie de prioridades, pensar seriamente en cómo actuar.

El hecho de que los políticos modernos estén equipados para tales consideraciones, no es algo sobre lo que un buen filósofo se aventurará a opinar. Pero la confianza es esencial, dice el Profesor Wilkinson, Los problemas de credibilidad surgen cuando hay inconsistencia. Exigimos a nuestros políticos un alto nivel.

Si los políticos modernos están equipados para tales consideraciones, no es algo sobre lo que un buen filósofo aventurará una opinión. Pero la confianza es esencial, dice el profesor Wilkinson, Las cuestiones de credibilidad surgen cuando hay incoherencia. Exigimos a nuestros políticos un alto nivel

Desde el comienzo de la crisis ha habido frecuentes comparaciones con los asentamientos en tiempos de guerra. Desde un punto de vista filosófico, se plantean cuestiones similares, Hay que equilibrar los costos y enfrentar las cuestiones éticas de la misma manera… Hay muchos paralelos con las profundas y difíciles cuestiones que los países enfrentan cuando están en guerra.

Cuando todo esto termine, ¿habrá un nuevo mundo, la nueva normalidad de la que tanto se escucha? Como médico, el profesor Wilkinson, cree que podría haber, 'Muchas personas que han enfrentado enfermedades graves reflexionan sobre sus prioridades... ayuda a poner su vida en perspectiva'.

Pero, dice, 'El momento más difícil todavía está por delante. Podríamos estar enfrentándonos a algo peor que la primera oleada y tendremos que tomar decisiones sobre cosas como quién recibe la vacuna primero... hay muchas más decisiones éticas que sólo el cierre. Aún no sabemos qué es lo que la gente va a tolerar, qué es lo que van a hacer.

El juego de culpas tiene un largo camino por recorrer, en particular para aquellos cuyas decisiones no resisten el escrutinio.

Primer confinamiento en segunda ola

Irlanda fue el primer país de Europa que decidió hacer un segundo confinamiento nacional en medio de temores de que las consecuencias sean ahora más graves que en el primer confinamiento.

"Es devastador tener que sufrir un re-confinamiento durante este período, que es el más cargado antes de las Navidades", aseguró el responsable de una tienda de joyas antiguas, John Farrington. "Hay gente que difícilmente podrá superar un segundo confinamiento", agregó.

Todos los comercios no esenciales -como el de Farrington- tuvieron que cerrar durante seis semanas, y los bares y restaurantes solamente podían servir comida para llevar. Todos los ciudadanos debieron permanecer en sus casas y sólo pudieron desplazarse a un radio de 5 kms de sus domicilios para ejercer un empleo o hacer ejercicio.

La sindemia del coronavirus ha causado al menos mil 865 muertos en Irlanda, según las cifras oficiales. Tras un máximo de 77 muertos diarios en abril, el número de fallecimientos llega actualmente a una decena diaria.

Según la cadena pública RTE, el gobierno aprobó sanciones en caso de violación de las restricciones, con multas que pueden ir hasta mil euros (mil 180 dólares).

Prácticamente la totalidad de las naciones europeas han visto cómo, a pesar de haber reducido los niveles de propagación del virus tras el confinamiento implementado entre marzo y mayo, los casos se han vuelto a disparar en cuanto las actividades habituales han sido retomadas.

¿Qué está fallando en Europa para que los casos de COVID-19 se hayan disparado de nuevo? En marzo, el llamado viejo continente vivió una crisis sanitaria sin precedentes y se vio obligado a cerrar prácticamente todo durante cerca de dos meses.

El avance silencioso del virus por el continente durante las semanas previas al confinamiento se reflejó cuando sistemas sanitarios públicos que han sido referente a nivel global colapsaron ante la gran cantidad de pacientes y la falta de equipos para atenderlos. En países como España e Italia se presentaron casos de selección de enfermos para ser intubados, según su edad o padecimientos.

Pero, aunque fue impactante para el mundo ver a todo el continente colapsado por la crisis sanitaria, también fue un ejemplo a seguir el método con el que se consiguió reducir el contagio comunitario en apenas dos meses. La economía sufrió, pero el virus prácticamente quedó reducido a casos residuales en países que habían estado sobrepasados.

La idea era reabrir la economía y retomar las actividades diarias con precauciones. Pero, apenas cuatro meses después de que se empezara a reabrir todo, las tasas de contagio fueron superiores a la primera ola, aunque la tasa de mortalidad está mucho más baja que en ese entonces.

Parecía impensable que se repitieran las escenas de marzo y abril en Europa otra vez, porque la población estaba teóricamente más preparada y los gobiernos más cautelosos, pero los hospitales volvieron a llenarse y algunos países han dado señales de alarma muy preocupantes.

Francia se encuentra en una situación "grave", tal y como lo expresó el primer ministro, Jean Castex. Con más de 41,000 casos se rompió de nuevo el récord de contagios diarios y el país se acercó a la barrera del millón de casos.

El Gobierno de España lleva semanas intentando el confinamiento de todo el país. Otro encierro supondría un golpe casi definitivo a una de las economías más afectadas por la cuarentena en la zona euro debido a su gran dependencia del turismo y los servicios de restaurantes y bares. El principal problema epidemiológico del país sigue estando en Madrid y, tras semanas de disputa política entre el Gobierno central español y el madrileño, la capital fue uno de los primeros lugares en contar con restricciones. Sin em bargo, la situación ya está muy complicada en otras regiones del país como Navarra o Castilla y León.

La República Checa aparece como el país con más enfermos per cápita. Llama especialmente la atención el panorama en este pequeño país europeo que ha registrado un récord de casi 15,000 contagios. El colapso sanitario es temido por las autoridades de Praga, ya que el número de casos se ha disparado en un 57%. Ante la situación las autoridades han ordenado al Ejército checo levantar un hospital en un centro de congresos en Praga, con capacidad para 500 camas. Esta instalación entrará en funcionamiento si se cumplen los peores vaticinios de la sindemia y el sistema hospitalario se colapsa, algo que el ministro de Sanidad teme que pueda ocurrir durante la segunda ola.

Alemania, el ejemplo de control de la sindemia, también registra nuevo récord en la segunda ola. Los contagios se dispararon en Alemania a un nuevo máximo según datos del Instituto Robert Koch (RKI) de virología. A pesar de ello, este país, que es el más poblado de Europa, tiene resultados mucho menos alarmantes que sus vecinos. La alerta sanitaria en Alemania comienza con 50 contagios por cada 100,000 habitantes, datos muchísimo más bajos que los de otros lugares. Aun así, la diferencia respecto a la primera ola es significativa. Las autoridades rechazan que en Europa se esté viviendo una situación peor a la de marzo o abril por el hecho de que se rompan récords de contagios diarios. Estas señalan que, cuando comenzó la sindemia en el continente, apenas se hacían rastreos de la enfermedad y pruebas. Esa es la explicación de que ahora haya menos muertos con más contagios. Además de estos países, se han registrado récord de contagios en Italia, Bélgica, Ucrania, Bulgaria, Hungría y Portugal. Una jornada negra que da muestra que la enfermedad se ha distribuido de forma equitativa entre los ciudadanos del continente una vez abiertas las economías y que pone en alerta a otras zonas del planeta que están en sus procesos de apertura.

El hartazgo complica la segunda ola

El virus Sars-Cov-2 apareció desde noviembre del 2019, por lo que la mayoría de las personas han estado sufriendo de una u otra manera las restricciones impuestas para prevenir o combatir la sindemia, por lo que ya dan muestras de un hartazgo al distanciamiento social e incluso al uso de la mascarilla.

El director general de la Organización Mundial de la Salud (OMS), Tedros Adhanom Ghebreyesus, admitió que el mundo muestra síntomas de fatiga en la lucha contra la sindemia de COVID-19. Sin embargo, advirtió que es durante este cansancio cuando el coronavirus aprovecha para expandirse.

"Hay cierto cansancio, pero no podemos abandonar, porque es entonces cuando el coronavirus puede contagiarse a gran velocidad", destacó el máximo responsable de la OMS en una rueda de prensa donde volvió a manifestar su preocupación por el aumento de casos en Europa y América.

En las partes del mundo donde está resurgiendo el virus, hay una sensación creciente de apatía, lo que es una combinación peligrosa para contener el virus. Las autoridades del sector salud dicen que la impaciencia creciente es un reto nuevo para ralentizar los brotes.

En la segunda ola las personas necesitan fortalecer su espíritu de lucha y no ceder a la tentación de acudir a una aglomeración, una fiesta, un estadio, una boda o un bautizo sin las necesarias precauciones. Como mínimo es necesario colocarse correctamente la mascarilla, lavarse las manos y procurar el distanciamiento social.

Una vacuna contra COVID-19

Antes de entrar en materia sobre la vacuna para protegernos del COVID-19 revisaremos los conceptos fundamentales: Una vacuna es una preparación destinada a generar inmunidad adquirida contra una enfermedad estimulando la producción de anticuerpos. Normalmente una vacuna contiene un agente que se asemeja a un microorganismo causante de la enfermedad y a menudo se hace a partir de formas debilitadas o muertas del virus, sus toxinas o una de sus proteínas de superficie. El agente estimula el sistema inmunológico del cuerpo al reconocer al agente como una amenaza, destruirla y guardar un registro de éste, de modo que el sistema inmune puede reconocer y destruir más fácilmente cualquiera de estos microorganismos que encuentre más adelante. Las vacunas se usan con carácter profiláctico, es decir, para prevenir o aminorar los efectos de una futura infección por algún patógeno natural. La producción de vacunas tiene varias fases, las más conocidas son la Fase Preclínica, Fase I, Fase II, Fase III y Fase IV.

La administración de una vacuna se llama vacunación. La efectividad de la vacunación ha sido ampliamente estudiada y confirmada; por ejemplo, la vacuna contra la influenza, la vacuna contra el VPH y la vacuna contra la varicela. La vacunación es el método más eficaz de prevenir las enfermedades infecciosas; la inmunidad generalizada debido a la vacunación es en gran parte responsable de la erradicación mundial de la viruela y la restricción de enfermedades como la poliomielitis, el sarampión y el tétanos en la mayor parte del mundo. La Organización Mundial de la Salud (OMS) informa que las vacunas autorizadas están disponibles actualmente para prevenir o contribuir a la prevención y control de veinticinco infecciones.

Los términos vacuna y vacunación derivan de variolae vaccinae, término acuñado por Edward Jenner para denotar la viruela bovina. Lo utilizó en 1798 en su obra "Una investigación sobre las causas y los efectos de las variolae vaccinae" (viruela bovina), en el que describió el efecto protector de la viruela bovina contra la viruela humana. En 1881, en honor a Jenner, Louis Pasteur propuso que los términos deben ampliarse para cubrir las nuevas inoculaciones de protección que entonces se estaban desarrollando.

El sistema inmunitario reconoce los agentes de la vacuna como extraños, destruyéndolos y recordándolos. Cuando una versión realmente nociva de la infección llega al organismo, el sistema inmunitario está ya preparado para responder en dos formas. 1). Neutralizando al agente infeccioso antes de que pueda entrar en las células del organismo. 2). Reconociendo y destruyendo las células que hayan sido infectadas, antes de que el agente se pueda multiplicar en gran número.

Las vacunas han contribuido a la erradicación de la viruela, una de las enfermedades más contagiosas y mortíferas que ha conocido la humanidad. Otras como la rubéola, la polio, el sarampión, las paperas, la varicela-zóster (virus que puede producir la varicela común y el herpes zóster) y la fiebre tifoidea no son tan comunes como hace un siglo. Dado que la gran mayoría de la gente está vacunada, es muy difícil que surja un brote y se extienda con facilidad. Este fenómeno es conocido como «inmunidad colectiva».

Las vacunas pueden producirse tomando como base bacterias o virus que han sido criados con tal fin, ya sea atenuándolos o inactivándolos. También pueden crearse a partir de las toxinas que producen esas bacterias o virus, o con partes de ellos que sirven para que el cuerpo las identifique sin causarle daño. Existen cuatro tipos de vacunas principales:

Vivas atenuadas: microorganismos que han sido cultivados expresamente bajo condiciones en las cuales pierden o atenúan sus propiedades patógenas. Suelen provocar una respuesta inmunológica más duradera y son las más usuales en los adultos. Esto se debe a que el microorganismo, aunque está debilitado, no se encuentra inactivado y crea una ligera infección que es combatida de forma natural por el sistema inmune. El inconveniente es que al tener el agente patógeno vivo, puede provocar la enfermedad en personas inmunodeprimidas o con problemas de salud graves. Entre las vacunas de este tipo se encuentran las de la fiebre amarilla, sarampión, rubéola, paperas o varicela.

Inactivadas: microorganismos dañinos que han sido tratados con productos químicos o calor causando la muerte del patógeno, pero manteniendo su estructura. Este tipo de vacunas activa el sistema inmune, pero el agente dañino no ataca al huésped y es incapaz de reproducirse, ya que se encuentra inactivo. Esto genera menos efectos secundarios causados por el agente patógeno. La inmunidad generada de esta forma es de menor intensidad y suele durar menos tiempo, por lo que este tipo de vacuna suele requerir más dosis (dosis de refuerzo). Ejemplos de este tipo son las vacunas de la gripe (algunas), rabia o la hepatitis A.

Toxoides: son componentes tóxicos inactivados procedentes de microorganismos, en casos donde esos componentes son los que de verdad provocan la enfermedad, en lugar del propio microorganismo. Estos componentes se podrían inactivar con formaldehído. En este grupo se pueden encontrar el tétanos y la difteria.

Subunidades, recombinantes, polisacáridas y combinadas: utilizan partes específicas del germen, como su proteína, polisacáridos o cápsula (carcasa que rodea al germen). Dado que las vacunas solo utilizan partes específicas del germen, ofrecen una respuesta inmunitaria muy fuerte dirigida a partes claves del germen. También se pueden utilizar en prácticamente cualquier persona que las necesite, incluso en personas con sistemas inmunitarios debilitados o problemas de salud a largo plazo. Normalmente estas vacunas necesitan dosis de refuerzo para tener protección continua contra las enfermedades. Entre las vacunas de este tipo están las de Haemophilus influenzae del tipo B (también conocido como bacilo de Pfeiffer), hepatitis B o el virus del papiloma humano.

Hoy día se están desarrollando y probando nuevos tipos de vacunas:

Vector recombinante: combinando la fisiología (cuerpo) de un microorganismo dado y el ADN (contenido) de otro distinto, la inmunidad puede ser creada contra enfermedades que tengan complicados procesos de infección. Los esfuerzos para crear vacunas contra las enfermedades infecciosas, así como inmunoterapias para el cáncer, enfermedades autoinmunes y alergias han utilizado una variedad de sistemas de expresión heteróloga, incluyendo vectores virales y bacterianos, así como construcciones recombinantes de ADN y ARN. Los vectores más utilizados en este tipo de vacunas son el virus vaccinia, algunas bacterias lácticas (no patogénicas) de los géneros Lactobacillus y Lactococcus y variedades atenuadas de tuberculosis y Salmonella typhi (esta última se utiliza más, dado que se conoce muy bien y sus efectos patogénicos son mucho más suaves). Los principales problemas de este tipo de vacunas son la posibilidad de que la respuesta inmunitaria ante ellas sea insuficiente para dejar memoria en el sistema inmune y la inducción de la producción del antígeno una vez el vector está dentro del organismo. Se está estudiando el uso de inductores como la tetraciclina y la aspirina.

Vacuna de ADN: vacuna de desarrollo reciente, es creada a partir del ADN de un agente infeccioso. Funciona al insertar ADN de bacterias o virus dentro de células humanas o animales. Algunas células del sistema inmunitario reconocen la proteína surgida del ADN extraño y atacan tanto a la propia proteína como a las células afectadas. Dado que estas células viven largo tiempo, si el agente patógeno (el que crea la infección) que normalmente produce esas proteínas es encontrado tras un periodo largo, serán atacadas instantáneamente por el sistema inmunitario. Una ventaja de las vacunas ADN es que son muy fáciles de producir y almacenar. Aunque en 2006 este tipo de vacuna era aún experimental, presenta resultados esperanzadores. Sin embargo, no se sabe con seguridad si ese ADN puede integrarse en algún cromosoma de las células y producir mutaciones.

El desarrollo de la vacuna

La Organización Mundial de la Salud, más de 100 laboratorios, organizaciones de la salud, gobiernos, médicos e investigadores se encuentran trabajando las 24 horas del día para producir una vacuna contra la enfermedad COVID-19. El presidente Donald Trump ofreció que estaría lista en el mes de octubre del 2020 justo antes de las elecciones en su país. No fue posible. Algunas pruebas fracasaron. Fue necesario detener el proceso, reanudarlo y continuar en la carrera más importante para salvar a la humanidad del ataque del temible virus. Pero el lunes 9 de noviembre se dio la gran noticia: La farmacéutica Pfizer anunció que la vacuna que desarrolla contra el COVID-19 tiene un 90% de efectividad y que podría producir más de 15 millones de dosis para finales del 2020.

Al mes de noviembre del 2020, cuando la segunda ola del coronavirus ataca sin piedad, se están desarrollando más de 150 vacunas candidatas contra la COVID-19, 26 de las cuales se encuentran en fase de ensayos en seres humanos. La OMS está trabajando en colaboración con científicos, empresas y organizaciones de salud internacionales a través del Acelerador

ACT en aras de una respuesta más rápida a la sindemia. Cuando se encuentre una vacuna segura y eficaz, el COVAX, coalición conformada por 172 países para acelerar la búsqueda de una vacuna eficaz para todas las naciones, dirigido por la OMS, GAVI y la CEPI garantizará que tanto el acceso a dicha vacuna como su distribución sean equitativos, protegiendo así a la población de todos los países. Se dará prioridad a las personas expuestas a un mayor riesgo.

GAVI, o Gavi es una asociación mundial entre el sector público y el privado con sede en Ginebra. Uno de los principales fundadores es Bill Gates, quien participa junto a su esposa Melinda Gates a través de la Fundación Bill y Melinda Gates. Su objetivo es mejorar el acceso a la vacunación, en particular de los niños, contra las enfermedades prevenibles que amenazan la vida en los países en desarrollo. GAVI reúne a los gobiernos de países en vías de desarrollo y donantes, a la Organización Mundial de la Salud, al UNICEF, al Banco Mundial, a la industria de las vacunas tanto en países industrializados como en países en vías de desarrollo, a agencias técnicas y de investigación, a la sociedad civil, a la Fundación Bill y Melinda Gates y a otros filántropos privados. Gavi es uno de los cinco miembros fundadores de la ONG ID2020 Digital Identity Alliance desde 2017.

CEPI. La Coalición para las Innovaciones en Preparación para Epidemias es una "coalición público-privada que tiene como objetivo descarrilar las epidemias acelerando el desarrollo de vacunas" Su sede se encuentra en Noruega, fue fundada en 2017. Es una fundación que recibe donaciones de organizaciones públicas, privadas, filantrópicas y de la sociedad civil para financiar proyectos de investigación independientes para desarrollar vacunas contra enfermedades infecciosas emergentes (EID). El CEPI se centra en las "enfermedades prioritarias de anteproyecto" de la Organización Mundial de la Salud, que incluyen entre otras el coronavirus relacionado con el síndrome respiratorio de Oriente Medio (MERS-CoV) y el coronavirus 2 del síndrome respiratorio agudo severo (SARS-CoV-2).

A partir de que investigadores en China publicaran la secuencia del genoma del coronavirus el 21 de enero de 2020, científicos de todo el mundo se pusieron a trabajar en una vacuna. El primer candidato comenzó los ensayos en humanos el 16 de marzo. Ahora se le unen casi 200 que están siendo monitoreados por la Organización Mundial de la Salud algunos de los cuales ya pasaron a la siguiente fase; esto es, el ensayo en seres humanos. Normalmente se necesitan años para probar, producir e implementar vacunas. La vacuna más rápida que se haya llevado al mercado desde las pruebas clínicas, la vacuna contra las paperas, tardó cuatro años, en la década de 1960.

Los científicos que trabajan en vacunas contra el coronavirus esperan entregar una en un plazo de 12 a 18 meses. Y la OMS espera lanzar dos mil millones de dosis de una vacuna para fines de 2021. El mundo tiene prisa para producir la vacuna.

A principios de noviembre del 2020 aún no se habían aprobado vacunas contra el coronavirus para uso general a nivel internacional, pero varios candidatos habían alcanzado las etapas finales de prueba. Se basan en varios enfoques diferentes, incluidos los vectores de virus activos, inactivados, basados en ADN, ARN / ARNm y subunidades de proteínas, y hay tres fases de prueba que las vacunas deben pasar antes de enviarse a las autoridades reguladoras para su aprobación. Estas son algunas de las más avanzadas al mes de noviembre del año 2020:

CoronaVac: Sinovac Biotech. Desarrollada por la firma china Sinovac Biotech, es uno de los tipos de vacunas inactivadas que corren hacia la meta. Se espera que los resultados del estudio de los ensayos de fase 3 que se están llevando a cabo actualmente con decenas de miles de voluntarios en Brasil, Turquía e Indonesia, estén disponibles en noviembre. Aunque los ensayos clínicos aún están en curso, CoronaVac fue aprobada para uso de emergencia en China a fines de agosto como parte de un programa para vacunar a grupos de alto riesgo, como los trabajadores médicos. Los resultados iniciales de los estudios en monos macacos mostraron que la vacuna produjo anticuerpos que neutralizaron 10 cepas de SARS-CoV-2. Los resultados de los ensayos en humanos de Fase 2 muestran que produjo anticuerpos sin reacciones adversas graves. Brasil planea usar la vacuna china Sinova Biotech contra el coronavirus como parte de su programa nacional de inmunización.

Pfizer y BioNTech. Son punteros para producir la vacuna BNT162b2. Se trata de una vacuna de ARN mensajero (ARNm) del dúo estadounidense-alemán Pfizer y BioNTech. Actualmente se encuentra en ensayos de fase 3 con 44,000 voluntarios en numerosos lugares del mundo con altas tasas de transmisión de coronavirus. Las pruebas preliminares mostraron que la vacuna produce anticuerpos y respuestas de células T específicas a la proteína SARS-CoV-2. Los desarrolladores dicen que podrían saber si la vacuna funciona o no, y tener datos suficientes para determinar su seguridad a fines de noviembre. Nunca se ha aprobado ninguna vacuna de ARNm para una enfermedad infecciosa, pero sus defensores dicen que podría ser más fácil de producir que las vacunas tradicionales. Noticia reciente: El 9 de noviembre Pfizer anunció que su vacuna tiene un 90% de eficacia.

Moderna. Otra vacuna de ARNm en proceso, el ARNm-1273 de Moderna, con sede en Estados Unidos, entró en su tercera fase con 30,000 personas a fines de julio. Los resultados iniciales de la Fase 1 mostraron que tanto los voluntarios jóvenes como los ancianos producían anticuerpos contra el coronavirus y reacciones de las células T. En el ensayo, la mitad de los voluntarios recibe una vacuna, mientras que la otra mitad recibe un placebo. Los desarrolladores podrán hacer un primer análisis cuando 53 personas en todo el grupo de voluntarios contraigan COVID-19 sintomático. La eficacia de la vacuna depende de si hay significativamente menos personas vacunadas que no vacunadas entre los 53 casos.

AstraZeneca y Universidad de Oxford. ChAdOx1 nCoV-19 es una vacuna de vector viral en la Fase 3 de ensayos, y los desarrolladores tienen como objetivo reclutar 50,000 voluntarios. Los resultados iniciales de las dos primeras fases clínicas mostraron que la vacuna desencadenó una fuerte respuesta inmune, produciendo anticuerpos y respuestas de células T en voluntarios. El estudio se suspendió debido a una enfermedad inexplicable en un participante del Reino Unido, y desde entonces se ha reanudado en Brasil, Sudáfrica y el Reino Unido, aunque el ensayo en los Estados Unidos aún no ha comenzado.

Johnson & Johnson Ad26.COV2-S también está produciendo una vacuna adenovectora, reclutando alrededor de 60,000 personas en varios países diferentes. Detuvo los ensayos el 12 de octubre, diciendo que una enfermedad inexplicable requería una revisión de seguridad independiente. No es raro que se impongan pausas en los ensayos clínicos, pero no es frecuente que se informe sobre ellas. Los resultados de los ensayos con animales mostraron que la vacuna produjo anticuerpos "robustos neutralizantes" en macacos y proporcionó "protección completa o casi completa" después de una sola dosis. J&J reanudó las pruebas.

Sputnik V. Centro Nacional de Epidemiología y Microbiología Gameleya. La vacuna de Rusia, basada en dos vectores de adenovirus, también ha llamado la atención de la opinión pública, después de que el gobierno ruso la aprobara para uso general, el 11 de agosto, sin completar las pruebas de Fase 3. Los resultados de los dos primeros ensayos mostraron una fuerte respuesta inmunitaria entre los 76 participantes.

Si bien la velocidad a la que avanzan estas vacunas no tiene antecedentes en la historia de la vacunación de la humanidad, los expertos advierten "que todavía tenemos un largo camino por recorrer para lograr una vacuna segura y eficaz." Aunque los ensayos clínicos pueden demostrar que una vacuna es segura y eficaz entre decenas de miles, e incluso cientos de miles de personas, no es posible que estos ensayos abarquen todos los efectos secundarios que podrían presentarse en ciertas personas, o después de un período prolongado.

Por eso, incluso después de que se haya producido una vacuna, es fundamental monitorear la seguridad y eficacia de la misma. "Creo que la expectativa del público es que, una vez que haya una vacuna disponible, volveremos a la vida como era antes: dejaríamos de usar máscaras y no necesitaríamos el distanciamiento social. Pero eso es un error de juicio sobre lo que puede lograr una vacuna, al menos en la fase inicial", dijo Bar Zeev subdirector del Centro Internacional de Acceso a Vacunas en la Escuela de Salud Pública John Hopkins, en los Estados Unidos.

Protestas contra la vacunación

Los médicos e investigadores de la medicina han descrito a la vacunación como uno de los diez máximos logros de la salud pública durante el siglo XX. Sin embargo, la oposición a la vacunación se ha hecho presente desde que se descubrió la vacuna. Una de las primeras protestas fue contra la vacuna de la viruela en Inglaterra y Estados Unidos a mediados y finales del siglo XIX.

La vacunación generalizada contra la viruela comenzó a principios del 1800, después de los experimentos que hizo Edward Jenner con la viruela vacuna, donde demostró que podía proteger a un niño contra la viruela si lo infectaba con la linfa de una ampolla de la viruela vacuna. Sin embargo, las ideas de Jenner eran novedosas para su época, y de inmediato surgió la crítica pública que se basaba en varios razonamientos como objeciones sanitarias, religiosas, científicas y políticas.

Para algunos padres de familia, la vacunación contra la viruela provocaba miedos y protestas, ya que había que rasgar la carne del brazo de un niño e introducir la linfa de la ampolla de una persona que había sido vacunada aproximadamente una semana antes. Algunos opositores, incluidos los clérigos locales, creían que la vacuna "no era cristiana" porque provenía de un animal. Para otros opositores, el descontento con la vacuna contra la viruela reflejaba su desconfianza general ante la medicina y a las ideas de Jenner sobre la transmisión de la enfermedad. Al sospechar de la eficacia de la vacuna, algunos escépticos alegaban que la viruela era el resultado de material en descomposición en la atmósfera. Por último, mucha gente objetaba la vacunación porque creía que atentaba contra su libertad personal, una tensión que empeoró cuando el gobierno desarrolló políticas para la vacunación obligatoria. Algunas de esas ideas prevalecen en la actualidad.

Hacia el final del siglo XIX, los brotes de viruela en Estados Unidos condujeron a campañas de vacunación, pero también a actividades relacionadas en contra de las vacunas. En 1879 se fundó la Sociedad Antivacunación de Estados Unidos, después de una visita que hiciera a EE.UU. el británico William Tebb, quien objetaba la vacunación. Le siguieron dos ligas más, la Liga contra la vacunación obligatoria de Nueva Inglaterra (1882) y la Liga

Antivacunación de la Ciudad de Nueva York (1885). Los opositores estadounidenses libraron batallas en los tribunales para derogar las leyes de vacunación en varios estados, como California, Illinois y Wisconsin.

Las protestas en contra de la vacunación no se limitan al pasado. A mediados de la década de 1970 surgió una controversia internacional sobre la seguridad de la vacuna DTP en Europa, Asia, Australia y América del Norte. En el Reino Unido surgió la oposición como respuesta a un informe del Hospital para Niños Enfermos Great Ormond Street en Londres, que declaraba que 36 niños habían sufrido problemas neurológicos después de recibir la vacuna DTP (Difteria, Tos ferina y Tétanos). Los documentales por televisión y los informes en periódicos atrajeron la atención pública sobre la controversia. Un grupo de defensa, la Asociación de Padres de Niños Dañados por Vacunas, también despertó el interés público ante los posibles riesgos y consecuencias de la DTP.

Aunque los tiempos han cambiado, las emociones y las creencias profundamente arraigadas, ya sean filosóficas, políticas o espirituales, que subyacen a la oposición a las vacunas, se han mantenido relativamente constantes desde que el médico inglés Edward Jenner introdujo la vacunación el día 14 de mayo de 1796, inoculando a James Phipps, un niño de ocho años, hijo de su jardinero. Jenner raspó el pus de las ampollas de la viruela en las manos de Sarah Nelmes, una lechera infectada de la viruela vacuna por una vaca llamada Blossom cuya piel ahora cuelga en la pared de la biblioteca de la escuela de medicina de San Jorge, en Tooting, Inglaterra.

En la segunda ola aumentan las protestas

Durante la primera ola se presentaron algunas protestas contra el encierro pero en la segunda ola aumentaron por confluir de tres vertientes:

➢ Protestas contra el gran confinamiento
➢ Protestas contra la vacuna
➢ Protestas contra el gobierno por su ineficaz política para combatir la sindemia

En algunas ciudades de Europa las protestas contra el confinamiento han alcanzado momentos de alarma. Nápoles ha sido escenario de violentas protestas contra las medidas de confinamiento impuestas por el gobierno local de la ciudad, avalado por el estatal, para contener la sindemia del coronavirus, que incluye toque de queda nocturno. Italia vuelve a estar en máximo de contagios, pero en Nápoles la situación económica, históricamente deprimida, y la gran importancia en la región y la ciudad de la economía informal sumada a la falta de apoyos estatales, ha provocado rechazo a las medidas de restricción de actividad.

La presencia de la Mafia ha podido influir también, según analistas locales, en las protestas. Cientos de manifestantes se han dirigido hacia la sede gubernamental de Campania, en una marcha que originalmente era de pequeños comerciantes y no autorizada debido a las restricciones de movilidad y con el lema de "Tú nos cierras, tú nos pagas". La policía intentó disolverla y los manifestantes respondieron lanzando petardos, bombas de humo, botellas e incendiando contenedores de basura. El gobierno de la región de Campania, dirigido por Vincenzo De Luca, ha pedido al Gobierno que decrete un nuevo confinamiento que permita abrir sólo a los negocios de primera necesidad con el objetivo de "salvar la Navidad", como está sucediendo en otros países de Europa. En el mes de marzo se produjeron en Nápoles asaltos a supermercados, que debieron ser protegidos por la policía.

Centenares de personas se manifestaron en Madrid contra las medidas de confinamiento parcial impuestas en algunas partes de la región, sobre todo en barrios de bajos ingresos y muy poblados, para contener el aumento de casos de COVID-19. Desde el 21 de septiembre, unas 850,000 personas han quedado confinadas en sus barrios y no pueden salir excepto por razones laborales, escolares o médicas, aunque pueden moverse libremente dentro de sus vecindarios. Los parques en las zonas afectadas fueron cerrados y los restaurantes y otros negocios debieron cerrar a las 22 horas.

Con casi siete millones habitantes, la ciudad de Madrid capital y la Comunidad quedaron confinados, superando el millón de afectados. "¡No es confinamiento, es segregación!", coreaba la multitud ante el parlamento de la Comunidad de Madrid, ubicado en el distrito de Vallecas, uno de los barrios más afectados por las medidas de confinamiento parcial.

Los manifestantes solicitaron la renuncia de la presidenta conservadora de la Comunidad de Madrid, Isabel Díaz Ayuso, quien cosechó críticas al decir que el "estilo de vida" de las personas residentes en las áreas afectadas era en parte culpable del aumento de casos de COVID-19.

"A los ricos no les confinan", rezaba uno de los carteles que se exhibieron durante la protesta, en la que participaron grupos de jóvenes, parejas de jubilados y padres jóvenes empujando cochecitos de bebé. Las medidas tomadas en Madrid no están en consonancia con una solicitud del gobierno central español, de izquierda, que ha instado a imponer restricciones en toda la ciudad, opinión compartida por cientos de personas que manifestaron su inconformidad.

Muchos manifestantes se quejaron sobre todo de que el gobierno regional no está mejorando la atención médica pública, ni hace nada para tratar el problema de un sistema de transportes abarrotado, donde el coronavirus podría propagarse con suma facilidad.

Madrid y la región aledaña se encuentran en el epicentro de una segunda oleada de COVID-19 que está afectando duramente a España. El virus ha provocado más de 31,000 muertes e infectado a más de 700,000 personas en todo el país, la tasa de infección más alta de la Unión Europea.

En Madrid, como en otras ciudades de Europa, convergen los problemas sanitarios, económicos, políticos y sociales. Esta situación confirma la tesis de que COVID-19 no es una pandemia que se debe atender únicamente con soluciones aportadas por médicos y virólogos. Se trata de algo más profundo que debe resolverse con soluciones que arreglen la economía y los problemas sociales de la comunidad.

En Europa del Este también se manifiestan contra el coronavirus. La policía y manifestantes se enfrentaron en la plaza de la Ciudad Vieja de Praga después de una protesta de aficionados de fútbol y de hockey que protestaban por las restricciones impuestas por el coronavirus que impiden por ejemplo la asistencia de hinchas durante los partidos de deportes profesionales. Unas 2,000 personas participaron en la protesta y tras concluir la misma la Policía ha empleado gas lacrimógeno y cañones de agua para dispersar a los asistentes que se negaban a disolver la concentración y que habían lanzado petardos a los agentes de la policía.

En los Estados Unidos se intensifican las protestas y la segunda ola se hace más grande y extensa. "A medida que el brote de COVID-19 barre la nación, gobernadores y autoridades locales se aprovechan de la crisis para imponer restricciones rígidas, draconianas, a nuestras libertades civiles" dice un texto del sitio web del Tea Party Patriots que promueve y califica de "inspiradoras" las protestas contra las medidas de confinamiento que se están produciendo por todo Estados Unidos. La organización se define como "un movimiento ciudadano espontáneo". El líder de "Abrir los Estados" es Mark Meckler, cofundador de los Tea Party Patriots, aquel movimiento de extrema derecha formado en 2009, después de que Estados Unidos eligiera a Barack Obama, su primer presidente negro.

Las protestas en los Estados Unidos contra el confinamiento, las restricciones a la movilidad, al uso de la mascarilla y al distanciamiento social toman las calles en varias ciudades. Quienes protestan se enfrentan a la policía en una lucha sin cuartel. Los grupos que protestan se sienten protegidos e incluso alentados por el presidente Donald Trump quien hace burla en contra de quienes usan cubre bocas y mantienen el distanciamiento. Trump critica acremente a los científicos y toma como blanco principal al Dr., Anthony Fauci quien ha defendido el uso de la mascarilla para proteger y protegerse del coronavirus.

No todas las protestas llegan a las calles. Algunas elaboran documentos con declaratorias contra el confinamiento generalizado como la Declaración de Barrington. La Declaración de Great Barrington es un documento escrito en el American Institute for Economic Research en Great Barrington (Massachusetts) y firmado el 4 de octubre de 2020 por Martin Kulldorff (profesor de medicina en la Universidad de Harvard), Sunetra Gupta (profesora y epidemióloga de la Universidad de Oxford) y Jay Bhattacharya (profesor en la Facultad de Medicina de la Universidad Stanford).

El documento recomienda un abordaje diferente a la sindemia de COVID-19. En lugar de cuarentena por la sindemia de COVID-19, con daño a la salud física y mental, los autores recomiendan la **«Protección Focalizada»** de las personas vulnerables, los ancianos y los enfermos, y permitir que los jóvenes y aquellos con un riesgo mucho menor de muerte puedan vivir sus vidas con normalidad hasta que se logre la inmunidad de rebaño.

Otras protestas contra el confinamiento y el cierre de la economía son más sutiles pero quizá más eficaces. Los políticos y los grandes empresarios de los Estados Unidos influyen a través de la presión que ejercen sobre los miembros del Congreso y los funcionarios Públicos. Las cámaras de comercio, las asociaciones de industriales y los grandes empresarios hacen lobby para dejar sentir su influencia. Protestan contra el cierre de empresas. No quieren que pare la economía porque ello afecta su actividad y, por supuesto, sus ganancias. El presidente Trump hace eco de esas demandas y escribe tweets para decir que la economía no debe cerrarse. En sus reuniones y conferencias defiende la apertura de la economía sin límites ni restricciones.

Pero no sólo los grandes empresarios, los políticos y las organizaciones extremistas protestan por el confinamiento. Los millones de desempleados, los dueños de pequeñas empresas que tienen problemas financieros protestan por el cierre de la economía. En ese grupo encontramos 30 millones de personas que han quedado desempleadas y han solicitado el seguro de desempleo, restaurantes, peluquerías, salones de belleza, masajes, pequeñas tiendas de ropa y miles de empresas familiares que han tenido que cerrar durante el confinamiento y no soportarían otro cierre porque ello les llevaría a una quiebra sin duda alguna.

Las protestas se han presentado no solamente en Europa y los Estados Unidos. En Asia, América Latina, Australia y África también encontramos protestas de todo tipo. El cierre generalizado de la economía provoca rápidamente la suspensión en el flujo de ingresos y esto ocasiona la angustia de las personas. En pocas semanas no hay dinero para pagar sueldos al personal, la renta, las cuentas de energía eléctrica, agua, teléfono, servicio de Internet y otros insumos que se necesitan con urgencia para sostener una empresa grande o pequeña en funcionamiento y no se diga para que las personas y los hogares puedan subsistir.

En Nigeria, el país más poblado de África, se han dado protestas por la población que no tiene ingresos, alimentos ni medicinas y en su desesperación asalta las tiendas y los almacenes de comida. En el mes de octubre varios miles de personas entraron en un gigantesco almacén de alimentos en el barrio de Jos y robaron grandes cantidades de comida cuando se decretó una cuarentena para hacer frente al coronavirus. "Durante el confinamiento teníamos hambre y escondieron la comida", aseguró indignada Mafeg Pam, una mujer que vive en la ciudad de Lagos, la megalópolis de 20 millones de habitantes. "¿Qué tipo de gobierno tenemos? Somos débiles, mucha gente muere de hambre", lamentó. "Escondieron toda esta comida. Todos los precios aumentaron. ¿Cómo hacemos para sobrevivir?", declaró Mohamed Ibrahim, en la carretera que llevaba al almacén y en donde apuraba el paso para llegar y participar en el saqueo.

El confinamiento no sólo afecta a la economía. Los problemas psicológicos que se generan con el encierro también importan. Cuando pensamos en el confinamiento dirigimos nuestra atención a los problemas de tipo económico que provoca el cierre de empresas y el desempleo. Sin embargo, hay otros problemas que se generan con el aislamiento y de ello nos dan cuenta los psicólogos, los médicos y los profesionales de la salud.

Miles de científicos y expertos en salud se han unido a un movimiento mundial que advierte de "graves preocupaciones" sobre las políticas de cierre del COVID-19. Casi 6,000 expertos, entre ellos docenas del Reino Unido, de otros países de Europa y de los Estados Unidos, dicen que el enfoque está teniendo un impacto devastador en la salud física y mental, así como en la sociedad.

Piden que la protección se centre en los vulnerables, mientras que las personas sanas siguen adelante con sus vidas. La declaración ha provocado advertencias por parte de otros profesionales en la comunidad científica.

Sindemia y pobreza

La sindemia genera pobreza y la pobreza atrae a la sindemia

creando un círculo vicioso en donde los más desprotegidos son los que más sufren y más mueren.

Los países y las regiones más pobres del mundo sufren una sindemia que acrecienta la pobreza, la enfermedad, el hambre y la desigualdad.

Podemos afirmar que hay un común denominador: la sindemia castiga con mayor fuerza a los más pobres y aumenta el número de pobres en un país o una región.

De acuerdo con un estudio del Banco Mundial se prevé que en 2020 la pobreza extrema global aumentará por primera vez en más de 20 años como resultado de las perturbaciones ocasionadas por la sindemia de COVID-19 y agravadas por las fuerzas de los conflictos y el cambio climático, que ya estaban desacelerando los avances en la reducción de la pobreza.

Se estima que la sindemia de COVID-19 empujará a entre 88 millones y 115 millones de personas a la pobreza extrema este año, mientras que la cifra total llegará a los 150 millones para 2021, según la gravedad de la contracción económica. La pobreza extrema, definida como la situación de quienes viven con menos de dos dólares al día, probablemente afecte a entre un 9,1 % y un 9,4 % de la población mundial en 2020, de acuerdo con el trabajo Poverty and Shared Prosperity Report (Informe sobre pobreza y prosperidad compartida), que se publica cada dos años. Esa tasa representaría una regresión a la registrada en 2017, que fue del 9.2 %. Si la sindemia no hubiera convulsionado el mundo, la tasa de pobreza habría descendido al 7.9 % en 2020, según se preveía.

"A causa de la pandemia y la recesión mundial, aumentará la población del mundo que caerá en la pobreza extrema", señaló David Malpass, presidente del Grupo Banco Mundial. "A fin de superar este duro revés para el avance del desarrollo y la reducción de la pobreza, los países deberán prepararse para una economía diferente tras la COVID permitiendo que el capital, la mano de obra, el personal especializado y la innovación se trasladen a nuevos sectores y empresas. Todo el Grupo Banco Mundial —el Banco Internacional de Reconstrucción y Fomento, la Asociación Internacional de Fomento, la Corporación Financiera Internacional y el Organismo Multilateral de Garantía de Inversiones— ayudará a los países en desarrollo a reanudar el crecimiento y a responder a los efectos sanitarios, sociales y económicos de la COVID-19, al tiempo que trabajan en aras de una recuperación sostenible e inclusiva".

En el informe también se llega a la conclusión de que muchos de los nuevos pobres serán habitantes de países que ya presentan tasas de pobreza elevadas. En unos cuantos países de ingreso mediano, un importante número de personas caerá por debajo del umbral de la pobreza extrema. Se estima, asimismo, que alrededor del 82 % del total se registrará en estos países.

La combinación de la sindemia de COVID-19 con las presiones generadas por los conflictos y el cambio climático hará imposible alcanzar el objetivo de poner fin a la pobreza para 2030 si no se toman rápidamente medidas de política importantes y significativas, según el Banco Mundial. Para 2030, la tasa de pobreza mundial podría ser del orden del 7 %.

Se prevé que cada vez más habitantes de zonas urbanas quedarán en la pobreza extrema, que tradicionalmente afectaba a los pobladores de las zonas rurales.

El progreso se estaba desacelerando incluso antes de la crisis de la COVID-19. Los nuevos datos correspondientes a 2017 muestran que 52 millones de personas lograron salir de la pobreza en todo el mundo entre 2015 y 2017. No obstante, pese a este avance, la tasa de disminución de la pobreza se redujo a menos de medio punto porcentual al año entre 2015 y 2017. La pobreza mundial había retrocedido a un ritmo anual de aproximadamente 1 punto porcentual entre 1990 y 2015.

Además del umbral internacional de USD dos dólares al día, el Banco Mundial utiliza los parámetros de USD 3.20 y USD 5.50 diarios para reflejar las líneas nacionales de pobreza de los países de ingreso mediano bajo y mediano alto. Asimismo, en el informe se mide la pobreza según una gran variedad de aspectos, como el acceso a la educación y la infraestructura básica.

Si bien menos de la décima parte de la población mundial se ubica por debajo de la línea de dos dólares al día, cerca de la cuarta parte vive con menos de USD 3.20, y más del 40 % de los habitantes del mundo (casi 3,300 millones de personas) se sitúa por debajo de la línea de USD 5.50.

La crisis desatada por la COVID-19 también ha reducido la prosperidad compartida, definida como el crecimiento de los ingresos del 40 % más pobre de la población de un país. Se estima que el promedio de la prosperidad compartida mundial se estancará o incluso se contraerá en el período 2019-21 debido a la merma en el crecimiento de los ingresos promedio. Es probable que la desaceleración de la actividad económica intensificada por la sindemia afecte especialmente a los más pobres, lo que podría dar como resultado indicadores de prosperidad compartida aún más bajos en los próximos años.

La perspectiva de un crecimiento menos inclusivo constituye una clara inversión de tendencias anteriores. En el período 2012-17, la prosperidad compartida se incrementó en 74 de las 91 economías para las que se disponía de datos, lo que significa que el crecimiento fue inclusivo y que los ingresos del 40 % más pobre de la población aumentaron. Además, en 53 de esos países, ese crecimiento benefició a los más pobres en mayor medida que a la población general. El promedio de la prosperidad compartida mundial (esto es, el crecimiento en los ingresos del 40 % más pobre) fue del 2.3 % entre 2012 y 2017.

Lo expuesto indica que, sin medidas de política, la sindemia de COVID-19 puede desencadenar ciclos de mayor desigualdad de ingresos, menos movilidad social entre los grupos vulnerables y menos resiliencia frente a futuras conmociones.

El Grupo Banco Mundial, una de las principales fuentes de financiamiento y conocimientos para los países en desarrollo, está adoptando medidas rápidas y de amplio alcance a fin de ayudar a los países en desarrollo a fortalecer su respuesta frente a la sindemia. Con tal objetivo, respalda intervenciones de salud pública, trabaja para garantizar el suministro de insumos y equipos esenciales, y ayuda al sector privado a continuar sus operaciones y mantener el empleo. Destinará hasta USD 160,000 millones en asistencia financiera durante un período de 15 meses para ayudar a más de 100 países a proteger a los sectores pobres y vulnerables, respaldar a las empresas e impulsar la recuperación económica. Dicho monto incluye USD 50,000 millones correspondientes a nuevos recursos de la Asociación Internacional de Fomento

(AIF), que se asignarán en forma de donaciones y préstamos en condiciones sumamente accesibles.

La sindemia requiere una acción colectiva para no echar por tierra los años de avances en la reducción de la pobreza. Los esfuerzos para enfrentar la pobreza generada por COVID-19 están expuestos a amenazas adicionales que impactan de manera desproporcionada y de manera simultánea a los pobres de todo el mundo, en particular los conflictos bélicos y el cambio climático.

Sindemia y desigualdad social

Además de aumentar la pobreza, la sindemia de COVID-19 está haciendo más grande la brecha de la desigualdad económica y social entre las personas y entre los países. **Los ricos se hacen más ricos y los pobres más pobres**. Y esto sucede tanto en las naciones desarrolladas como en las economías emergentes.

La desigualdad económica y social no es un tema reciente. Se ha presentado en la humanidad prácticamente desde sus orígenes. Lo grave de la situación es que se está haciendo más amplia la distancia que separa a quienes tienen recursos de quienes carecen de ellos y esto puede hacer que se estire tanto la liga que se rompa en un estallido social. Y esto no es culpa del coronavirus, la desigualdad ha estado creciendo desde hace algún tiempo y tiene otras raíces que, ciertamente, se han fortalecido con la sindemia.

La desigualdad se puede ver y sentir. Sin embargo, la presentaremos desglosada en varios capítulos a fin de comprenderla mejor porque la desigualdad no solamente se manifiesta en el ingreso que perciben las personas sino en las oportunidades a las que se tiene acceso, la tecnología que se pude utilizar, la diferencia de género y otros puntos finos que veremos a continuación Así pues, estas son cinco de las principales formas en que la desigualdad está aumentando en todo el mundo.

Brecha de género. Si bien tanto los hombres como las mujeres deben permanecer en el hogar debido a las políticas de confinamiento, es más probable que las mujeres se ocupen de los niños y de las tareas domésticas, lo que conduce a una distribución desigual de las tareas domésticas dentro de la familia. Las mujeres de todo el mundo tienen muchas más probabilidades de ocupar puestos de trabajo en el comercio minorista y la hostelería, donde es menos posible trabajar a distancia, ya que se ven especialmente afectadas por la pérdida de puestos de trabajo inducida por el confinamiento. El cierre de escuelas y guarderías puede obligar a las mujeres a retirarse del empleo. En épocas de tensión económica, las niñas suelen ser las primeras en retirarse de la escuela (o en faltar a clases), ya que sustituyen a las madres trabajadoras. Dado que muchas escuelas cierran durante la sindemia, las niñas corren un mayor riesgo de no regresar una vez que abren de nuevo. Este efecto en su educación, a su vez, llevará a peores perspectivas de empleo e ingresos a largo plazo.

Empleos. La sindemia ha aumentado la desigualdad entre los trabajadores. Las políticas de bloqueo promulgadas por muchos gobiernos para suprimir la propagación del virus han perjudicado especialmente a los trabajadores pobres de los países en desarrollo. Para estos trabajadores, que dependen de un salario diario y de un trabajo ocasional, la imposibilidad de desplazarse a sus lugares de trabajo ha dado lugar a una importante pérdida de ingresos, sin protección y con un alto grado de inseguridad sobre el futuro de sus medios de vida.

Pensemos en los trabajadores agrícolas que tienen que desplazarse de una región a otra para levantar las cosechas o consideremos un vendedor ambulante que vende verduras en las calles de Oaxaca. Cuando la sindemia golpeó a México y el gobierno ordenó la permanencia en casa, el vendedor ambulante se encontró de repente sin medios de vida. Por el contrario, para los profesionales que pueden trabajar desde su casa, la sindemia ha tenido un efecto más limitado en sus ingresos. Esto es un hecho bajo el coronavirus, pero podrá permanecer en la nueva normalidad de la sociedad.

La gran mayoría de los trabajadores de los países en desarrollo tienen empleos en el sector no estructurado, sin acceso a los tipos de apoyo que los trabajadores de los países ricos reciben de sus gobiernos, como los planes de cesantía. Si bien muchos países en desarrollo han aumentado la escala de las medidas de protección social en respuesta a la sindemia, es evidente que esto no es suficiente. Estas medidas tampoco llegan a la mayoría de los pobres.

Brecha digital. La sindemia está contribuyendo a la aceleración del cambio tecnológico, ayudando a ciertos negocios a permanecer abiertos digitalmente y permitiendo que muchas personas trabajen desde sus casas que antes no podían hacerlo. Los países cuyos ciudadanos tienen acceso a la Internet y están bien educados se beneficiarán del paso a tecnologías en línea como el Zoom para las reuniones virtuales. Así pues, para los trabajadores de Singapur y Taiwán, el paso a las tecnologías en línea será una bendición. Pero los países que aún están rezagados en la carrera digital, incluidos muchos de América latina y del África subsahariana, se quedarán aún más rezagados.

Aumento del proteccionismo. La sindemia ha golpeado en un momento de débiles niveles de cooperación internacional. Un ejemplo importante de ello es la actual guerra comercial entre los Estados Unidos y China, así como las numerosas declaraciones del presidente de los Estados Unidos, Donald Trump, que han socavado importantes organismos internacionales como la Organización Mundial del Comercio y la Organización Mundial de la Salud (OMS). La tendencia más amplia hacia el nacionalismo económico, con países como los EE.UU. y el Reino Unido retirándose de los principales bloques comerciales, se verá acentuada por la sindemia. El mayor proteccionismo en los países desarrollados excluye a los países en desarrollo de los mercados más ricos, dejando pocas oportunidades de obtener beneficios del comercio mundial. La globalización fue el gran impulsor del crecimiento de los ingresos en Asia Oriental y especialmente en China en las últimas décadas. El proteccionismo limitará su capacidad de reducir las grandes disparidades de ingresos entre los ricos y los pobres en el mundo post pandémico.

Acceso a la vacuna. El acceso a la vacuna COVID-19, una vez desarrollada, determinará la escala y la velocidad de recuperación de la sindemia. Es probable que esto difiera entre los países ricos y pobres, acentuando aún más la desigualdad. La OMS ha advertido del nacionalismo de las vacunas, en el que la distribución de las mismas se da primero a los ciudadanos de los países ricos que están invirtiendo miles de millones de dólares en esta investigación.

Ya hemos sido testigos de enormes luchas para conseguir el equipo de protección personal necesario para los trabajadores sanitarios que están en la primera línea de la sindemia. Los países de bajos ingresos soportarán grandes costos, tanto humanos como económicos, si las economías avanzadas reservan suministros médicos esenciales para sus propios ciudadanos y si recortan, en lugar de ampliar, la ayuda y otros apoyos financieros en condiciones favorables.

El efecto de la sindemia sobre la desigualdad se podrá aminorar si los gobiernos de los países desarrollados adoptan medidas concertadas para apoyar a los países más pobres educando a sus trabajadores para que se preparen para un mundo más avanzado digitalmente y construyan la infraestructura necesaria para que accedan a empleos mejor remunerados. También dependerá de la forma en que la comunidad internacional pueda actuar de manera unificada para proporcionar el tan necesario alivio de la deuda y financiación a los países de bajos ingresos.

La sindemia y la sociedad

La sindemia provocada por el coronavirus SARS-CoV-2 no es solamente un problema de salud comunitaria, es mucho más. Es un gran problema que afecta a la salud, la economía, la sociedad y la vida de miles de millones de personas en el mundo. Prevenir y combatir esta sindemia únicamente con las armas de la medicina es quedarse corto y tener una visión miope del problema. Es necesario ver el problema desde la óptica de la medicina, pero también de la economía, de la sociología, de la psicología, y de un conjunto de disciplinas que abarquen la vida de toda la sociedad.

Diego Armus, doctor en Historia por la Universidad de California y profesor de historia latinoamericana en Swarthmore College (Estados Unidos) es un historiador de las sindemias e investiga la enfermedad **COVID-19 como un fenómeno político y cultural**. Enfoque por demás interesante que debemos agregar al análisis bajo la luz de la economía y otras ramas de la ciencia que hemos mencionado. Así pues, la sindemia de COVID-19 requiere un enfoque interdisciplinario para su estudio y, sobre todo, para preparar una adecuada estrategia para su prevención y combate.

Además de considerar el enfoque de varias disciplinas, es

necesario tomar en cuenta las características de los países y las regiones así como la idiosincrasia de sus habitantes. No funciona igual una estrategia para prevenir y combatir al COVID-19 en China que en los Estados Unidos. Las características de los dos países son profundamente diferentes. La historia, el gobierno, la sociedad, el sistema económico, la relación de los ciudadanos con el gobierno, la cultura, la forma de pensar de sus habitantes, su forma de reaccionar ante un problema, su grado de aceptación y cumplimiento de las órdenes del gobierno, su civismo, su individualismo o colectivismo, su visión de la vida, la política, la ciencia, la tecnología y así podemos mencionar prácticamente dos universos diferentes.

La comparación entre los Estados Unidos y China es una comparación entre las dos economías más grandes del mundo, pero de igual manera resultarían grandes contrastes si comparamos dos economías emergentes: Vietnam y México. Vietnam no tiene los recursos económicos de China o de USA, ni su tecnología ni sus grandes empresas o laboratorios y ha logrado colocarse como uno de los mejores países en cuanto a su control de la sindemia. México, en cambio, se encuentra entre los países que han registrado peores resultados en su gestión de la sindemia. Más contagios y más, mucho más muertos que Vietnam.

A continuación le presentamos dos cuadros. Uno con la comparación entre dos grandes economías: Los Estados Unidos y China. Otro comparando México y Vietnam. La comparación toma solamente cinco datos: la población para cada país, su Producto Interno Bruto, el PIB per cápita, el número de contagios y el número de personas que han fallecido. Todos son datos oficiales al día 24 de octubre del 2020.

OCTUBRE 24-2020	ESTADOS UNIDOS	CHINA
POBLACION	325,719,178	1,403,500,365
PIB TOTAL	US $21,345 B	US $25,270 B
PIB PER CAPITA	US DLS $62,152	US DLS $18,109
CASOS DE CONTAGIOS	8,607,419	91,131
MUERTOS	225,067	4,739

OCTUBRE 24-2020	MEXICO	VIETNAM
POBLACION	128,649,565	91,519,289
PIB TOTAL	US $2,715 B	US $705 B
PIB PER CAPITA	US DLS $21,362	US DLS $7,462
CASOS DE CONTAGIOS	886,800	1,168
MUERTOS	88,743	35

La comparación arroja un abismo de diferencia entre los Estados Unidos y China. En USA se registran 225,067 personas fallecidas por COVID-19 y en China solamente 4,739. Si obtenemos la proporción respecto de la población total el resultado es de espanto.

La comparación entre México y Vietnam es todavía más impresionante. México registra 88,743 muertos y Vietnam solamente 35. No se trata de un error de mecanografía. Son solamente 35 personas las que han fallecido de COVID-19 en Vietnam. Increíble.

Estímulos para reactivar la economía

La sindemia de COVID-19 ha golpeado a la economía sin piedad alguna y amenaza con aumentar su fuerza en la segunda ola. Para hacerle frente no solamente es necesario producir una vacuna, también se requiere trazar una estrategia para reparar los daños en la economía. En este punto es necesaria la intervención de los gobiernos y de los organismos internacionales que manejan fondos para acudir en auxilio de las personas, de las empresas e incluso de los gobiernos locales que se ahogan por la carencia de recursos financieros.

Los Estados Unidos pusieron en marcha un programa de estímulos económicos sin precedente en la historia por su cantidad y extensión. En marzo de 2020 los líderes del Senado y la Casa Blanca llegaron a un acuerdo sobre un paquete de estímulos monetarios de $2 billones, para contrarrestar la amenaza de una recesión a corto plazo por el brote de coronavirus. En este acuerdo se ampliaron los beneficios de desempleo, se destinaron más fondos a hospitales y trabajadores sanitarios, se acordó una emisión de préstamos de emergencia a pequeñas y grandes empresas y se aprobó el envío de cheques personales a los estadounidenses por cantidades de $1,200 para adultos más $500 por cada niño. En el acuerdo también se incluyeron ayudas de $ 50 mil millones asignada para préstamos a aerolíneas que se han visto particularmente afectadas por la sindemia y la repentina caída de viajes en todo el mundo.

Un segundo paquete de estímulos económicos para hacerle frente a la crisis provocada por el coronavirus se encuentra negociándose entre la Casa Blanca, los representantes y los senadores. Se espera que la negociación concluya para que antes de terminar el año 2020 las personas y las empresas puedan recibir la ayuda que tanto necesitan.

El Fondo Monetario Internacional ha puesto en marcha un ambicioso programa para apoyar a países en la crisis económica provocada por la sindemia. Once países de América Latina y el Caribe, un tercio del total, han solicitado y recibido asistencia financiera por parte del Fondo Monetario Internacional (FMI) para hacer frente a la crisis provocada por la sindemia del coronavirus. La cantidad de países podría crecer ya que la institución dirigida por Kristalina Georgieva solo hace públicas las solicitudes aprobadas oficialmente. Hasta ahora, los desembolsos aprobados en la región totalizan los 3,483 millones de dólares. Los países han recurrido a dos instrumentos diseñados para situaciones de emergencia, la Herramienta de Crédito Rápido (RCF, en inglés) y el Instrumento de Financiación Rápido (RFI, en inglés), ambos no exigen ir acompañados de un programa de supervisión económica y están destinados a compensar una "urgente necesidad en la balanza de pagos".

Por ahora, han recibido la luz verde de créditos rápidos Haití (112 millones de dólares), Dominica (14 millones), Santa Lucía (29 millones) y Granada (22 millones de dólares), mientras que los favorecidos con financiación rápida son Bolivia, con 327 millones de dólares; Costa Rica, con 508 millones; República Dominicana, con 650 millones; Ecuador, con 643 millones de dólares, El Salvador con 389 millones, Panamá y Paraguay, con 515 y 274 millones de dólares, respectivamente. Honduras, que ya contaba con un programa en marcha con el Fondo, ha pedido reforzar el apoyo ante los problemas derivados por el COVID-19 con 200 millones de dólares adicionales. Colombia, por su parte, solicitó recientemente una ampliación de su línea de crédito flexible hasta los 10,800 millones de dólares.

México, la segunda economía regional, cuenta con otra línea de crédito similar, por valor de 61,000 millones de dólares. Ambos países pueden recurrir a estos fondos, que en principio son de carácter precautorio, para hacer frente a las tensiones financieras derivadas de la sindemia. A nivel global, el Fondo ha aprobado hasta ahora más de 17,600 millones de dólares a más de medio centenar de países de todo el mundo para aliviar la carga económica de la sindemia. "Mientras la pandemia continúa propagándose por la región, los países enfrentan la peor recesión económica desde que se comenzaron a producir estadísticas de cuentas nacionales en los años cincuenta", explicó recientemente Alejandro Werner, director para el Hemisferio Occidental del Fondo.

Además de los Estados Unidos, otros países han puesto en marcha programas para ayudar a las empresas, pequeñas, medianas y grandes a salir de la crisis económica provocada por la sindemia. Estos son algunos:

Reino Unido. Autorizó un paquete de estímulo económico de 14.5 mil millones de euros para las empresas. También anunciaron 330 mil millones de dólares para apoyar a los estados y a las ciudades.

España. El país ha lanzado un rescate económico de 20,000 millones de euros, con los cuales se pretende proteger el empleo de los ciudadanos y así reducir el impacto de la sindemia en la economía. De igual manera, se han transferido 3,800 millones de euros más para reforzar el sector salud.

Francia. Francia decidió liberar 45 mil millones de euros para apoyar las empresas y a los trabajadores, además también entregaron 300 mil millones de euros para préstamos corporativos, esto con el fin de evitar que quiebren las empresas.

Alemania. El país optó por contraer una nueva deuda de 156,000 millones de euros, con los cuales se planea una ayuda masiva a empresas y asalariados. Se espera que con la crisis desatada por la sindemia la economía de Alemania caiga al menos un 5%, así lo señaló Peter Altmaier, el ministro de economía del país. "Esperamos un descenso de la actividad económica que sea al menos tan alta como en 2008-2009 cuando el Producto Interior Bruto alemán disminuyó un 5%", expresó Altmaier.

Portugal. Anunció su propio plan de rescate económico. El gobierno luso anunció que liberaban 9.2 mil millones de euros para poder asistir a aquellos negocios que sufrieron notablemente con la sindemia de coronavirus.

Canadá Puso en marcha su propio plan de estímulo económico en donde además de asistir con $2 mil dólares a aquellos que quedaron desempleados, también liberaron 33 mil millones de dólares para asistir a pequeñas empresas.

Turquía. Anunció lo que se llama el Escudo de Estabilidad Económica y constó de 13 mil millones de euros para aliviar los problemas económicos causados por el coronavirus. El estímulo se utilizará para aumentar las pensiones y para ayudar a las empresas.

Australia. Puso en marcha el programa "Pago JobKeeper de 76 mil millones de euros para ayudar a mantener a los australianos que se quedaron sin empleo. Las medidas tienen como objetivo ayudar a las empresas, los trabajadores y la comunidad en general, además JobKeeper Payment eleva el dinero total inyectado en la economía a 187 mil millones de dólares.

México. No todos los países han puesto en marcha planes de contingencia para ayudar a las empresas a sortear la crisis provocada por la sindemia. Algunos países no lo han hecho porque no tienen recursos para hacerlo y otros porque simplemente no han querido. Uno de los países que no han ayudado a sus empresas es México. Entre los seis países más grandes de América Latina, México es el único que no está aplicando un paquete de estímulo fiscal para lidiar con el impacto económico del coronavirus en el sector salud, económico, ni social, advirtió Goldman Sachs.

El plan económico de Andrés Manuel López Obrador (AMLO) para enfrentar la emergencia presiona más el riesgo de una contracción histórica en el Producto interno bruto (PIB) de 8%, acelera la posibilidad de más recortes de calificación soberana en un momento donde el Banco de México (Banxico) tiene menos espacio para recortar la tasa, indicó aparte Bank of America (BofA) Securities. "A pesar del contexto macroeconómico que se deteriora rápidamente, la administración de Andrés Manuel López Obrador sigue siendo reacia a validar un paquete de estímulo fiscal significativo, no obstante que cuenta con un espacio fiscal mucho mayor al que tienen sus pares emergentes", ha dicho Goldman Sachs para América Latina.

En un análisis sobre la respuesta que están otorgando los gobiernos de la región a la emergencia sanitaria y económica, reconocen el interés del gobierno por enfocar el apoyo fiscal en los más vulnerables, extendiendo la red de seguridad social, pero destacan que la administración no parece dispuesta a comprometer recursos públicos significativos para ayudar a las empresas del sector privado a navegar la crisis. Refiere que el presupuesto federal en marcha se mantiene en supuestos subyacentes optimistas para el PIB, producción de petróleo y recaudación de impuestos, lo que dificulta su ejecución. Quien otorga el mayor estímulo es Perú, cuyo paquete de estímulo fiscal tiene un costo estimado de 7% del PIB; le sigue el paquete de apoyo que preparó el programa de Chile, que tendrá un costo estimado de 4.7% del PIB.

Por su parte, Kristalina Georgieva, directora del Fondo Monetario Internacional insistió a los países a continuar inyectando dinero en sus economías para enfrentar la sindemia provocada por el COVID-19 y con ello no regresar prematuramente a la austeridad. "Mi mensaje es: gastar, gastar, gastar. Por favor gasten tanto como sea posible", dijo Kristalina Georgieva, durante un foro virtual organizado por los centros de reflexión europeos GLOBSEC, Bruegel y el Instituto Montaigne (IM). "Pero conserven los recibos. Y tengan en cuenta que no podemos sobrevivir sin crecimiento o esfuerzo".

8.

LA NUEVA NORMALIDAD

La nueva normalidad es un concepto tomado de la expresión en inglés "New normal" que describe las nuevas condiciones que prevalecerán después de una crisis en la salud, la economía y la sociedad. Las nuevas condiciones desplazan a las anteriores y se convierten en la nueva normalidad.

El término fue acuñado en un artículo publicado el 18 de mayo de 2008 en Bloomberg News por los periodistas estadounidenses Rich Miller y Matthew Benjamin, que llevaba por título «Post-Subprime Economy Means Subpar Growth as New Normal in U.S.» («La economía post-subprime hace que el crecimiento por debajo de la media sea la nueva normalidad en EE. UU.»).

La misma expresión fue reutilizada por el fondo de inversión estadounidense PIMCO a principios de 2009 para advertir a economistas y políticos de los países desarrollados de que la vuelta a la situación previa a la crisis financiera de 2007-2008 sería más compleja e incierta de lo esperado. En 2010, Mohamed A. El-Erian, uno de los responsables de PIMCO, declaró en una charla que «nuestro uso del término fue un intento de situar la discusión más allá de la noción de que la crisis era una mera herida superficial... al contrario, la crisis ha calado hondo. Fue el resultado inevitable de un período extraordinario de varios años que fue de todo menos normal». Desde entonces, la expresión ha sido utilizada en Estados Unidos por diversos medios de comunicación.

La sindemia de COVID-19 ha rescatado el término y le ha dado plena difusión hasta integrarlo en la comunicación verbal y escrita de todos los días. La nueva normalidad son las condiciones impuestas por el coronavirus no solamente en la economía y las finanzas, sino en prácticamente todos los campos del quehacer de la sociedad. Con este enfoque podemos afirmar que COVID-19 está transformando la vida del ser humano y las nuevas condiciones prevalecerán durante un largo tiempo; años quizá. Esto obliga a una rápida adaptación porque quien no se adapte se quedará en el camino.

Durante COVID-19 el término nueva normalidad ha tenido un uso creciente para referirse a los cambios de comportamiento humano durante o después de la sindemia. El confinamiento y el distanciamiento social cambiarán la vida diaria de las personas y esto se mantendrá durante el resto del 2020 y buena parte del 2021.

Pasaremos revista a algunas de las actividades que se han transformado para reflexionar en el nuevo modo de hacer las cosas y llamar la atención sobre lo que cada quien debe hacer para adaptarse a la nueva normalidad. En el siguiente capítulo pasaremos revista a las herramientas tecnológicas que le permitirán adaptarse rápidamente a la nueva normalidad.

Distanciamiento social

Es el factor clave en la nueva normalidad. El distanciamiento social es una medida sanitaria que consiste en mantener una distancia prudente entre personas y suprimir el contacto físico a fin de reducir la velocidad de propagación del coronavirus durante la sindemia. La Organización Mundial de la Salud (OMS) prefiere llamarle distanciamiento físico.

La medida tiene dos propósitos implícitos. Por un lado, detener el ascenso exponencial de los contagios. Por el otro, prevenir el colapso de los sistemas de salud público y privado, de manera que estos puedan responder eficientemente durante una crisis sanitaria. El distanciamiento social puede ser voluntario o puede ser decretado por las autoridades cuando existe un estado de alarma, especialmente cuando una epidemia se convierte en pandemia o todavía peor, en una sindemia como es el caso de COVID-19.

Normas de distanciamiento social

✓ Preservar una distancia de uno a dos metros entre persona y persona. La distancia puede variar en función de las disposiciones de la autoridad sanitaria local o nacional.

En USA se considera seis pies. La OMS establece un metro como mínimo.

✓ Suprimir gestos y saludos de contacto físico como besos, abrazos y apretones de manos.

✓ Evitar reuniones grupales y aglomeraciones de personas.

✓ Hacer cuarentena, es decir, aislarse en el hogar por un tiempo determinado, ya sea voluntariamente, ya en obediencia a las autoridades y expertos (enfermo o no).

✓ Respetar las normas de contingencia de los establecimientos públicos (trazados en el suelo, aforo permitido, etc.).

Normas de higiene

Para que las medidas de distanciamiento social sean verdaderamente efectivas, deben practicarse junto a normas o medidas de higiene. Estas tienen como función contener y eliminar los patógenos que causan enfermedades. A saber:

✓ Lavarse las manos con jabón varias veces por día, por espacio de 30 segundos.

✓ Taparse la cara con el codo o con un pañuelo durante episodios de tos o estornudos. En caso de usar un pañuelo, desecharlo y lavarse las manos inmediata-mente.

✓ Evitar tocarse la cara con las manos.

✓ No compartir utensilios de comida y bebida con ninguna persona.

✓ Ventilar los espacios adecuadamente.

✓ Desinfectar los espacios por medio de una buena limpieza.

✓ Usar mascarillas o tapabocas (indicado especialmente para personas contagiadas o con sistema inmunológico suprimido). Si la mascarilla es desechable, descartarla después del primer uso. Si la mascarilla es reutilizable, lavarla y desinfectarla después de cada uso.

El distanciamiento social influye de forma determinante en casi todas las actividades del ser humano, de tal manera que obliga a una reconversión de los moldes que se han observado durante décadas o cientos de años. Obliga a una re invención de actividades básicas como la educación, la reunión con amigos o con la familia, la asistencia a espectáculos, la participación en deportes, el servicio religioso, el convivio en restaurantes, la política y prácticamente todo lo que hace el ser humano en sociedad. Esta re-ingeniería debe aplicarse en dos vías: quien ofrece el servicio y quien lo utiliza. De esta manera, el dueño de un restaurante debe adaptarse a las nuevas reglas y el cliente debe seguir un cierto protocolo. Entre las dos partes se configura la nueva normalidad. En la educación la escuela debe re inventarse para cumplir con las normas de distanciamiento social y el estudiante debe adaptarse a la nueva normalidad. Revisaremos solamente algunos de los nuevos escenarios y los profundos cambios que se están operando. Es importante resaltar que en este cambio la forma es el fondo.

Afortunadamente el coronavirus llegó cuando las tecnologías de la información y las comunicaciones se encuentran listas y disponibles a un costo accesible para la comunicación personal y colectiva a distancia. Internet es la base para el desarrollo de las nuevas tecnologías que permiten la videoconferencia, la TV interactiva y muchas aplicaciones más. La tecnología streaming permite la televisión a través de Internet y se ha desarrollado a una velocidad vertiginosa en la última década. Más adelante regresaremos al tema de la tecnología porque quien quiera adaptarse a la nueva normalidad necesita dominar las nuevas tecnologías de la informática y las comunicaciones.

Nueva normalidad en la educación

La nueva normalidad en el campo de la educación no sólo limita la distancia, el uso de máscaras, el lavado de manos y los protocolos de higiene y salud. El proceso de aprendizaje también debe adaptarse a los desafíos de la era digital, en la que el uso de la tecnología de la información y la comunicación se convierte en una herramienta de trabajo dominante y en algunos casos imprescindible.

A continuación se presentan 10 conceptos que deben revisarse, cambiarse y adaptarse en el nuevo orden, la nueva normalidad de la educación. Son conceptos que han prevalecido al través de los años y que funcionan como los pilares de la educación. Seguramente para un maestro de muchos años esos conceptos deberían ser inamovibles pero la nueva normalidad obliga a revisarlos y probablemente hacerlos a un lado total o parcialmente para dar lugar a las nuevas ideas, los nuevos conceptos, la nueva filosofía de la educación.

La escuela es el único lugar para estudiar. La idea de que la escuela es el templo del saber y el único lugar para aprender se ha quedado obsoleta. Ya no funciona en la nueva normalidad. El nuevo ecosistema educativo consiste en tres centros de educación: hogares, escuelas y comunidades. Este concepto es usado por países que tienen sistemas educativos avanzados como Finlandia. A los estudiantes en Finlandia nunca se les ha dado tarea y la escuela es de sólo 3-4 horas, pero en casa tienen una cultura para aprender y en la vida social también. Con este nuevo enfoque el papel de los padres en la educación de los hijos es fundamental para el éxito del proceso educativo.

La educación no es acumular demasiados conocimientos sino aprender cómo obtener conocimientos. William Butler Yeats dijo una vez que la educación no es cómo llenar un cubo de agua al máximo, sino como encender un fuego. Desafortunadamente, muchas personas asumen que cuanta más información y conocimiento proporcionen, mejor, aunque todo se derrame. La educación es suficiente para enseñar cómo aprender de forma efectiva y eficiente. ¿Qué se aprende? Puede ser cualquier cosa dependiendo de los intereses y talentos de los propios estudiantes.

El profesor es la única fuente de aprendizaje. Toda la información está disponible en Internet. Si tenemos alguna duda y le preguntamos a Google obtendremos una o varias respuestas. Lo importante es separar el trigo de la paja. Si la función del profesor se limita a las fuentes de información, los beneficios serán mínimos en contraste con la era anterior a la Internet. La función del profesor en este momento debería ser más bien la de facilitar a los estudiantes la selección y clasificación de la información para resolver problemas y lo más importante, aprender a innovar. Esta afirmación considera, como un supuesto, que los estudiantes tienen acceso a Internet. El acceso a las redes y comunicaciones vía Internet debe ser un recurso que los gobiernos deben proporcionar como si fuera el servicio de agua potable, la energía eléctrica o el camino de acceso a la población.

La evaluación de los estudiantes se hace con una

prueba estandarizada. Las pruebas estandarizadas no son la única forma de evaluar los resultados del aprendizaje de los estudiantes. En este siglo XXI, el modelo de aprendizaje basado en proyectos/problemas (Project Based Learning PBL) tiene prioridad sobre las pruebas que tienen claves de respuestas. Este modelo PBL se considera que afina la capacidad de razonamiento de los estudiantes a un alto nivel.

El aprendizaje en línea utiliza los horarios de las lecciones. Una de las características del aprendizaje en la red es la asincronía de las computadoras y los servicios en línea de manera indirecta o por demora. De esta forma los estudiantes pueden gestionar su tiempo y sus fases de aprendizaje respectivamente. Este concepto hace posible el aprendizaje 24/7, en cualquier momento, en cualquier lugar y con cualquier dispositivo. Se pueden organizar reuniones con los profesores según las necesidades.

La aplicación WhatsApp es una aplicación para el aprendizaje. WhatsApp es una aplicación de mensajes cortos no diseñada para un proceso de enseñanza y aprendizaje. La aplicación adecuada es una aplicación basada en la computación en la nube y también un sistema de gestión del aprendizaje (LMS). Estas aplicaciones son de uso gratuito en algunos países para las instituciones educativas. Aproveche todo lo que se encuentre disponible de manera gratuita en Internet para la educación,

La tecnología puede sustituir a los profesores. Si Usted es maestro de escuela, este es un mensaje importante: "La tecnología no puede sustituir a los profesores, pero los profesores que utilizan la tecnología sustituirán a los que no la utilizan", señaló Ray Clifford, experto en educación de los Estados Unidos en una conferencia internacional sobre educación. La tecnología no podrá proporcionar modelos de conducta, liderazgo, compartir sentimientos, motivación y el toque humano que se necesita en el proceso educativo. Pero los maestros mejor capacitados en las nuevas tecnologías de la información aplicadas a la educación serán más apreciados que aquellos que no se actualicen o rechacen la tecnología.

Los grandes maestros son expertos en tecnología de la información. La tarea de enseñar no la realiza un experto en tecnologías de la información. Aunque en esta era digital, se requiere que los profesores dominen la tecnología, no significa que tengan que convertirse en expertos en TI. La tecnología de la información y la comunicación se utiliza lo suficiente para simplificar, acortar y mejorar los resultados del aprendizaje. En otras palabras, la tecnología digital se utiliza como herramienta. El maestro, el ser humano, es todavía insustituible. El día que pueda ser sustituido por una máquina o un robot con inteligencia artificial la humanidad habrá cambiado para siempre.

Un dispositivo se utiliza sólo para la información. Muchas personas ven un dispositivo en una sola dirección, como un libro o la televisión. El dispositivo debe utilizarse más para innovar o ser creativo en lugar de ser un medio de consumo solamente. Las formas de creación que pueden hacer los estudiantes son muy diversas; desde blogs, animaciones, aplicaciones, arte digital, podcasts, juegos, etc. Estas obras son una forma de aprendizaje con el más alto nivel de razón, de acuerdo con los retos de la Revolución Industrial.

La nueva normalidad en la educación se está imponiendo rápidamente. El cambio no es de un año para el siguiente. Es de un mes para el otro y algunas veces nos damos cuenta que todo cambia de un día para otro. Los maestros que quieran permanecer necesitan adaptarse a las nuevas tecnologías de la información y los estudiantes con más razón, porque eso les permitirá adquirir las herramientas que necesitarán en su vida profesional.

Nueva normalidad para los restaurantes

La industria restaurantera ha resultado una de las más golpeadas por el coronavirus. Para comprender el viacrucis que vive esta industria primero daremos un vistazo a los restaurantes en su calidad de empresas para resaltar los problemas a los que se han enfrentado y la forma en que los han resuelto. Después veremos al restaurante desde el punto de vista del comensal en la nueva normalidad.

Miles de restaurantes han cerrado sus puertas y los que han sobrevivido han tenido que adaptarse a la nueva normalidad. Cuando los restaurantes se vieron obligados a cerrar sus puertas, atendiendo a las disposiciones sanitarias para contener al COVID-19, atravesaron por un periodo completamente adverso. Durante esas semanas y meses, el 15% del total dejaron de operar definitivamente y los que sobrevivieron tuvieron que adaptarse. Los retos ante la necesidad de conservar a su personal, cumplir con sus gastos fijos y adquirir productos de limpieza para la reapertura fueron terribles.

Ahora, con la nueva normalidad que, entre otras cuestiones, limita el aforo de estos lugares a 30% o 40%, su situación no ha sido muy diferente. Los niveles de venta de los restaurantes apenas alcanzan 25% de los ingresos que tuvieron en el mismo periodo de 2019. Para no tener pérdidas, se calcula que esta última cifra debe ser, al menos, de 60%.

Además del aforo reducido, otra de las razones que explica las bajas ventas de estos negocios es el alto nivel de preocupación por la salud que, durante la contingencia sanitaria, ha prevalecido en la mayoría de los comensales. A mediados de mayo 77% de los comensales reconoció estar preocupado por su salud y 80% por la salud de su familia, dando como resultado que los comensales aún no hayan regresado a los restaurantes de su preferencia, porque implica un riesgo para ellos y sus seres queridos.

Tomando en cuenta este contexto, ¿qué puede esperar el sector restaurantero?, ¿cuándo podría alcanzar una recuperación? Esto ocurrirá a medida que los clientes tengan una mayor confianza, para lo cual será crucial el desarrollo de una vacuna contra el coronavirus. Mientras tanto, la industria está optando por evaluar sus procesos y reducir al máximo sus gastos con el propósito de resistir este desafiante periodo.

Reducción de gastos: la primera defensa. Una de las primeras medidas de los restauranteros frente a las bajas ventas que experimentan, ha sido identificar cuáles son los productos que tienen una mayor rotación y generan una mayor rentabilidad, a fin de invertir inteligentemente en estos insumos. Normalmente, los platillos que son poco demandados requieren ingredientes que terminan desperdiciándose y representan una pérdida económica que los establecimientos, en estos momentos, no se pueden permitir. Por esta razón, muchos han reducido sus menús para concentrarse en aquellos productos que generen menos mermas.

Otro aspecto que están atendiendo es el control total de sus egresos, con el propósito de suprimir todo gasto que no sea necesario. Asimismo, el sector ha logrado, en la mayoría de los casos, negociar la reducción o el diferimiento de las rentas de sus locales; sin embargo, la presión económica actual podría empujar a los arrendadores a querer recuperar sus ganancias a corto plazo, por lo que este beneficio para los restauranteros podría terminar pronto.

En cuanto a la nómina, el sector restaurantero ha tenido que acordar con sus empleados diferentes modalidades de trabajo, con la finalidad de proteger los empleos. Por ejemplo: la reducción de salarios, el adelanto de vacaciones e, incluso, la suspensión temporal de actividades. No obstante, si se mantiene el bajo consumo en sus establecimientos, muchos negocios se podrían ver forzados a realizar recortes de personal.

Vender más, el principal desafío. Si los establecimientos desean prevalecer, será recomendable que recurran a métodos alternativos de venta de alimentos, como los servicios de entrega de productos a domicilio; no obstante, el reto en ese sentido es enorme, pues la implementación de este esquema requiere altos niveles de inversión y esfuerzo. Algunos restaurantes, por ejemplo, han optado por utilizar aplicaciones de mensajería instantánea, redes sociales y contacto telefónico para vender sus platillos y productos; sin embargo, los gastos en medios de transporte y personal para hacer las entregas, la contratación de seguros y la atención de percances o averías en estos trayectos han mantenido, hasta este momento, sus márgenes de ganancia bajos.

Todo lo anterior es solamente una parte de la problemática a la que se enfrentan los restaurantes como empresas para poder subsistir en un mundo altamente competido. Ahora veremos todas las normas que se deben cumplir para poder operar. Hemos tomado como ejemplo la Ciudad de México con el semáforo en color naranja (Antes de llegar al rojo) en el mes de julio del 2020: Estas son las normas que se deberían cumplir:

1. Todos los restaurantes y cafés (no bares) que tengan mesas en espacios abiertos pueden abrir al 40% de su capacidad. Los que solo tengan mesas al interior pueden abrir con solo el 30% de aforo.
2. Todas las personas empleadas que atiendan a los clientes deben utilizar cubre boca y careta en todo momento, sin excepción.

3. Debe haber un filtro sanitario para la detección de síntomas y toma de temperatura corporal, tanto para empleados como para proveedores y clientes. Se debe medir la temperatura de todas las personas antes de entrar y nadie podrá hacerlo si presenta más de 37.5 grados.

4. El restaurante o café no puede poner música ambiental. Esto es porque, cuando hay música –sobre todo a volumen alto–, las personas hablan más fuerte y eso hace que salpiquen más gotículas, a través de las cuales ocurre el contagio.

5. Todas las mesas deben de colocarse a metro y medio de distancia entre sí y en zigzag. Si esto no es posible, deben de implementarse barreras físicas entre una y otra.

6. Se debe hacer una desinfección de superficies mínimo seis veces al día.

7. Los manteles y servilletas deben de cambiarse después de cada servicio.

8. El lugar debe tener ventilación natural. De no ser posible, debe contar con sistema de ventilación y solo podrá operar con recirculación de un mínimo de 30% hacia el exterior en áreas de comensales. La recirculación del aire al interior está prohibida. El sistema y los filtros deberán de desinfectarse y limpiarse constantemente.

9. Otra de las nuevas reglas para restaurantes en la nueva normalidad es que queda prohibido fumar en todas las áreas (incluyendo las designadas para ese fin).

10. No se pueden utilizar cartas impresas, todos los menús deben de colocarse en pizarrones, carteles o tableros en la pared. O, en su defecto, pueden utilizarse menús electrónicos.

11. Se debe de fomentar el uso constante de gel anti bacterial (con concentración de alcohol al 70%).

12. Se debe de promover el pago electrónico para evitar contacto con tarjetas, terminales y dinero en efectivo.

13. Todos los lugares que reabran deben de hacer su registro en el sitio COVID19.cdmx.gob.mx/medidassanitarias.

14. Se deben de aplicar pruebas semanales al 5% del personal (esto aplica para negocios de 30 o más personas empleadas).

15. Todos los casos sospechosos o positivos de COVID-19 entre el personal del restaurante deben de ser reportados al gobierno mediante Locatel.

16. Toda persona que haya dado positivo a COVID-19 debe resguardarse en casa al menos 15 días antes de volver a trabajar. Sin embargo, nadie puede despedir a nadie por tener COVID-19. En caso de despido injustificado (por COVID-19),

se puede acudir a Profedet (Procuraduría Federal de la Defensa del Trabajo).

Los comensales también deben cumplir con la nueva normalidad. Estas son algunas de las medidas tanto obligatorias como optativas que se están integrando al nuevo catálogo para disfrutar de una agradable estancia en el restaurante de su preferencia.

El cubre bocas. Colocarse correctamente la mascarilla antes de entrar al restaurante y retirarlo hasta estar sentado en su mesa.

No hacer fila para entrar a un lugar. Resulta más conveniente hacer reservación o esperar un poco alejados de la puerta para evitar aglomeraciones. En caso de hacer fila dejar un espacio de metro y medio entre una persona y otra.

Pedir mesa para diez. En la nueva normalidad en restaurantes se acabaron los grandes grupos. Mesas máximo para seis personas. No se vale pedirle al mesero que agregue otra silla y otra silla más hasta que haya diez personas sentadas en la mesa para cuatro. Hay que respetar las normas, por el bien de todos.

Leer el menú como si fuera un libro. Adiós a las cartas físicas, ya sean de papel, en carpeta, dentro de una mica o cualquiera que sea su presentación. La nueva normalidad en restaurantes exige el menor contacto posible con superficies –a través de las cuales puede ocurrir el contagio–, así que todos los menús serán en pizarrones, pantallas o incluso apps para que el comensal pueda consultar la carta en su celular y no tener que tocar nada ajeno.

Larga sobremesa. Mientras más rápida sea la experiencia, mejor. Aunque amamos quedarnos horas y horas echando el trago y alargando la estancia lo más posible, muchos restaurantes operarán bajo reservación y será importante controlar los tiempos entre un servicio y otro.

Pagar en efectivo. La sindemia y la tecnología nos están empujando a hacer cada vez más pagos electrónicos, a través de aplicaciones o incluso transferencias. Recuerda que, para que comer en un restaurante sea seguro, debemos de reducir al máximo el contacto con el dinero, tarjetas físicas y terminales de cobro.

Llenar tu plato en el buffet. Por ahora, los bufets están cancelados porque son buenas vías de contagio por todas las cucharas, platos, platones y superficies que tocan muchos comensales, meseros y cocineros.

Pedir la comida para llevar. Sí se podrá hacer pero es el comensal quien tiene que vaciar su comida dentro del contenedor, esto para evitar que muchas personas (meseros y cocineros), toquen los contenedores.

Dejar la propina en efectivo. Lo más seguro es dejarla con el pago completo de la cuenta; aunque esto es menos conveniente para el personal que recibe la propina, pero es la forma más segura de evitar contagios entre comensal y mesero.

Pasarse el salero o el servilletero entre mesas. Mientras menos objetos haya en la mesa, mejor. Se acabaron los floreros y demás adornos. Además, todo los objetos como saleros, salseros, etc., deben desinfectarse antes y después de cada uso en cada mesa.

Paciencia y cortesía. El comensal debe armarse de paciencia para cumplir con la nueva normalidad y brindar un trato amable y cortés hacia la recepcionista, el mesero y las personas que acudan al restaurante.

Nueva normalidad para viajar en avión.

Todas las actividades relacionadas con el turismo se han visto afectadas de manera importante por la sindemia de COVID-19. Hemos visto que los restaurantes se han transformado para brindar seguridad a los comensales y al mismo tiempo mantener su relación costo/beneficio para que la empresa sea costeable. Las líneas aéreas también han tenido que cambiar para adaptarse a la nueva normalidad. El reto es ofrecer buen servicio, reducir los costos y mantener la seguridad para el cliente.

La experiencia de viajar en avión no se reduce solamente a subir a la aeronave y volar hasta llegar al destino. Agregue la estancia en el aeropuerto, el manejo del equipaje, pasar los módulos de seguridad, aduanas y migración en vuelos internacionales. Las líneas aéreas y los aeropuertos han establecido medidas de seguridad para evitar el contagio. Antes de viajar es importante verificar las restricciones impuestas a fin de evitar problemas en el aeropuerto, la línea aérea e incluso con las autoridades de migración cuando el vuelo es internacional.

La empresa Volaris (https://www.volaris.com/) de México ha establecido medidas para cuidar la salud de sus clientes así como recomendaciones y avisos a fin de hacer el viaje más seguro y agradable. Esta es una lista de las medidas y situaciones que se presentan en la nueva normalidad preparada por Volaris. Tome en cuenta que podrían cambiar de acuerdo con las circunstancias.

Documentación

- El uso de cubre bocas es obligatorio durante todo el proceso del viaje.
- Toma en cuenta que algunos aeropuertos permitirán la entrada al edificio terminal solo a las personas que cuenten con pase de abordar.
- Haz tu check-in en volaris.com o nuestra app para llevar tu pase de abordar en el celular y agilizar tu documentación. Recuerda que también puedes agregar los servicios adicionales que necesites como equipaje de mano o documentado.

En mostradores

- Constantemente limpiamos todas las superficies y nuestro lugar de trabajo con desinfectantes de grado industrial
- Será necesario mantener la distancia en las filas obedeciendo la señalización en el aeropuerto.
- Al documentar tu equipaje, te ofreceremos gel anti bacterial y nuestro personal te recibirá usando cubre bocas, guantes y caretas o lentes de protección.
- En el abordaje
- Deberás colocar personalmente tu pase de abordar en el escáner instalado en la sala de espera.
- Tendremos tapetes desinfectantes en la entrada al avión.
- Nuestro personal te ofrecerá gel anti bacterial y verificará tu temperatura corporal a distancia, colocando un termómetro infrarrojo en tu frente.
- Abordaremos en grupos de máximo 30 personas y

respetaremos la distancia de seguridad.

Nuestra tripulación

- Te recibirá con equipo de protección sanitaria como cubre bocas, guantes y caretas o lentes de protección.
- Repartirá gel antibacterial durante el vuelo.
- Realizará un desembarque controlado por filas.
- Como medida preventiva, también adaptamos nuestro uniforme retirando mascadas y corbatas.

Limpieza

- El aire en todos nuestros aviones se renueva completamente cada tres minutos y pasa a través de filtros HEPA que capturan hasta el 99.9% de virus y bacterias.
- Hacemos una limpieza profunda de la cabina de pilotos y pasajeros antes de cada vuelo.
- Usamos productos de grado industrial para desinfectar todas las superficies: mesas de servicio, respaldos, baños, descansabrazos, asientos, cinturones de seguridad, mamparas y compartimentos de equipaje.

Al llegar a tu destino

- Aplicaremos un desinfectante en tu equipaje para mantenerlo libre de virus y bacterias.
- Nos aseguramos de respetar la distancia segura en las zonas de reclamo de equipaje.

Por su parte, la Agencia Internacional del Transporte Aéreo, IATA por sus siglas en inglés, publicó una guía de bioseguridad, para que las personas recuperen la confianza en viajar en avión. Es importante consultar la información de IATA antes de viajar

https://www.iata.org/en/youandiata/travelers/health/

La IATA contempla cambios en toda la experiencia de viaje: desde la compra del boleto hasta que un pasajero aterriza en su destino.

Estos cambios requieren de un esfuerzo conjunto donde hay tres elementos principales: Aerolíneas y aeropuertos, gobiernos y pasajeros.

- ✓ Las aerolíneas y los aeropuertos deberán adoptar procesos de mitigación de riesgos para brindar seguridad a los pasajeros y hacer más agradable su viaje.

✓ Gobiernos: como ocurrió después del 9-11 se deben reforzar mecanismos de evaluación e identificación de riesgos para la salud de los pasajeros.

✓ Pasajeros: además de capacitarse para tomar el control de sus viajes, deben aprender a identificar el nivel de riesgo para la salud antes de hacer maletas.

La IATA prevé la necesidad de recopilar una mayor cantidad de datos a fin de permitir el rastreo no solo de los pasajeros, sino de sus contactos.

Estos datos deben recopilarse a través de dispositivos electrónicos, como las visas electrónicas o plataformas de autorización de viajes. Estas podrían ser diseñadas por los distintos gobiernos.

El acceso a las terminales aéreas quedará limitado a trabajadores y viajeros. Únicamente se permitirá el acceso de acompañantes a personas con discapacidad, movilidad reducida o menores no acompañados.

Los pasajeros deberán mantener un distanciamiento de 1 o 2 metros entre sí. Además, las autoridades aéreas deberán implementar cambios en el flujo de pasajeros en filtros de seguridad, migración y salidas.

Revisión sanitaria permanente. Los puntos de entrada deben contar con detectores de temperatura eficientes operados por personal capacitado -y con el equipamiento necesario- para detectar si un pasajero puede viajar o no.

Las aerolíneas deben cooperar con los gobiernos en la implementación de infraestructura sanitaria para asegurar que todas las áreas cuenten con gel en sanitarios.

Además, deben impulsar la limpieza y desinfección periódica de áreas y equipamientos propios de los aeropuertos, como lectores de huellas, monitores y asientos.

La aplicación de pruebas para detectar COVID-19 al ingresar al aeropuerto es una medida que recomienda la IATA, una vez que exista una prueba que además de rápida sea confiable.

Los procesos de check-in deben agilizarse a través de los dispositivos tecnológicos, lo que permitirá reducir los tiempos de espera en aeropuertos, al mismo tiempo que disminuyen las aglomeraciones.

Cuidado a bordo. Una vez en el avión, como medida adicional de protección, la IATA recomienda el uso de revestimientos faciales en vuelos con pocas posibilidades de mantener el distanciamiento físico.

Otras medidas son el reparto de gel anti bacterial, toallas desinfectantes y la agilización del servicio de catering, el cual deberá ir empaquetado.

Al aterrizar. El contacto persona a persona debe reducirse al mínimo posible, por lo que una alternativa es que los gobiernos implementen mecanismos electrónicos que permitan a viajeros internacionales hacer sus declaraciones incluso desde su teléfono móvil.

Con estas medidas, la IATA busca equilibrar la mitigación de riesgos y la necesidad de reactivar la economía en un sector que acumula pérdidas a medida que se incrementan los contagios en el mundo. Las líneas aéreas y los gobiernos están haciendo una parte importante. Al pasajero le corresponde informarse y cumplir con las restricciones de la nueva normalidad.

Nueva normalidad en las compras

La forma de ir de compras ha cambiado en la nueva normalidad. Las plazas comerciales, las grandes tiendas e incluso las pequeñas empresas de comercio han tenido que cambiar para respetar las medidas higiénicas, de distanciamiento y aforo que se deben cumplir.

Es importante conocer las medidas higiénicas y de seguridad que los comercios deben establecer y respetar, así como sus derechos cuando compra, en especial en materia de devoluciones, horarios o precios. Las restricciones al comercio varían de un país a otro e incluso de una a otra temporada. No es lo mismo acudir de compras en Madrid cuando se encuentra en estado de alarma que en la ciudad de New York o México cuando han relajado sus restricciones. Pero cuidado, porque New York o México las pueden hacer más rígidas en cualquier momento.

Algunos consejos para sacarle más provecho a la salida de casa para ir de compras y cuidarse del coronavirus. Es recomendable planificar las compras antes de visitar un comercio para evitar compras innecesarias. Puede ayudarle incluso hacer una lista de los artículos que necesita. De esta manera, se fomenta un consumo responsable de productos y servicios, evitando comprar artículos que no necesitamos. Cada vez que adquiere un producto o contrata un servicio, tiene derecho a recibir un comprobante de compra o factura como justificante de la venta. Consérvelo, ya que este documento es imprescindible para cualquier reclamación, devolución o cambio que quiera hacer.

Los productos puestos a la venta tienen que estar debidamente etiquetados, con las instrucciones de uso y mantenimiento. Además, todos ellos deben incluir el precio completo, con el IVA incluido que deberá estar expuesto a través de carteles o etiquetas visibles, claramente identificables. Los establecimientos comerciales tienen libertad para realizar rebajas y otras promociones, siempre que respeten el aforo establecido y eviten aglomeraciones. Recuerde que los periodos de rebajas, si afectan a la totalidad de la tienda, deben estar expuestos con vista al exterior del establecimiento. Todos los establecimientos tienen la obligación de disponer de hojas de reclamaciones a disposición de los clientes.

Medidas sanitarias e higiénicas dentro de los establecimientos. Los gobiernos de algunas ciudades han establecido medidas específicas por razón de salud pública para la contención de la COVID-19. Resulta conveniente consultar y conocer las medidas de seguridad específicas para la ciudad en donde piensa acudir de compras. Estas medidas establecen limitaciones de movilidad, aforo y asistencia para los ciudadanos y establecimientos comerciales. En algunos locales ya sean pequeños establecimientos o grandes centros comerciales se ha limitado su aforo al 50% y su cierre a las 22:00 horas. Las zonas recreativas en las plazas comerciales como pueden ser los parques infantiles o las áreas de descanso que encontramos en algunos de estos centros podrán estar abiertas, evitando en todo momento que se formen aglomeraciones. Para ello podrán inhabilitar los elementos como bancos o sillas, que puedan provocar la acumulación de personas. El aforo deberá estar expuesto al público debiendo asegurarse su cumplimiento, así como la distancia de seguridad de 1.5 metros como promedio entre clientes. Algunas plazas comerciales procuran un horario preferente de atención a personas mayores de 65 años.

Algunas de las grandes tiendas permiten establecer en sus locales un sistema para recoger los productos adquiridos por internet o teléfono, siempre que se haga de manera escalonada y no se produzcan aglomeraciones en el interior. En el caso de que haya realizado un pedido online, podrá recogerlo en la tienda siguiendo las indicaciones del personal.

En el caso de los baños (Aseos en España) vestuarios, probadores, salas de lactancia o similares de clientes, visitantes o usuarios será de una persona para los espacios de hasta cuatro metros cuadrados. Para aseos mayores que cuenten con más de una cabina, la ocupación máxima será del 50%, debiendo mantenerse durante su uso la distancia de seguridad interpersonal.

No se podrán ofrecer muestras ni productos de prueba que impliquen la manipulación por sucesivos clientes, sin la supervisión de manera permanente de un empleado que pueda proceder a desinfectar después de cada uso.

Además, en el caso de las tiendas de ropa y textil, los probadores solo podrán utilizarse por una persona y después se limpiarán y desinfectarán. En el caso de que el cliente se pruebe la ropa y no la adquiera, deberá ser higienizada antes de facilitársela a otros clientes. Esto constituye un gran problema para las tiendas que venden ropa y tratándose de trajes de baño o ropa interior simplemente no se permite probarla antes de comprarla.

Recuerde que los establecimientos comerciales y de servicios podrán negar el acceso a clientes que no lleven mascarilla mientras sea obligatorio su uso y no estén exentos de su utilización, así como a aquellos que se nieguen a utilizar los medios de protección puestos a su disposición por el establecimiento o que por su actitud o comportamiento puedan comprometer la seguridad o salud de empleados y demás clientes.

Devoluciones de productos. Como regla general, es importante destacar que los establecimientos no están obligados a cambiar el producto ni a devolver el dinero de las compras, excepto que el producto esté defectuoso o no cumpla con las características especificadas en la venta. En este caso puede ejercitar su derecho de garantía.

En las ventas a distancia o fuera del establecimiento y en internet, existe el derecho de desistimiento, por el que generalmente se tiene un plazo de 14 días naturales desde la recepción del producto para desistirse de la compra y devolver el producto, salvo algunas excepciones.

Los establecimientos que acepten libremente la devolución de artículos no defectuosos deben determinar los plazos, si la devolución del importe se efectúa en metálico o mediante vales de la tienda, si el envoltorio puede estar abierto o no. Por ello, antes de comprar, es importante que se informe de las posibilidades de devolución y de las condiciones.

Horarios comerciales. Los establecimientos comerciales han tenido la libertad de fijar su horario de funcionamiento. Sin embargo, en la nueva normalidad el gobierno puede establecer los horarios y es obligación de cumplirlos. Lo mejor es consultar con el establecimiento y con la normatividad impuesta por el gobierno de la ciudad.

Compras on line. El comercio en línea se ha disparado durante el tiempo de la sindemia y la nueva normalidad es comprar en línea. Las empresas que ya estaban preparadas con su sistema para el e-commerce han visto subir sus utilidades. Amazon es la gran empresa de comercio en línea y se ha visto beneficiada en grande con la nueva normalidad. Para los consumidores esto significa tener que adaptarse al nuevo sistema, tener una tarjeta de crédito, una computadora o teléfono con Internet y aprender la tecnología de la compra on line. Las ventajas son grandes en el tiempo de la sindemia: No hay que salir de casa, no hay que usar dinero en efectivo y los productos se reciben a domicilio. Sensacional.

Nueva normalidad en hospitales.

Si pensamos que COVID-19 es una enfermedad, podremos concluir que los hospitales y los centros de salud han sido las instituciones que han tenido que reaccionar con más rapidez y eficacia para proporcionar los servicios de salud que se requieren en una terrible sindemia como la que padece el mundo, multiplicarse para atender también las enfermedades que normalmente padece la población y cuidar sus finanzas para mantenerse a flote.

Resulta interesante conocer la experiencia de un centro hospitalario de reconocido prestigio para darse una idea de lo que ha sido lidiar con la sindemia de COVID-19 **Hemos seleccionado la Fundación Sanitas** que cuenta con cuatro hospitales propios, tres en Madrid: Hospital Universitario La Moraleja, Hospital Universitario La Zarzuela, Hospital Virgen del Mar y uno en Barcelona: el Hospital Cima. Es importante tomar en cuenta que la narración de los hechos se refiere solamente a la primera ola y que la Fundación Sanitas ya se prepara para la segunda ola.

Esta es la experiencia de Sanitas narrada por New Medical Economics, un medio de comunicación digital editado por la empresa Health Economics y dirigida por el **Dr. José María Martínez García**, economista y doctor en Medicina, con una amplia experiencia profesional en el mundo de la gestión sanitaria. Este es un extracto. Puede consultar el original en https://bit.ly/37Qdwks

"Desde el momento en que un hospital abre sus puertas por primera vez, ya no las vuelve a cerrar nunca. Esto es algo que no sucede en ninguna otra organización del mundo. Ni siquiera algo tan excepcional como una pandemia ha modificado el hecho de que los hospitales tienen vocación de duración en el tiempo. Podrán crecer, cambiar, especializarse, pero difícilmente cerrarán sus puertas. Por eso es difícil hablar de cómo un hospital reabre sus puertas tras la pandemia. Quizá sea mejor dejarlo en que retornan a la nueva normalidad.

La pandemia ha obligado al sistema de salud a pausar la actividad habitual, aplazando cirugías, pruebas diagnósticas y consultas para poder centrar todos los recursos en hacer frente a la COVID-19. Naturalmente, los pacientes urgentes o con necesidades específicas (crónicos, oncológicos, partos, cirugías urgentes o agudizaciones...) han continuado recibiendo la atención especializada que requerían, pero la excepcionalidad de la situación ha obligado a un parón igual de excepcional.

Sanitas cuenta con 4 hospitales a nivel nacional que han sido sometidos a una extraordinaria presión durante la pandemia. Y todo este esfuerzo, al mismo tiempo que se mantenía la actividad para los pacientes que no podían esperar, como las personas que estaban recibiendo tratamiento oncológico, o los partos (durante los meses más duros de la pandemia, los hospitales registraron casi 400 partos).

Una vez superado el momento más crítico de la pandemia, los hospitales de Sanitas han reactivado su funcionamiento normal para retomar la actividad que había quedado pendiente. Nuestros centros hicieron un esfuerzo muy significativo para duplicar sus recursos de UCI y ampliar su estructura de hospitalización, incluso con hospitales de campaña para hacer frente a la COVID-19, modificando la fisionomía de nuestros hospitales para hacer frente con garantías a la pandemia. Fue un reto muy importante que hemos superado gracias al compromiso de todos. Pero una vez superado este esfuerzo mayúsculo, aplicamos un plan de reactivación centrado en tres aspectos: la seguridad de las personas que trabajan en nuestros centros, la seguridad de los pacientes que acuden a nuestros hospitales y la gestión de los recursos para poder atender con el mismo nivel de excelencia a todo el mundo, ha explicado Domingo Marzal, director médico de Sanitas Hospitales.

La seguridad de los profesionales asistenciales ha sido uno de los factores clave en la gestión de la pandemia en los hospitales de Sanitas. La compañía reaccionó con celeridad para dotar a sus equipos de los materiales de protección que les permitieran realizar su trabajo en las mejores condiciones. Ahora, en nuestro plan de reactivación, también tenemos la seguridad de nuestros profesionales como pilar de las acciones. En primer lugar, hemos realizado una exhaustiva higienización de todos nuestros hospitales y de nuestra red de Centros Milenium de toda España. Paralelamente, hemos realizado pruebas a nuestros equipos para garantizar que permanecían sanos tras el pico de la pandemia. Y, por último, hemos activado un programa integral de regreso a la normalidad que garantiza el mayor nivel de seguridad para nuestros profesionales y para las personas que eligen nuestros hospitales para ser atendidos.

La seguridad de los profesionales es un aspecto clave, como es natural, ya que siguen estando en la primera línea de la asistencia, atendiendo personas. Cuando decimos que la seguridad de nuestra gente es clave nos referimos a que hemos puesto todos los medios de protección en sus manos para que puedan afrontar la pandemia y mantenerse a salvo de la infección. Pero ahora que la presencia del coronavirus está descendiendo, continuamos alertas y seguimos proporcionando a nuestros equipos todos los materiales que requieren para atender personas en las mejores condiciones.

Esta vigilancia también tiene un enfoque sobre el bienestar de los médicos, enfermeras, técnicos, celadores y todas las personas que han estado en la primera línea de la atención. Durante la pandemia pusimos a su disposición un servicio de atención psicológica que vamos a mantener en el tiempo. Hemos superado un periodo muy exigente y es muy posible que nos haya dejado marcas. De hecho, en Sanitas hicimos un estudio sobre el impacto psicológico en la población de nuestro país a causa del confinamiento y la pandemia. Los datos apuntaban a que el 8% de la población afirma que necesitará la ayuda de un psicólogo para recuperarse de las secuelas provocadas por la pandemia. Sabemos que nuestros equipos han estado al pie del cañón y que han dado la talla en momentos muy duros y sinceramente creo que Sanitas ha estado a la altura de estos gigantes que se han puesto voluntariamente entre el virus y la sociedad. Vamos a seguir ayudándoles en lo que necesiten.

En cuanto a los pacientes, los hospitales de Sanitas han puesto el acento en un estricto programa de acceso al hospital que incluye las medidas de distanciamiento, uso de mascarillas e higiene de manos. Pero también muchos otros detalles encaminados a garantizar que los pacientes acceden a un entorno seguro.

No existe ningún modo de conseguir un espacio totalmente libre de COVID-19, y mucho menos un hospital. Esta es una realidad con la que tenemos que convivir. Pero sí podemos conseguir un entorno de la máxima seguridad y hacia este objetivo hemos orientado nuestros esfuerzos.

Este entorno seguro está directamente relacionado con el acceso presencial controlado de los pacientes a los servicios. Por un lado, una eficiente gestión de las agendas de citas permite garantizar que no hay solapamientos y que las citas se asignan en periodos de tiempo lo suficientemente amplios como para que no se concentren muchas personas en el centro. Y por otro lado, a través del uso intensivo de la vídeo consulta que los hospitales de Sanitas llevan años ofreciendo y que permiten alternar citas presenciales con virtuales y, por tanto, reducir la afluencia física en los centros sin reducir el número total de citas.

No vamos a incrementar la demora ni la espera. Estamos atendiendo a todo el mundo que necesita ayuda: de manera presencial todas aquellas personas cuya necesidad de salud requiere de su presencia física y a través de vídeo consulta a todos los demás, siempre que así lo deseen. Para nosotros es clave que todos los pacientes que lo necesiten acudan a sus estudios, revisiones, consultas por dudas... Y es muy importante que lo hagan sin sentir miedo porque de otro modo, se podrían producir retrasos en el diagnóstico de patologías en temas tan relevantes como el ámbito cardiovascular o la oncología, donde la atención temprana es un factor crítico.

Esta capacidad para retomar las citas, presenciales o virtuales, es un elemento clave para la satisfacción de los pacientes. Al mismo tiempo, todas las áreas de espera de los hospitales, en consultas externas, en la pre admisión de la cirugía ambulatoria, en pruebas diagnósticas e incluso en urgencias, se han adaptado a la nueva realidad, aplicando medidas de distanciamiento social en las butacas de las salas de espera, pasillos y accesos.

Se trata de una situación anómala, pero forma parte de esa nueva normalidad de la que tanto se habla: es una nueva realidad frente a la que hay que responder del mejor modo. Nos dedicamos a atender a las personas y es clave que sepamos interpretar bien la situación de hoy, de mañana y de los próximos meses para seguir haciendo bien nuestro trabajo.

Los hospitales de Sanitas han acompañado a los pacientes durante este proceso de reapertura, manteniendo canales de información abiertos para la resolución de dudas y la gestión de sus citas. Además, la digitalización, que es un factor diferencial para los hospitales de Sanitas, también ha visto cómo se incrementaba el interés de los pacientes, tanto durante la pandemia como en el periodo de desescalada. Efectivamente, la vídeo consulta ya era un canal preferente de acceso a sus médicos para muchos de nuestros pacientes. En el periodo anterior a la pandemia estábamos atendiendo a unas 300 cada día por vídeo consulta, pero durante los picos de la pandemia hemos superado ampliamente las 5.500 personas por día. Ahora estamos en un escenario de con unas 4.500 vídeo consultas diarias en toda España.

En términos de actividad presencial, Sanitas también ha informado por distintos canales a sus pacientes de los protocolos que se han activado, de modo que cuando acuden a los centros conocen la nueva operativa. Ya contábamos con el autocheck-in online para guiar al paciente cuando llega al hospital, sin necesidad de acudir a ningún mostrador de atención, pero hemos instalado mamparas y dispositivos de separación que permiten la comunicación clara y confidencial con nuestro personal de atención al paciente, pero que protegen tanto a nuestros equipos como a nuestros pacientes frente a una posible infección.

Los hospitales también han intensificado su señalética interna para que los pacientes se sientan más cómodos y mejor informados y, naturalmente, se ha puesto el acento en la limpieza continua. En un hospital hay muchos puntos de contacto: barandillas en escaleras mecánicas o convencionales, pomos de puertas, mostradores, puertas, botones de ascensores, butacas... Desde que un paciente sale de su coche en el parking hasta que llega a la consulta del médico, puede pasar por más de 50 puntos de contacto que hemos estudiado y mapeado para realizar un ciclo de limpieza continuo. Sabemos que conseguir la seguridad total es imposible, pero hemos puesto todos los medios posibles para que nuestros hospitales sean todo lo seguros que puedan ser.

En aquellos procedimientos e intervenciones que lo requieren, los hospitales de Sanitas han incorporado la realización de PCR para conocer el estado del paciente antes de realizarla. Se llevan a cabo de 24 a 72 horas antes de la cirugía en el mismo marco del proceso de atención de cada paciente. Lo hemos establecido como protocolo para cirugía ambulatoria y mayor y para determinados procedimientos que se realizan en los hospitales, pero con la máxima diligencia para no generar ningún tipo de demoras en los procesos.

La pandemia ha provocado un brusco frenazo de la actividad normal de los hospitales. Este impacto, de acuerdo con los datos de las distintas comunidades autónomas, podría superar el millón de actos médicos que ahora deben ser recuperados en todo el Sistema Nacional de Salud. Nuestros hospitales ya han adquirido velocidad de crucero y estamos realizando prácticamente niveles de atención pre-pandemia tanto en consultas como en pruebas o cirugía. En cuanto a los servicios de urgencia, la demanda de los pacientes también empieza a normalizarse, aunque mantenemos todos los circuitos de seguridad que diseñamos durante la pandemia, porque aún pueden llegar personas con síntomas de COVID-19. Hoy en día nuestra realidad en Urgencias es de absoluta normalidad y de una creciente afluencia de los pacientes que nos siguen eligiendo.

Otro de los elementos de seguridad visibles y presentes en los hospitales de Sanitas son los dispensadores de gel hidroalcohólico. Los centros han incorporado dispositivos automáticos que no necesitan ser pulsados, en prácticamente todas las zonas comunes del centro y en todas las salas de espera o de acceso a servicios médicos o quirúrgicos, como la UCI, el bloque obstétrico o el bloque quirúrgico.

El gel forma parte de nuestra nueva realidad. Hemos incorporado también infografías y vídeos en las pantallas de nuestros centros mostrando cómo debe ser la higiene de manos y recordando el uso de mascarillas. Esto es particularmente importante en zonas como el acceso a quirófanos ambulatorios o las unidades de cuidados intensivos. Hemos notado que nuestros pacientes y sus familiares son muy conscientes de la importancia de mantener estas medidas de seguridad, pero hemos asumido nuestra responsabilidad de elevar su educación para la salud y, sobre todo, de poner a su disposición los materiales necesarios para su protección.

Los hospitales de Sanitas mantienen también los circuitos específicos para la atención al parto. Durante la pandemia los centros incorporaron un circuito estanco que separaba a las embarazadas del resto del hospital, pero garantizando la política de parto respetado. Esto ha sido innegociable. Incluso en el peor momento de la pandemia, hemos seguido aplicando nuestro protocolo de parto respetado, ofreciendo a las madres las distintas alternativas para su parto y garantizando el máximo nivel de información y participación. Y precisamente durante la pandemia recibimos la noticia de que la Iniciativa para la Humanización de la Atención al Parto y la Lactancia Materna nos concedía la fase 4, su máximo nivel, por nuestro compromiso con el parto respetado en el Hospital Universitario Sanitas La Moraleja.

El paso de la pandemia ha dejado un aprendizaje muy claro: el estocaje se ha convertido en un factor crítico para las operaciones en cualquier hospital. Así ha ocurrido en los últimos meses en los que todos los hospitales han soportado tensiones de almacén por la extraordinaria exigencia de la situación.

Para mantener un nivel de actividad excelente en un escenario tan excepcional como la pandemia, tienes que disponer de un fondo de armario muy amplio. Estoy muy agradecido a todas las personas que han dado el 150% de su capacidad para asegurar que en la primera línea asistencial dispusiéramos de los materiales de protección, dispositivos, tecnología y fungibles para poder atender a las personas. Ya sabíamos que era un factor crítico, porque el aprovisionamiento, en términos militares, es más de media victoria. Pero hemos aprovechado las lecciones que nos deja la COVID-19 para profundizar en nuestra política de estocaje y garantizar que, venga lo que venga, estaremos preparados para hacerle frente sin sufrir tantas tensiones como hemos experimentado, ha señalado Marzal.

En resumen, los hospitales de Sanitas han conseguido regresar a la nueva normalidad y retomar la actividad en niveles preCOVID-19 en tiempo récord. Ahora miran al futuro con actitud vigilante, pero también con esperanza. Vamos a seguir aprendiendo y adaptándonos a esta nueva situación para garantizar el mejor servicio a las personas que elijan ser atendidas en nuestros hospitales, ha concluido el director médico de Sanitas."

Nueva normalidad en la iglesia

Las iglesias de todas las denominaciones entran en la segunda ola y la nueva normalidad empieza a tomar permanencia. Estas son algunas de las restricciones para las iglesias que imparten la bendición en el servicio religioso:

Para los feligreses:

- ✓ Mantener la sana distancia (1.5 metros entre cada persona).
- ✓ Usar cubre bocas y/o careta.
- ✓ Ocupar sólo los lugares permitidos.
- ✓ No cantar para no propagar gotículas de saliva.
- ✓ Depositar la ofrenda en la alcancía o recipiente destinado a este fin.
- ✓ No dar la mano, ni abrazos o besos como signo de paz.
- ✓ No acudir con niños ni si estas embarazada.
- ✓ Respetar la señalética e indicaciones que se den al inicio de la ceremonia.
- ✓ En la confesión mantener una distancia de 1.5m con el sacerdote.

Para el sacerdote y personal de la iglesia:

- ✓ Utilizar cubre bocas.
- ✓ Programar las ceremonias con una hora de por medio.
- ✓ Ventilar y limpiar los recintos entre una ceremonia y otra.
- ✓ Colocar señalética indicando aforo permitido de 30 por ciento.
- ✓ Colocar letrero de 'No Tocar' en figuras e imágenes.
- ✓ Colocar gel anti bacterial en la entrada del recinto.
- ✓ Mantener limpias y secas las pilas de agua bendita.
- ✓ Leer las medidas sanitarias generales al inicio de la misa.
- ✓ Recomendar que no asistan personas de grupos vulnerables.
- ✓ No promover cantos, ni la cercanía entre personas.
- ✓ Promover la comunión espiritual sin ostia ni vino de consagrar
- ✓ Colocar botes de basura con tapa para el uso exclusivo de desechos.

Ante los riesgos de los contagios dentro de la iglesia y la dificultad de celebrar la misa cumpliendo todos los requisitos que se han listado, una nueva normalidad está surgiendo para dar cumplimiento al servicio religioso: la misa virtual. Esto es, transmitir la misa por Internet ya sea con tecnología streaming o utilizando una de las plataformas como Zoom para que los feligreses puedan participar desde casa en la misa dominical o cuando se transmita. Esta nueva normalidad requiere el uso de tecnología que deben dominar las iglesias y los feligreses. De este tema nos ocuparemos en el siguiente capítulo.

9.

TECNOLOGIA PARA LA NUEVA NORMALIDAD

COVID-19 es la amenaza más profunda y extensa a la salud, la economía y la vida social que ha enfrentado la humanidad en los últimos 100 años y podría llegar a ser la peor de la historia si no se contiene su ola de devastación. Para miles de empresas significa la causa del cierre temporal o permanente y para millones de personas la pérdida de la salud, la vida o el empleo. COVID-19 más el confinamiento que se ha impuesto para contenerla ha generado una gran crisis pero también ha presionado para abrir una puerta al éxito para las empresas y las personas que tengan la capacidad de reacción e integren la tecnología más la innovación en su propio desarrollo.

Mientras el mundo se adapta para vivir la nueva normalidad causada por el repentino brote de la sindemia, la tecnología que nos rodea va a cambiar en más de un sentido la operación de las empresas y la vida de las personas. La sindemia está cambiando la forma en que administramos las empresas, acudimos a un restaurante, comerciamos, trabajamos, producimos bienes, aprendemos, buscamos servicios médicos, participamos en el servicio religioso y nos divertimos.

El mundo está cambiando rápidamente y frente a este panorama los departamentos de Tecnologías de la Información de las empresas tendrán que enfocarse en tecnologías de vanguardia como Inteligencia Artificial, cómputo en la nube, Internet de las cosas, machine learning, aprendizaje profundo, controles biométricos, robótica, realidad virtual, realidad aumentada y ciberseguridad. Estos temas que ahora podrían parecer demasiado sofisticados y para el consumo exclusivo de los profesionales en informática poco a poco serán del dominio público y del uso cotidiano de cualquier persona. Así que más vale si entramos en materia y revisamos estas tecnologías cuya aplicación podría significar la diferencia entre la crisis y el éxito para las empresas y también para las personas. Después revisaremos un tema que está creciendo exponencialmente: las plataformas para videoconferencia porque la nueva realidad apunta a un mundo sin contacto personal que requiere herramientas para el contacto virtual.

Inteligencia Artificial

En un documento publicado en 2007 por la Universidad de Stanford, John McCarthy, uno de los pioneros de la Inteligencia Artificial, explicó que él entendía por Inteligencia Artificial (IA) "la ciencia y la ingeniería de crear máquinas inteligentes, especialmente programas de computación inteligentes. Está relacionada con la tarea similar de utilizar computadoras para comprender la inteligencia humana, pero la IA no se limita a métodos que sean observables biológicamente".

El desarrollo de la Inteligencia Artificial es un proceso de evolución y no de revolución, que ha ido avanzando y encontrando en el camino su propia definición. Su historia nace con las ideas de los pensadores clásicos. En la Edad Media casi no avanza y en el siglo XX se acelera su desarrollo. Se fortalece con la invención de la computadora y se establece como una disciplina académica a partir de la conferencia de Darmouth College en la que participó John McCarthy.

La definición y el alcance del concepto "Inteligencia Artificial" han evolucionado al paso de los años y reflejan los diferentes acercamientos a que han llegado los investigadores en la materia. A principios de la década de los cincuenta se pensaba en la posibilidad de que la computadora pudiera realizar actividades semejantes a las de un ser humano para considerarla como un ente inteligente. En este contexto, se eligió al ajedrez como la prueba crítica para asignar la calidad de inteligente a una máquina. Existe la idea de que si una persona puede jugar ajedrez o tiene capacidad para hacer la demostración de teoremas matemáticos se le puede considerar por este hecho que es inteligente. En consecuencia, es

276

posible concluir que una computadora que realice estas actividades es inteligente. Este modo de pensar refleja la idea que tenían los investigadores de la IA al considerar que la inteligencia radica en el pensamiento lógico y matemático como si éstos fueran los únicos elementos de la inteligencia humana. Esta orientación puede tener su explicación en el hecho de que los primeros científicos fueron matemáticos y éste era su campo de acción.

Sin embargo, una persona que no juega ajedrez o no puede demostrar teoremas matemáticos no deja de ser inteligente por este hecho. Si puede hablar, comprender a otras personas, recordar, explicar sus experiencias, aprender, expresar sus sentimientos o tomar decisiones se le puede considerar inteligente. En cambio, cuando los investigadores de la IA lograron hacer que la computadora jugara ajedrez o demostrara teoremas matemáticos se dieron cuenta de que la computadora podía hacer eso, más no por ello se le podía considerar inteligente. Una persona no es inteligente porque sabe jugar ajedrez; sino porque es inteligente, puede aprender a jugar ajedrez.

Se había alcanzado el objetivo de que la computadora realizara actividades que parecían estar reservadas a los seres humanos pero no se había llegado a tener una máquina inteligente. Era necesario replantear los conceptos y sobre la marcha tratar de alcanzar el objetivo. Esto ha hecho que los investigadores de la IA vuelvan los ojos hacia el ser humano y se pregunten: ¿Qué es la inteligencia humana? ¿Qué significa para el hombre conocer, comprender, pensar, aprender? ¿Cómo se realizan estos procesos?

Para avanzar en el desarrollo de la Inteligencia Artificial ha sido necesario profundizar en la investigación de la inteligencia en el ser humano y en la tecnología para dotar a la máquina de inteligencia. Los avances en ambos campos han sido importantes y poco a poco se acercan a la meta de dotar de inteligencia a un ser inanimado. Las noticias dan cuenta de robots que aprenden, que responden a estímulos del medio ambiente y que pueden interactuar con un ser humano. ¿Cuánto falta para afirmar que una máquina es inteligente?

Las aplicaciones de la Inteligencia Artificial aumentan a velocidad vertiginosa y cubren diferentes campos de acción. Las encontramos en robots cada vez más sofisticados, asistentes que responden a preguntas de viva voz, edificios, casas y oficinas inteligentes; automóviles, barcos y aviones inteligentes, aparatos de todo tipo con cierto grado de inteligencia, sistemas expertos, asistentes médicos y la lista sigue creciendo.

La inteligencia artificial es uno de los sistemas que tendrá mayor impacto durante y después del COVID-19. La predicción de comportamientos y la anticipación a un hecho son sus principales funciones y gracias a la analítica de datos, esta tecnología no sólo se ha podido utilizar durante la sindemia para la gestión de información sobre pacientes, viajeros, escuelas, empresas, gobierno, sino que puede seguir haciendo predicciones acertadas posteriores a la sindemia.

La nueva normalidad de COVID-19 provocada por el coronavirus exige que las empresas cuenten con la tecnología necesaria para ofrecer a los clientes la seguridad y calidad de servicio que demandan día a día para mantener y aumentar sus ventas, evitando el cierre de sus establecimientos. En este sentido, la Inteligencia Artificial es una herramienta ideal porque permite conocer y atender mejor a los clientes y administrar mejor a la empresa, lo que da como resultado mayor productividad mediante la automatización de procesos, análisis de datos y almacenamiento virtual en la nube. Además de estas ventajas, la Inteligencia Artificial ya se está aplicando en la detección, prevención y combate a la enfermedad COVID-19.

Revisaremos algunas de las tecnologías en que se basa la Inteligencia Artificial como realidad virtual, realidad aumentada, big data, redes neuronales y algunas más. Esta información proporcionará un horizonte más amplio de la Inteligencia Artificial y sus aplicaciones en la nueva normalidad.

Aprendizaje automático

Una de las técnicas más poderosas de la Inteligencia Artificial es el aprendizaje automático que tiene un amplio abanico de aplicaciones en los motores de búsqueda, diagnósticos médicos, detección de fraude en el uso de tarjetas de crédito, análisis del mercado de valores, clasificación de secuencias de ADN, reconocimiento del habla y del lenguaje escrito, juegos, robótica y muchas más.

El aprendizaje automático es una técnica de análisis de datos que enseña a las computadoras a hacer lo que resulta natural para las personas y los animales. Esto es, aprender de la experiencia. Los algoritmos de aprendizaje automático emplean métodos de cálculo para "aprender" información directamente de los datos sin depender de una ecuación predeterminada como modelo. Los algoritmos mejoran su rendimiento de forma adaptativa a medida que aumenta el número de muestras disponibles para el aprendizaje.

El objetivo del aprendizaje automático es desarrollar procedimientos que permitan a las computadoras aprender por sí mismas. De forma más concreta, se trata de crear programas capaces de generalizar comportamientos a partir de una información suministrada en forma de ejemplos. Es, por lo tanto, un proceso de inducción del conocimiento. En muchas ocasiones el campo de actuación del aprendizaje automático se traslapa con el de la estadística computacional, ya que las dos disciplinas se basan en el análisis de datos. Sin embargo, el aprendizaje automático también se centra en el estudio de la complejidad computacional de los problemas y puede ser visto como un intento de automatizar algunas partes del método científico mediante métodos matemáticos.

El ser humano realiza el aprendizaje automático de manera natural desde el momento de su nacimiento y quizá aun antes de nacer. Lo hace sin la necesidad de tomar conciencia. Desde que nace hasta que muere lleva al cabo diferentes procesos para adquirir conocimientos, para analizar y evaluar a través de métodos y técnicas así como también por medio de la experiencia propia. Sin embargo, a las máquinas hay que indicarles cómo aprender, ya que si no se logra que una máquina sea capaz de desarrollar sus habilidades, el proceso de aprendizaje no se estará llevando al cabo, sino que sólo será una secuencia repetitiva. También debemos tener en cuenta que el tener conocimiento o el hecho de realizar bien el proceso de aprendizaje automático no implica que se sepa utilizar, es preciso saber aplicarlo en las actividades cotidianas, y un buen aprendizaje también implica saber cómo y cuándo utilizar nuestros conocimientos.

Una aplicación del aprendizaje automático en la sindemia de COVID-19 lo encontramos en COViage, un algoritmo de aprendizaje automático que recién recibió la Autorización de Uso en Emergencias de la Administración de Alimentos y Medicamentos de los Estados Unidos (FDA) para que los proveedores de atención médica lo usen en el entorno hospitalario para pacientes adultos con COVID-19 confirmado, con el fin de ayudar con la identificación temprana de los pacientes con probabilidad de experimentar inestabilidad hemodinámica o descompensación respiratoria.

La aplicación COViage es un sistema de predicción de inestabilidad hemodinámica y descompensación respiratoria que fue desarrollado por Dascena, Inc., una empresa de algoritmos de diagnóstico de aprendizaje automático que tiene como objetivo la intervención temprana de enfermedades para mejorar los resultados de la atención de los pacientes. El sistema COViage analiza los datos de los pacientes de los sistemas usando las historias clínicas electrónicas y brinda a los proveedores de atención médica una notificación anticipada de los pacientes que se prevé que experimenten una presión arterial inestable o un deterioro respiratorio que requiera ventilación mecánica.

Big data

Generalmente se usa el nombre en inglés de Big data para describir el procesamiento de datos masivos o datos a gran escala. Es un concepto que hace referencia a un conjunto de datos tan grandes que aplicaciones informáticas tradicionales de procesamiento de datos no son suficientes para tratar con ellos y los procedimientos usados para encontrar patrones repetitivos dentro de esos datos. Aunque el tamaño utilizado para determinar si un conjunto de datos determinado se considera Big data no está firmemente definido y sigue cambiando con el tiempo, la mayoría de los analistas y profesionales actualmente se refieren a conjuntos de datos que van desde 30-50 Terabytes a varios Petabytes.

Terabyte (TB) es una unidad de información adoptada en 1960. El prefijo tera- viene del griego τέρας, que significa «monstruo» o «bestia» equivalente a 10(12) (1 000 000 000 000 —un billón—) de bytes.

Petabyte (PB) es una unidad de almacenamiento de información equivalente a 10(15) bytes = 1 000 000 000 000 000 de bytes. El prefijo peta viene del griego πέντε, que significa cinco, pues equivale a 1000(5) o 10(15). También está basado en el modelo de tera, que viene del griego «monstruo».

Lo que hace que Big data sea tan útil para muchas empresas es el hecho de que proporciona respuestas a muchas preguntas que las empresas ni siquiera sabían que tenían. En otras palabras, proporciona un punto de referencia. Con una cantidad tan grande de información, los datos pueden ser moldeados o probados de cualquier manera que la empresa considere adecuada. Al hacerlo, las organizaciones son capaces de identificar los problemas de una forma más comprensible y exacta.

El Big data permite que la Inteligencia Artificial ya no sea ciencia ficción en la medida en que el procesamiento de grandes volúmenes de datos permite la toma acertada de decisiones. La recopilación de grandes cantidades de datos y la búsqueda de tendencias dentro de los datos permiten que las empresas se muevan mucho más rápidamente, sin problemas y de manera eficiente. El análisis de Big data ayuda a las organizaciones a aprovechar sus datos y utilizarlos para identificar nuevas oportunidades. Eso, a su vez, conduce a movimientos de negocios más inteligentes, operaciones más eficientes, mayores ganancias y clientes más felices. Las empresas que han logrado obtener más éxito con Big data consiguen valor de las siguientes formas:

- **Reducción de costos**. Las grandes tecnologías de datos, como Hadoop y el análisis basado en la nube, aportan importantes ventajas en términos de costos cuando se trata de almacenar grandes cantidades de datos, además de identificar maneras más eficientes de hacer negocios.

- **Más rápido, mejor toma de decisiones**. Con la velocidad de Hadoop y la analítica en memoria, combinada con la capacidad de analizar nuevas fuentes de datos, las empresas pueden analizar la información inmediatamente y tomar decisiones basadas en lo que han aprendido.

- **Nuevos productos y servicios**. Con la capacidad de medir las necesidades de los clientes y la satisfacción a través de análisis viene el poder de dar a los clientes lo que quieren. Con la analítica de Big data, más empresas están creando nuevos productos para satisfacer con más precisión y personalización las necesidades de los clientes.

Existen varias herramientas para el procesamiento de Big data. Algunos ejemplos incluyen Hadoop, NoSQL, Cassandra, Inteligencia empresarial, Aprendizaje automático y MapReduce. Estas herramientas tratan con algunos de los tres tipos de Big data:

- **Datos estructurados**: datos que tienen bien definidos su longitud y su formato, como las fechas, los números o las cadenas de caracteres. Se almacenan en tablas. Un ejemplo son las bases de datos relacionales y los almacenes de datos.

- **Datos no estructurados**: datos en el formato tal y como fueron recolectados, carecen de un formato específico. No se pueden almacenar dentro de una tabla ya que no se puede desgranar su información a tipos básicos de datos. Algunos ejemplos son los PDF, documentos multimedia, correos electrónicos o documentos de texto.

- **Datos semiestructurados**: datos que no se limitan a campos determinados, pero que contienen marcadores para separar los diferentes elementos. Es una información poco regular como para ser gestionada de una forma estándar. Estos datos poseen sus propios metadatos semiestructurados que describen los objetos y las relaciones entre ellos, y pueden acabar siendo aceptados por convención. Como ejemplos tenemos los archivos tipo hoja de cálculo, HTML, XML o JSON.

¿Cuál es la fuente de donde provienen todos estos datos? El ser humano los genera todos los días y además se producen en todo tipo de aparato que tiene la capacidad de generar, almacenar y comunicar información. Un iPhone hoy en día tiene más capacidad de cómputo del que la NASA tenía cuando el hombre llegó a la Luna, de tal manera que la cantidad de datos generados por persona y en unidad de tiempo es muy grande. Catalogamos la procedencia de los datos según las siguientes categorías:

- **Generados por las personas**: el hecho de enviar correos electrónicos o mensajes por WhatsApp, publicar un estado en facebook, tuitear contenidos o responder a una encuesta por la calle son cosas que hacemos a diario y que crean nuevos datos y metadatos que pueden ser analizados. Se estima que cada minuto al día se envían más de 200 millones de correos electrónicos, se comparten más de 700,000 piezas de contenido en facebook, se realizan dos millones de búsquedas en Google o se editan 48 horas de vídeo en YouTube. Por otro lado, las trazas de utilización en un sistema ERP (Sistema de planificación de recursos empresariales o Enterprise Resource Planning), incluir registros en una base de datos o introducir información en una hoja de cálculo son otras formas de generar estos datos.

- **Transacciones de datos**: la facturación, las llamadas o las transacciones entre cuentas generan información que analizada y tratada puede generar datos relevantes. Un ejemplo más claro lo encontramos en las transacciones bancarias: lo que el usuario conoce como un ingreso de X euros, la computación lo interpretará como una acción llevada a cabo en una fecha y momento determinado, en un lugar concreto, entre unos usuarios registrados, y más metadatos.

- **Marketing electrónico y web**: se genera una gran cantidad de datos cuando se navega por Internet. Con la web 2.0 se ha roto el paradigma webmaster-contenido-lector y los mismos usuarios se convierten en creadores de contenido gracias a su interacción con el sitio. Existen muchas herramientas de seguimiento utilizadas en su mayoría con fines de mercadotecnia y análisis de negocio. Por ejemplo, los movimientos del mouse (ratón) quedan grabados en mapas de calor y queda registro de cuánto pasamos en cada página y cuándo las visitamos.

> Recientemente facebook admitió que registra y procesa los movimientos del ratón en sus páginas.

- **Máquina a máquina** (machine to machine, M2M): son las tecnologías que comparten datos con dispositivos: medidores, sensores de temperatura, de luz, de altura, de presión, de sonido, etc. que transforman las magnitudes físicas o químicas y las convierten en datos. Existen desde hace décadas, pero la llegada de las comunicaciones inalámbricas (Wi-Fi, Bluetooth, RFID) ha revolucionado el mundo de los sensores. Algunos ejemplos son los GPS en la automoción o los sensores de signos vitales en la medicina.

- **Biométrica**: Es el conjunto de datos que provienen de la seguridad, defensa y servicios de inteligencia. Son datos generados por lectores biométricos como escáneres de retina, de huellas digitales o lectores de cadenas de ADN. El propósito de estos datos es proporcionar mecanismos de seguridad. Suelen estar custodiados por los ministerios de defensa y de inteligencia. Un ejemplo de aplicación es el cruce de ADN entre una muestra de un crimen y una muestra en nuestra base de datos.

El siguiente objetivo es hacer que los datos se recojan en un mismo lugar y darles un formato. Aquí entran en juego las plataformas para extraer, transformar y cargar (ETL). Su propósito es extraer los datos de las diferentes fuentes y sistemas, para después hacer transformaciones (conversiones de datos, limpieza de datos sucios, cambios de formato) y finalmente cargar los datos en la base de datos o el almacén de datos especificado. Una dificultad adicional es asegurar que los datos que se cargan sean relativamente consistentes. Las múltiples bases de datos de origen tienen diferentes ciclos de actualización (algunas pueden ser actualizadas cada pocos minutos, mientras que otras pueden tardar días o semanas). En un sistema de ETL será necesario que se puedan detener ciertos datos hasta que todas las fuentes estén sincronizadas. Del mismo modo, cuando un almacén de datos tiene que ser actualizado con los contenidos en un sistema de origen, es necesario establecer puntos de sincronización y de actualización.

ETL son las siglas en inglés de Extraer, Transformar y Cargar

(Extract, Transform and Load). Es el proceso que permite a las organizaciones mover datos desde múltiples fuentes, reformatearlos, limpiarlos y cargarlos en otra base de datos para analizar o, en otro sistema operacional, para apoyar un proceso de negocio.

El siguiente paso es el análisis para convertir los datos en información. Este análisis es tan importante que ha dado lugar al nacimiento de una herramienta especial denominada Analítica que combina métodos de estadística, investigación, aprendizaje de máquina y algunas disciplinas tales como la psicología. Las ideas proporcionan información para la organización y toma de decisiones. Por contraste, el ya más tradicional concepto de inteligencia de negocio tiende a referirse a la extracción de información, la elaboración de informes, y la provisión de alertas en conexión con el problema aplicado de interés. En el ámbito de análisis político, los datos han llevado al desarrollo tecnológico y científico.

La toma de decisiones en un sistema tan complejo como el que ha impuesto la sindemia de COVID-19 requiere el manejo transaccional de millones de datos relacionados con muchos campos: aplicación de pruebas, personas contagiadas, rastreo de pacientes, hospitales disponibles, camas ocupadas, ventiladores, ambulancias, trajes especiales, mascarillas, etc. El manejo en tiempo real de toda esta información sólo es posible con la tecnología de Big data. Si estos datos se proporcionan a un sistema de aprendizaje automático se pueden producir aplicaciones con Inteligencia Artificial para que sean las mismas computadoras las que tomen decisiones acertadas en tiempo real. ¿Parece fantástico? Pues así funciona la tecnología que ya se está usando en gobiernos y empresas de algunos países y más vale ponerse la pilas para estar al mismo nivel.

Aprendizaje profundo

Es un conjunto de algoritmos de clase perteneciente al aprendizaje automático que intenta modelar abstracciones de alto nivel en datos usando arquitecturas compuestas de transformaciones no lineales múltiples. El aprendizaje profundo es parte de un conjunto más amplio de métodos de aprendizaje automático basados en asimilar representaciones de datos. La observación de algo, por ejemplo, una imagen, puede ser representada en muchas formas (como un vector de píxeles), pero algunas representaciones hacen más fácil aprender tareas de interés (por ejemplo, "¿Es esta imagen una cara humana?") sobre la base de ejemplos, y la investigación en esta área intenta definir qué representaciones son mejores y cómo crear modelos para reconocer estas representaciones. Varias arquitecturas de aprendizaje profundo, como redes neuronales profundas, redes neuronales profundas convolucionales, y redes de creencia profundas, han sido aplicadas a campos como visión por computadora, reconocimiento automático del habla, y reconocimiento de señales de audio y música, y han mostrado producir resultados de vanguardia en varias tareas.

El aprendizaje profundo está presente de manera muy amplia (y en algunos casos, inimaginable) en nuestro día a día. Los predictores de palabras en los teléfonos móviles, los asistentes virtuales como Apple Siri, la traducción de texto entre diferentes idiomas, y el reconocimiento automático de objetos y personas en fotografías en redes sociales son algunos ejemplos conocidos.

Actualmente se están haciendo pruebas para detectar el coronavirus en una persona mediante técnicas de aprendizaje profundo. El reconocimiento de algunas señales con la Inteligencia Artificial permite determinar si una persona está contagiada de COVID-19 sin la necesidad de utilizar procedimientos invasivos.

Redes neuronales artificiales

Su nombre es impresionante y su objetivo también porque en esencia se origina en la idea de imitar el funcionamiento de las redes neuronales de los organismos vivos. Esto es, un conjunto de neuronas conectadas entre sí y que trabajan en conjunto, sin que haya una tarea concreta para cada una. Con la experiencia, las neuronas van creando y reforzando ciertas conexiones para "aprender" algo que se queda fijo en el tejido. En inglés: Artificial neural networks. (ANN)

Las neuronas (del griego νεῦρον neûron, 'cuerda', 'nervio') son un tipo de células del sistema nervioso cuya función principal es la excitabilidad eléctrica de su membrana plasmática. Están especializadas en la recepción de estímulos y conducción del impulso nervioso (en forma de potencial de acción) entre ellas o con otros tipos de células como por ejemplo, las fibras musculares de la placa motora. Altamente diferenciadas, la mayoría de las

neuronas no se dividen una vez alcanzada su madurez, aunque se ha comprobado que una minoría sí lo hace.

Hacia 1943, **Warren McCulloch y Walter Pitts** crearon un modelo informático para redes neuronales basado en las matemáticas y algoritmos denominados lógica de umbral. Este modelo señaló el camino para que la investigación de redes neuronales se divida en dos enfoques distintos. Un enfoque centrado en los procesos biológicos en el cerebro y el otro se centró en la aplicación de redes neuronales para la Inteligencia Artificial.

Se estima que en el cerebro hay aproximadamente 100 mil millones de neuronas en la corteza cerebral y que forman un entramado de más de 500 billones de conexiones neuronales (una neurona puede llegar a tener 100 mil conexiones, aunque la media se sitúa entre 5,000 y 10,000 conexiones).

Las redes neuronales o sistemas conexionistas son un modelo computacional basado en un gran conjunto de unidades neuronales simples (neuronas artificiales), de forma aproximadamente análoga al comportamiento observado en los axones de las neuronas en los cerebros biológicos. Cada unidad neuronal está conectada con muchas otras y los enlaces entre ellas pueden incrementar o inhibir el estado de activación de las neuronas adyacentes. Cada unidad neuronal, de forma individual, opera empleando funciones de suma. Puede existir una función limitadora o umbral en cada conexión y en la propia unidad, de tal modo que la señal debe sobrepasar un límite antes de propagarse a otra neurona.

Estos sistemas aprenden y se forman a sí mismos, en lugar de ser programados de forma explícita, y sobresalen en áreas donde la detección de soluciones o características es difícil de expresar con la programación convencional. Suelen consistir en varias capas o un diseño de cubo, y la ruta de la señal atraviesa de adelante hacia atrás. Propagación hacia atrás es donde se utiliza la estimulación hacia adelante o en el "frente" para restablecer los pesos de las unidades neuronales y esto, a veces, se realiza en combinación con una formación en la que se conoce el resultado correcto. Las redes neuronales modernas son un poco más libres en el sentido de que fluye en términos de estimulación e inhibición con conexiones que interactúan de una manera mucho más caótica y compleja.

Las redes neuronales dinámicas son la manera más avanzada en que se pueden formar dinámicamente nuevas conexiones e incluso nuevas unidades neuronales. Su función es resolver los problemas de la misma manera que el cerebro humano, aunque las redes neuronales son más abstractas. Los proyectos de redes neuronales modernas suelen trabajar desde unos miles hasta unos pocos millones de unidades neuronales y millones de conexiones que, si bien son muchas órdenes, siguen siendo de una magnitud menos compleja que la del cerebro humano, más bien cercana a la potencia de cálculo de una lombriz. Sin embargo, su rápido desarrollo ha permitido que las redes neuronales artificiales alcancen mayor potencia. Con el tiempo se esperaría una capacidad semejante a la que tiene un vertebrado y mucho más adelante imitar al ser humano.

Nuevas investigaciones sobre el cerebro a menudo estimulan nuevos patrones en las redes neuronales. Un nuevo enfoque está utilizando conexiones que se extienden mucho más allá y capas de procesamiento de enlace en lugar de estar siempre localizado en las neuronas adyacentes. Otra investigación está estudiando los diferentes tipos de señal en el tiempo que los axones se propagan, como el aprendizaje profundo, interpola una mayor complejidad que un conjunto de variables booleanas que tienen solamente dos estados: encendido o apagado.

Las redes neuronales se basan en los números reales, con el valor del núcleo y del axón siendo típicamente una representación entre 0 y 1. Un aspecto interesante de estos sistemas es que son impredecibles en su éxito con el auto-aprendizaje. Después del entrenamiento, algunos se convierten en grandes solucionadores de problemas y otros no funcionan tan bien. Con el fin de capacitarlos, se necesitan varios miles de ciclos de iteración. Las redes neuronales se han utilizado para resolver una amplia variedad de tareas, como la **v**isión por computadora y el reconocimiento de voz, que son difíciles de resolver usando la programación ordinaria basada en reglas. Históricamente, el uso de modelos de redes neuronales marcó un cambio de dirección a finales de los años ochenta hacia un nivel más alto que se caracteriza por sistemas expertos con conocimiento incorporado en sí mismo.

Existen varios tipos de redes neuronales en función de su arquitectura y forma de aprendizaje. Una de las más utilizadas es la red basada en varias capas de **neuronas de tipo perceptrón**, entrenadas mediante la técnica de retropropagación (backpropagation). Las conexiones de la red se inicializan aleatoriamente y de forma progresiva se autoajustan a medida que se entrena con los datos disponibles, de manera que ésta aprende a reconocer paulatinamente todos los casos del conjunto de datos utilizados para su entrenamiento. El aprendizaje finaliza cuando, después de un número variable de iteraciones, se consigue clasificar correctamente el 100% de los casos, o bien se alcanza un valor máximo de aciertos que no aumenta con más iteraciones. De esta manera, conseguimos que **la red aprenda a reconocer patrones con todo tipo de formas** (no sólo lineales como en el caso de una función discriminante o logarítmica como en el caso de la regresión logística), con lo que aumenta y mejora su potencial clasificador.

Perceptrón se refiere a la neurona artificial o unidad básica de inferencia en forma de discriminador lineal a partir de la cual se desarrolla un algoritmo capaz de generar un criterio para seleccionar un sub-grupo a partir de un grupo de componentes más grande. La limitación de este algoritmo es que si dibujamos en un gráfico estos elementos, se deben poder separar con un hiperplano únicamente los elementos "deseados" discriminándolos (separándolos) de los "no deseados". El perceptrón puede utilizarse con otros tipos de perceptrones o de neurona artificial para formar una red neuronal artificial más compleja.

Uno de los ejemplos que mejor ilustran la idea que hay detrás de los perceptrones multicapa es el reconocimiento de objetos aislados en una imagen. Un problema muy típico a la par que difícil es crear una red neuronal que sea capaz de distinguir un perro de un gato y viceversa. En este caso, y atendiendo al esquema anterior, las entradas de la red neuronal serían todos aquellos datos sacados de la imagen que nos podrían ayudar a identificar si es un perro o un gato: longitud de las patas o de la cola, forma de las orejas, color, etc. En base a esos datos, cada célula decidiría si el dato que procesa es propio de un perro o de un gato (a partir de datos que tiene guardados y que ha aprendido anteriormente). Esos datos y decisiones irían viajando a lo largo de las capas neuronales proporcionando a la salida el dato que queremos, si el animal es un perro o un gato.

El servicio de reconocimiento de voz Siri, el asistente personal de Apple, también cuenta con Redes neuronales para ofrecer al usuario final la mejor calidad de servicio posible. Esta aplicación utiliza procesamiento del lenguaje natural para responder preguntas, hacer recomendaciones y realizar acciones mediante la delegación de solicitudes hacia un conjunto de servicios web que ha ido aumentando con el tiempo. Cuando se utiliza este reconocimiento de voz, los datos recogidos por el micrófono se envían a los servidores y se procesan por una gran red neuronal. Esta red neuronal logra identificar lo que se solicita y actúa mostrando los resultados pertinentes. En este caso pasa lo mismo que con Google Photos, cuanta más gente utiliza Siri, mejor calidad tiene el servicio ya que va aprendiendo de todas las voces.

Las redes neuronales también están presentes en Bixby, el asistente de Samsung. Bixby ya se expresa en español y del equipo de IA de la empresa que trabaja en C-Lab reportan que están trabajando en un proyecto llamado Aurora que consiste en un asistente virtual que se muestra como un holograma y que pretende ofrecer una interacción más cercana con los usuarios. Aurora no está pensada solo como un asistente sino como una colega capaz de animarte, ayudarte cuando vas de compras o despertarte por la mañana. Una amiga virtual.

Tres investigadores de la informática del Instituto de Tecnología de Massachusetts (MIT), Jordi Lugarta, Ferran Hueto y Brian Subriana desarrollaron una aplicación para reconocer que una persona está contagiada de COVID-19 mediante el reconocimiento de la tos y la voz a través de un teléfono celular. Grabaron entre abril y mayo de 2020 la tos de 5,320 pacientes. Además de la tos, grabaron también el sonido del habla. Los tonos de 4,256 personas fueron ingresados al sistema, que los evaluó **con ayuda de una red neuronal artificial (ANN)**. Se espera que pronto salga a la venta esta aplicación de gran ayuda para la detección de COVID-19.

La conclusión de los investigadores del MIT es que "las tecnologías basadas en Inteligencia Artificial ofrecen un instrumento gratuito, no invasivo, efectivo de inmediato y disponible en todo momento, además de poder ser distribuido a gran escala para escanear casos asintomáticos de Covid-19 y complementar las medidas existentes para la contención del coronavirus". Excelente aplicación de la tecnología para la prevención y combate de la sindemia.

Lógica difusa

La lógica difusa o lógica borrosa ha encontrado un amplio **campo de acción en el estudio de procesos muy complejos o desordenados**. Esto se debe a que los algoritmos convencionales sólo resuelven procesos ordenados, dejando atrás los contextos complejos y caóticos. Si tomamos en cuenta que en la mente del ser humano, en la sociedad y en la naturaleza se presentan fenómenos impredecibles, podremos advertir que esta técnica es de vital importancia para reforzar la Inteligencia Artificial y aumentar las posibilidades de que una máquina o sistema informático pueda comprender e inclusive emular el pensamiento humano.

La capacidad de la lógica difusa para solucionar situaciones indeterminadas y de hipercomplejidad la ha centrado en campos que requieren toma de decisiones y reconocimiento de patrones. Mediante esta técnica la computadora puede analizar información del mundo real en una escala entre lo falso y lo verdadero, manipular conceptos vagos como "caliente" o "húmedo", y permitir a los ingenieros construir dispositivos que juzgan la información difícil de definir. Comenzó siendo utilizada en sistemas expertos pero gracias a sus características se la utiliza para la resolución de una amplia variedad de problemas, principalmente los relacionados con control de procesos industriales complejos, la resolución y la compresión de datos y los sistemas de decisión en general.

Los sistemas de lógica difusa están también muy extendidos en la tecnología cotidiana; por ejemplo, en cámaras digitales, aire acondicionado, lavadoras de ropa, etc. Los sistemas basados en lógica difusa imitan la forma en que toman decisiones los humanos, con la ventaja de ser mucho más rápidos. Estos sistemas son generalmente robustos y tolerantes a imprecisiones y ruidos en los datos de entrada. Algunos lenguajes de programación lógica que han incorporado la lógica difusa serían por ejemplo las diversas implementaciones de Fuzzy PROLOG o el lenguaje Fril.

Para ilustrar el funcionamiento de la lógica difusa tomaremos el ejemplo que se usa en los aires acondicionados. Veamos cuáles son los términos que el común de las personas utiliza para describir la temperatura:

- Frío
- Templado
- Caluroso
- Muy caluroso
- Demasiado frío

Todos estos términos son relativos. Esto es, no existe una convención de a cuántos grados centígrados es correcto afirmar que el ambiente es caluroso, de tal manera que debemos buscar darle un valor numérico a estos "cuantificadores imprecisos". Para hacerlo es necesario iniciar con la determinación de algunos puntos de referencia expresados en forma cuantitativa y así tendríamos lo siguiente:

- Un eje horizontal que va desde los -10 °C hasta 40 °C
- Temperaturas bajo cero son muy frías
- Temperaturas por encima de los 40 °C son muy calientes

Las condiciones de muy frío y muy caluroso se prolongan hacia la izquierda y derecha del eje horizontal respectivamente.

Los tres estados restantes (frío, templado y caluroso) se pueden modelar como funciones de pertenencia trapezoidales de iguales dimensiones:

- Base mayor: intervalo de 10 °C
- Base menor: intervalo de 5 °C

De esta manera, podemos asignar valores numéricos a ciertos grados de temperatura expresados con las palabras Demasiado frío, Frío, Templado, Caluroso y Muy caluroso. El siguiente paso sería escribir un programa para la computadora (En el caso de un equipo de aire acondicionado sería un pequeño microprocesador integrado al aparato) que tomaría esta forma:

IF (temperatura es fría *OR* demasiado fría) *AND* (objetivo es templado) *THEN GO TO* calentar.

Con este sencillo ejemplo se puede tener una idea del objetivo de la lógica difusa. Por supuesto, el mundo real presenta condiciones mucho más complejas que requieren de un modelado de condiciones también más complicado y de una programación más amplia y al mismo tiempo más precisa para abarcar todas las condiciones. Imaginemos todo el cúmulo de variables que deben tomarse en cuenta para calcular la dirección, la velocidad y la intensidad de los vientos de un tornado. O bien imaginemos todos los factores que deben tomarse en cuenta para trazar el algoritmo de un sistema para detectar la presencia de COVID-19 en toda una comunidad. Son tantas las condiciones y los factores que intervienen que la mente humana simplemente no las puede considerar y procesar en el tiempo necesario para tomar una decisión acertada. Sin embargo, la computadora si puede hacerlo y de hecho ya lo hace con mucho éxito. La lógica difusa se aplica con grandes beneficios en los buscadores de internet, la instrumentación médica, las plantas de tratamiento de aguas residuales o el control inteligente de motores para automóviles. Sin embargo, lo que hizo especialmente famosa a la lógica difusa fue su contribución a la mejora de las técnicas en la conducción de metros y ferrocarriles. El ejemplo más conocido es el del tren de Sendai, en Japón.

Un nivel más alto o de mayor complejidad en la técnica de la lógica difusa ha sido desarrollado en la **lógica difusa compensatoria** (LDC). La LDC es un modelo lógico multivalente que permite la modelación simultánea de los procesos deductivos y de toma de decisiones. El uso de la LDC en los modelos matemáticos permite utilizar conceptos relativos a la realidad siguiendo patrones de comportamiento similares al pensamiento humano. Las características más importantes de estos modelos son la flexibilidad, la tolerancia con la imprecisión, la capacidad para moldear problemas no lineales y su fundamento en el lenguaje de sentido común. Bajo este fundamento se estudia específicamente cómo acondicionar el modelo sin condicionar la realidad. La LDC utiliza la escala de la LD, la cual puede variar de 0 a 1 para medir el grado de verdad o falsedad de sus proposiciones, donde las proposiciones pueden expresarse mediante predicados. Un predicado es una función del Universo X en el intervalo [0, 1], y las operaciones de conjunción, disyunción, negación e implicación, se definen de modo que restringidas al dominio [0, 1] se obtenga la lógica Booleana.

Las distintas formas de definir las operaciones y sus propiedades determinan diferentes lógicas multivalentes que son parte del paradigma de la lógica difusa. Las lógicas multivalentes son aquéllas que permiten valores intermedios entre la verdad absoluta y la falsedad total de una expresión. Entonces el 0 y el 1 están asociados ambos a la certidumbre y la exactitud de lo que se afirma o se niega y el 0,5 a la vaguedad y la incertidumbre máximas. En los procesos que requieren toma de decisiones, el intercambio con los expertos lleva a obtener formulaciones complejas y sutiles que requieren de predicados compuestos. Los valores de verdad obtenidos sobre estos predicados compuestos deben poseer sensibilidad a los cambios de los valores de verdad de los predicados básicos.

Esta necesidad se satisface con el uso de la LDC, que renuncia al cumplimiento de las propiedades clásicas de la conjunción y la disyunción, contraponiendo a éstas la idea de que el aumento o disminución del valor de verdad de la conjunción o la disyunción provocadas por el cambio del valor de verdad de una de sus componentes, puede ser "compensado" con la correspondiente disminución o aumento de la otra. Estas propiedades hacen posible de manera natural el trabajo de traducción del lenguaje natural al de la lógica, incluidos los predicados extensos si éstos surgen del proceso de modelación. La lógica difusa tiene un enorme futuro en el desarrollo de la Inteligencia Artificial.

Sistemas expertos

El ser humano está empecinado en transferir su conocimiento a una máquina para que después la máquina pueda resolver por sí misma los problemas que le presente el ser humano. Este deseo le ha llevado a desarrollar la técnica de los sistemas expertos que son piedra angular sobre la que se desarrolla la Inteligencia Artificial. Un sistema experto es un sistema informático que emula el proceso de aprendizaje, memorización, razonamiento, comunicación y acción de un experto humano en cualquier rama de la ciencia y la tecnología. Estas características le permiten almacenar datos y conocimiento, sacar conclusiones lógicas, tomar decisiones, aprender de la experiencia, comunicarse con expertos humanos y realizar acciones como consecuencia de todo lo anterior.

En 1957 **Herbert Simon, J.C. Shaw, y Allen Newell** diseñaron y programaron un sistema que sirviera como base para construir una máquina capaz de resolver problemas de carácter general. Su ambición era tan grande que le dieron el nombre de Solucionador General de Problemas (**General Problem Solver o GPS**). Su objetivo era resolver cualquier problema simbólico formal como probar teoremas, resolver problemas geométricos, trabajar con lógica proposicional y jugar al ajedrez. Se basaba en el trabajo teórico previo de Simon y Newell sobre máquinas lógicas. El GPS fue el primer programa de computadora en el que se separó el conocimiento de los problemas de su estrategia sobre cómo resolverlos. Se implementó en el lenguaje de programación IPL (Information Processing Language). El GPS consiguió resolver problemas sencillos, como el de las Torres de Hanói, que podía ser expresado de una manera lo suficientemente formalizada, pero no podía resolver los problemas del mundo real. El usuario definía los objetos y las operaciones que se podría hacer con y sobre los objetos y el GPS generaba la heurística mediante un análisis de los medios y los objetivos, a fin de resolver los problemas. Para ello se centraba en las operaciones disponibles, encontrando qué entradas eran aceptables y qué resultados se generaban. Se creaban entonces sub-objetivos para conseguir aproximarse más y más a la meta anteriormente definida. El paradigma GPS evolucionó hasta convertirse en la arquitectura simbólico-cognitiva SOAR (State

Operator And Result).

Los sistemas expertos han evolucionado de manera importante y actualmente tienen aplicaciones prácticas que los convierten en herramientas valiosas para aumentar la productividad del ser humano. En el diseño de un sistema experto deben tomarse en cuenta varias características funcionales. La más importante es la que separa los conocimientos almacenados (Base de conocimiento) del programa que los controla (Motor de inferencia). Esta es una característica fundamental que ha definido a los sistemas computacionales desde sus orígenes.

Estas son las características que debe reunir un sistema experto:

- **Habilidad** para adquirir conocimiento.
- **Fiabilidad** para poder confiar en sus resultados o apreciaciones.
- **Solidez** en el dominio de su conocimiento.
- **Capacidad** para resolver problemas.

Otras características deseables:

- **Competencia en su campo**: Es necesario que pueda resolver problemas con una eficiencia y calidad comparables a las de un experto humano.
- **Dominio reducido**: El limitarse a un dominio reducido es un requisito para alcanzar la competencia.
- **Capacidad de explicación**: Es aquella capaz de explicar cómo ha resuelto el problema, es decir, qué método ha aplicado y por qué lo ha aplicado.
- **Tratamiento de la incertidumbre**: Es una exigencia que se deriva de la complejidad de los problemas que abordan los Sistemas expertos.
- **Flexibilidad en el diálogo**: Es deseable que los Sistemas expertos tengan esta capacidad, llegando en la medida de lo posible a comunicarse (entender y expresarse) en lenguaje natural como un experto humano.
- **Representación explícita del conocimiento**: Es necesaria para considerar que un sistema está basado en

conocimiento.

Un sistema experto debe ejecutar un conjunto de tareas para alcanzar sus objetivos. Estas son las más importantes:

Monitorización. Es un caso particular de la interpretación y consiste en la comparación continua de los valores de las señales o datos de entrada y unos valores que actúan como criterios de normalidad o estándares. En el campo del mantenimiento predictivo los sistemas expertos se utilizan fundamentalmente como herramientas de diagnóstico. El objetivo es que el programa pueda determinar en cada momento el estado de funcionamiento de sistemas complejos, anticipándose a los posibles incidentes que pudieran acontecer. Así, usando un modelo computacional del razonamiento de un experto humano, proporciona los mismos resultados que alcanzaría dicho experto.

Diseño. Es el proceso de especificar una descripción de un artefacto que satisface varias características desde un número de fuentes de conocimiento. El diseño se concibe de dos formas básicamente: 1) El diseño en ingeniería es el uso de principios científicos, información técnica e imaginación en la definición de una estructura mecánica, máquina o sistema que ejecute funciones específicas con el máximo de economía y eficiencia. 2) El diseño industrial busca rectificar las omisiones de la ingeniería. Es un intento consciente de traer forma y orden visual a la ingeniería de hardware donde la tecnología no provee estas características.

Planificación. Es la realización de planes o secuencias de acciones y es un caso particular de la simulación. Está compuesta por un simulador y un sistema de control. El efecto final es la ordenación de un conjunto de acciones con el fin de conseguir un objetivo global.

Control. Un sistema de control participa en la realización de las tareas de interpretación, diagnóstico y reparación de forma secuencial. Con ello se consigue conducir o guiar un proceso o sistema. Los sistemas de control son complejos debido al número de funciones que deben manejar y el gran número de factores que deben considerar; esta complejidad creciente es otra de las razones que apuntan al uso del conocimiento y por tanto de los Sistemas expertos.

Simulación. Es una técnica que consiste en crear modelos basados en hechos, observaciones e interpretaciones sobre la computadora, a fin de estudiar el comportamiento de los mismos mediante la observación de las salidas para un conjunto de entradas. Las técnicas tradicionales de simulación requieren modelos matemáticos y lógicos que describen el comportamiento del sistema bajo estudio.

Instrucción. Un sistema de instrucción realizará un seguimiento del proceso de aprendizaje. El sistema detecta errores ya sea de una persona con conocimientos e identifica el remedio adecuado. Es decir, desarrolla un plan de enseñanza que facilita el proceso de aprendizaje y la corrección de errores.

Recuperación de información. Los Sistemas expertos, con su capacidad para combinar información y reglas de actuación, han sido vistos como una de las posibles soluciones al tratamiento y recuperación de información, no sólo documental. La década de 1980 fue prolija en investigación y publicaciones sobre experimentos de este orden, interés que continúa en la actualidad. En el curso de las últimas cinco décadas se han desarrollado varios sistemas expertos. Algunos de ellos han logrado fama y su nombre ha quedado registrado en la historia de la computación. Estos son algunos de ellos:

MYCIN: Es el primer sistema experto que llegó a funcionar con la misma calidad que un experto humano. Es un sistema de diagnóstico y prescripción en medicina altamente especializado, diseñado para ayudar a los médicos a tratar con infecciones de meningitis y bacteriemia. Una serie de pruebas han demostrado que MYCIN trabaja igual de bien que un médico.

TROPICAID: Permite obtener información adicional sobre los medicamentos más usados. Selecciona un conjunto de posibles diagnósticos a partir del análisis del cuadro médico y propone un tratamiento óptimo para el caso concreto.

GUIDON: Utilizado por las Facultades de Medicina para formar a los médicos en la realización de consultas. GUIDON viene a ser una reorganización de MYCIN con intenciones educativas, de tal manera que tiene la ventaja adicional de disponer de toda la base de conocimientos de MYCIN además de la experiencia acumulada.

Los sistemas expertos ofrecen grandes ventajas para la solución de problemas en áreas específicas. Quizá la más importante es que permite conservar los valiosos conocimientos de un experto ya que se pueden guardar de manera permanente para luego utilizarlos, transferirlos e incluso combinarlos con el conocimiento de otros expertos. En los sistemas expertos se guarda la esencia de los problemas que se intenta resolver y se programa cómo aplicar los conocimientos para su resolución. Los sistemas expertos surgieron como una de las primeras manifestaciones de la Inteligencia Artificial y hay quienes piensan que esta técnica quedará rebasada por las nuevas tecnologías. Sin embargo, en la medida en que avanzan otras técnicas de la Inteligencia Artificial como el aprendizaje automático, el aprendizaje profundo y las redes neuronales los sistemas expertos serán más consistentes, certeros y confiables.

Procesamiento del lenguaje natural

El procesamiento del lenguaje natural es una técnica de la Inteligencia Artificial que, esencialmente, pretende conseguir que una máquina comprenda lo que expresa una persona mediante el uso de una lengua natural (inglés, español, chino, etc.). Las lenguas naturales pueden expresarse de forma oral (mediante la voz), escrita (un texto) o por signos. Obviamente, la expresión escrita está mucho más documentada y es más fácil de conseguir y tratar que la oral o el lenguaje de signos. Por lo tanto, el procesamiento del lenguaje natural (PLN) conocido en inglés como Natural Language Processing, está mucho más avanzado en el tratamiento de textos escritos producidos por el ser humano.

El PLN se ocupa de la formulación e investigación de mecanismos eficaces computacionalmente para la comunicación entre personas y máquinas por medio de lenguajes naturales. El PLN no trata de la comunicación por medio de lenguajes naturales de una forma abstracta, sino de diseñar mecanismos para comunicarse que sean eficaces computacionalmente —que se puedan realizar por medio de programas que ejecuten o simulen la comunicación—. Los modelos aplicados se enfocan no sólo a la comprensión del lenguaje de por sí, sino a aspectos generales cognitivos humanos y a la organización de la memoria. El lenguaje natural sirve sólo de medio para estudiar estos fenómenos. Hasta la década de 1980, la mayoría de los sistemas de PLN se basaban en un complejo conjunto de reglas diseñadas a mano. A finales de 1980 se dio una revolución en PLN con la introducción de algoritmos de aprendizaje automático.

El desarrollo del PLN empieza hacia 1950, aunque algunos trabajos en las ciencias de la computación le han servido de antecedente. Alan Turing, considerado el padre de la Inteligencia Artificial, publicó "Computing Machinery and Intelligence" en donde proponía lo que hoy llamamos Test de Turing como prueba de inteligencia. Un experimento realizado por la Universidad de Georgetown e IBM en 1954 involucró traducción automática de más de sesenta oraciones del ruso al inglés. Más tarde una investigación llevada a cabo hacia finales de 1980, cuando se desarrollaron los primeros sistemas de traducción automática estadística demostró importantes avances en la traducción automática. Esto se debió al aumento constante del poder de cómputo resultante de la **Ley de Moore** y la aplicación de los primeros algoritmos de Aprendizaje automático utilizados, tales como árboles de decisión y sistemas producidos mediante sentencias si-entonces similares a las reglas escritas a mano. A partir de entonces la traducción automática ha registrado importantes adelantos y algunos buscadores como Google la utilizan con frecuencia.

La ley de Moore expresa que aproximadamente cada dos años se duplica el número de transistores en un microprocesador. A pesar de que la ley originalmente fue formulada para establecer que la duplicación se realizaría cada año, posteriormente Moore redefinió su ley y amplió el periodo a dos años. Se trata de una ley empírica, formulada por el cofundador de Intel, Gordon E. Moore, el 19 de abril de 1965, cuyo cumplimiento se ha podido constatar hasta hoy

Para que una máquina se comunique con el ser humano mediante una lengua natural requiere darle un tratamiento computacional al lenguaje. Esto es, transformar el lenguaje natural en un lenguaje basado en bits y bytes para que la computadora pueda entenderlo. Aquí se requiere el trabajo conjunto del experto en computación y de los lingüistas computacionales que se encargan de preparar el modelo para que los ingenieros informáticos lo implementen.

Para lograr el objetivo de la comprensión del lenguaje natural por la computadora es necesario vencer algunas dificultades entre las que podemos mencionar a la **Ambigüedad** como la más importante. Si tomamos en cuenta que el lenguaje natural es inherentemente ambiguo tendríamos diferentes niveles:

- **A nivel léxico.** Una misma palabra puede tener varios significados y la selección del más apropiado se debe deducir a partir del contexto oral o conocimiento básico. Muchas investigaciones en el campo del procesamiento de lenguajes naturales han estudiado métodos de resolver las ambigüedades léxicas mediante diccionarios, gramáticas, bases de conocimiento y correlaciones estadísticas.

- **A nivel referencial.** La resolución de anáforas y catáforas implica determinar la entidad lingüística previa o posterior a que hacen referencia.

- **A nivel estructural.** Se requiere de la semántica para desambiguar la dependencia de los sintagmas preposicionales que conducen a la construcción de distintos árboles sintácticos. (Sintagma: Palabra o grupo de palabras que constituyen una unidad sintáctica).

- **A nivel pragmático.** Una oración, a menudo, no significa lo que realmente se está diciendo. Elementos tales como la ironía tienen un papel importante en la interpretación del mensaje.

Otras dificultades que se presentan son la **detección de separación entre las palabras y la recepción imperfecta de datos.** En esto trabajan los informáticos y los lingüistas y a juzgar por los avances que han logrado se puede decir que su trabajo ha sido exitoso y que pronto será algo normal el hecho de que un ser humano se comunique con la computadora y viceversa sin que pueda distinguirse la fuente de donde provienen las palabras.

Los asistentes de voz de las grandes empresas de tecnología han hecho grandes avances en los últimos años y la competencia está fuerte. Microsoft se había quedado un poco rezagada respecto de Google y Apple, pero recientemente ha realizado la adquisición de una empresa líder en la tecnología de procesamiento de lenguaje natural para recuperar terreno y mantenerse a la altura de los líderes en este campo. Este hecho refleja la importancia que se le concede a la técnica de reconocimiento de la voz del ser humano y la posibilidad de entablar una conversación de igual a igual entre el hombre y la máquina.

Computación cuántica

La computación cuántica es un paradigma de la computación clásica que le da soporte a la revolución de la Inteligencia Artificial. Las computadoras cuánticas pertenecen a un desarrollo posterior a las computadoras tradicionales y su tecnología promete revolucionar la Informática empleando la mecánica cuántica para procesar y resolver problemas millones de veces más rápido que los dispositivos actuales.

En una computadora "clásica" la unidad de información se llama "bit", que puede tener el valor de 1 o 0. Su equivalente cuántico opera con "qubits" o bits cuánticos. Los qubits pueden tener toda la combinación de valores: 0 0, 0 1, 1 0 y 1 1 al mismo tiempo. Igual que un bit, un qubit representa una unidad básica de información, pero una unidad de información cuántica se rige por las normas de la física cuántica y por ello el qubit puede ser 0 o 1, o algo entre estos. De hecho, puede ser 1 y 0, paralelamente.

Esta propiedad abre el camino para hacer cálculos múltiples simultáneamente. En lugar de hacer un cálculo siguiendo una progresión lineal como en una computadora binaria estándar -donde las respuestas son sí o no, encendido o apagado, 1 o 0- **el sistema cuántico tiene la capacidad de ejecutar las operaciones en forma simultánea** y entregar los resultados en un tiempo menor. Podríamos decir que la cuántica las realiza en forma simultánea logrando un efecto más cercano a la forma en que trabaja el cerebro.

Las grandes empresas de Informática ya se encuentran compitiendo para producir la computadora cuántica de mayor capacidad. IBM estaba a la cabeza pero recientemente el laboratorio Quantum AI de Google ha hecho el anuncio de su

computadora Bristlecone para colocarse como líder de la computación cuántica.

La computación cuántica está basada en la mecánica cuántica que es una de las últimas ramas que han nacido del frondoso árbol de la Física. Aun cuando la computación cuántica ha acelerado su paso en el presente siglo, la mecánica cuántica comienza a principios del siglo XX cuando la Ley de la gravitación universal y la Teoría electromagnética clásica, dos de las teorías que intentaban explicar el Universo que nos rodea, se volvían insuficientes para explicar ciertos fenómenos.

Al físico **Max Planck** se le ocurrió un truco matemático: Si en el proceso aritmético se sustituía la integral de esas frecuencias por una suma no continua se dejaba de obtener un infinito como resultado, con lo que eliminaba el problema y, además, el resultado obtenido concordaba con lo que después era medido. Con esta base enunció la hipótesis de que la radiación electromagnética es absorbida y emitida por la materia en forma de Cuantos de luz o Fotones de energía mediante una constante estadística que se denominó Constante de Planck. Su historia pertenece al Siglo XX, ya que la primera formulación cuántica de un fenómeno fue dada a conocer el 14 de diciembre de 1900 en una sesión de la Sociedad Física de la Academia de Ciencias de Berlín por el científico alemán Max Planck.

La idea de Planck hubiera quedado muchos años sólo como hipótesis si Albert Einstein no la hubiera retomado proponiendo que la luz, en ciertas circunstancias, se comporta como partículas de energía independientes (los Cuantos de luz o Fotones). Fue Albert Einstein quién completó en 1905 las correspondientes leyes de movimiento con lo que se conoce como Teoría especial de la relatividad, demostrando que el electromagnetismo era una teoría esencialmente no mecánica. Culminaba así lo que se ha dado en llamar Física clásica. Es decir, la física no-cuántica. Usó este punto de vista llamado por él "heurístico", para desarrollar su teoría del efecto fotoeléctrico, publicando esta hipótesis en 1905, lo que le valió el Premio Nobel de 1921.

El obstáculo principal para la construcción de una computadora cuántica es la fragilidad de los estados superpuestos de los qubits con el mundo exterior. Esta fragilidad debe disminuirse al nivel más bajo posible para evitar la de-coherencia de los estados superpuestos. Las influencias no controlables destruirían por completo la delicada superposición y el "enredamiento" de los qubits, propiedades que son la base de todos los algoritmos computacionales cuánticos. Aislar unos cuantos qubits de influencias incontrolables es relativamente fácil y ya se han hecho algunos experimentos. Pero cuanto más grande es un sistema cuántico (cuantos más qubits contiene), más probable es que alguno de ellos interactúe con el exterior, y eso basta para producir la de-coherencia de todo el sistema. Todavía falta mucho para la construcción de una computadora cuántica suficientemente grande para soportar la Inteligencia Artificial Total, pero hacia allá va la tecnología.

Internet de las cosas

El Internet de las cosas (En inglés Internet of Things, abreviado IoT) está habilitado por software embebido para ser conectado a la Web. Su importancia es creciente como tecnología en la nueva normalidad.

Internet de las cosas es un concepto que se refiere a la interconexión digital de objetos de todo tipo con Internet. El concepto de Internet de las cosas lo propuso Kevin Ashton en el Auto-ID Center del Instituto Tecnológico de Massachusetts en 1999 donde se realizaban investigaciones en el campo de la identificación por radiofrecuencia en red (RFID) y tecnologías de sensores.

El Internet de las cosas está aumentando a una velocidad exponencial porque ofrece muchas ventajas en la actualidad y seguramente se encontrarán cada vez más en el futuro cercano. Por ejemplo, si los termostatos, refrigeradores, botiquines, partes automotrices, etc. estuvieran conectados a Internet y equipados con dispositivos de identificación no existirían, en teoría, artículos fuera de stock o medicinas caducadas; sabríamos exactamente la ubicación, cómo se consumen y se compran productos en todo el mundo; el extravío sería cosa del pasado y sabríamos qué está encendido o apagado en todo momento.

El Internet de las cosas consta de cuatro componentes:

➢ Sensores
➢ Redes
➢ Cómputo en la nube
➢ Aplicaciones (Apps)

La sindemia de COVID-19 ha disparado su adopción por las medidas de teletrabajo que muchas empresas se han visto obligadas a adoptar. Una aplicación que rinde grandes beneficios es la telemedicina al disponer de sistemas remotos de vigilancia y asistencia sanitaria.

La telemedicina es fundamental para evitar el colapso en los hospitales, y el diagnóstico y tratamiento de la COVID-19 pueden convertirse en procesos rápidos y sencillos en los que el paciente solo tiene que abrir una aplicación, detallar sus síntomas y esperar a que un médico le atienda a través de una consulta virtual.

Las aplicaciones móviles, los gadgets y los chats inteligentes no podían faltar en esta selección de la aplicación de la tecnología para hacer frente al coronavirus, a través de funciones de pre-diagnóstico, descongestionando las vías telefónicas habilitadas para personas posiblemente contagiadas, y midiendo resultados.

Cómputo en la nube

Cómputo en la nube es una metáfora para expresar la prestación de un servicio de computación en Internet. Los servicios de computación se han ofrecido tradicionalmente mediante una computadora en donde se almacena el software y la información que se debe procesar. La computación en la nube ofrece los servicios de computación a través de una red en Internet. De esta forma, el cómputo en la nube es un modelo de prestación de servicios de tecnología para las empresas y las personas que permite al usuario acceder a un catálogo de servicios estandarizados de acuerdo con las necesidades de su negocio de forma flexible y adaptativa pagando únicamente por el consumo efectuado o incluso gratuitamente en caso de proveedores que se financian mediante publicidad o de organizaciones sin ánimo de lucro.

La computación en la nube se ha desarrollado a lo largo de una serie de procesos diferentes. La Web 2.0 es la evolución más reciente. Sin embargo, como Internet no empezó a ofrecer un suficiente ancho de banda sino hasta los años noventa, el desarrollo de la computación en la nube sufrió un desarrollo tardío. Uno de los primeros pasos de esta tecnología es la llegada de Salesforce.com en 1999 que fue pionero en el concepto de la entrega de aplicaciones empresariales a través de una página web simple.

El siguiente gran paso en el desarrollo de la computación en la nube lo dio Amazon, el gigante del comercio electrónico. En 2006 Amazon lanzó su Elastic Compute Cloud (EC2) como un servicio comercial que permite a las pequeñas empresas y los particulares alquilar equipos en los que se ejecuten sus propias aplicaciones Informáticas. Esto permite que una empresa no tenga que comprar una computadora, sino rentar una parte por el tiempo que necesite. Amazon EC2/S3 fue el primer proyecto que ofreció servicios de infraestructura en la nube totalmente accesibles. Todos estos servicios que ofrece Amazon permiten afirmar que la computadora personal como medio de almacenamiento y procesamiento de información pasará a la historia.

El cómputo en la nube ofrece ventajas y desventajas. Para quienes deciden subirse a la nube resulta conveniente hacer un balance entre unas y otras. Sin embargo, habrá que tomar en cuenta que esta tecnología está avanzando a paso acelerado y dejará atrás a la computadora personal y también a la computadora en la oficina. En la nueva normalidad el cómputo en la nube destaca como una de las tecnologías de mayor demanda. Aquí presentamos un resumen de unas y otras:

Ventajas:

✓ El cómputo en la nube permite un importante ahorro en la puesta en marcha de un nuevo proyecto de computación porque no hay que hacer inversiones en equipo, en software ni en instalaciones.

✓ Por su naturaleza, la tecnología de cómputo en la nube se puede integrar con mucha mayor facilidad y rapidez con el resto de las aplicaciones empresariales ya sean desarrolladas de manera interna o externa.

✓ Prestación de servicios en el ámbito mundial. Los servicio se pueden proporcionar prácticamente en cualquier parte del mundo y la información está disponible donde sea y a la hora que sea.

✓ Las infraestructuras de cómputo en la nube proporcionan mayor capacidad de adaptación, recuperación completa de pérdida de datos (con copias de seguridad) y reducción al mínimo de los tiempos de inactividad.

✓ Implementación más rápida y con menos riesgos ya que se comienza a trabajar más rápido y no es necesaria una gran inversión. Las aplicaciones del cómputo en la nube suelen estar disponibles en cuestión de días u horas en lugar de semanas o meses, incluso con un nivel considerable de personalización e integración.

✓ Actualizaciones automáticas que no afectan negativamente a los recursos de tecnologías de la información de la empresa. Con el cómputo en la nube no hay que decidir entre actualizar y conservar el trabajo, dado que esas tareas de personalización e integración se conservan automáticamente durante la actualización.

✓ Contribuye al uso eficiente de la energía. En los centros de procesamiento de datos tradicionales, los servidores consumen mucha más energía de la requerida realmente. En cambio, en la nube la energía consumida es sólo la necesaria, reduciendo notablemente el desperdicio.

Desventajas:

✓ La información de las personas, las empresas y los gobiernos queda en las computadoras que proporcionan el servicio de cómputo en la nube y esto genera desconfianza. Es decir, los datos "sensibles" del usuario no residen en las instalaciones de las empresas, lo que podría generar un contexto de alta vulnerabilidad para la sustracción o robo de información.

✓ Factor seguridad. La información de la empresa debe recorrer diferentes nodos para llegar a su destino, cada uno de ellos es un foco de inseguridad.

✓ El cómputo en la nube incrementa la dependencia hacia el proveedor del servicio. La empresa que contrata el servicio en la nube seguramente crecerá en el futuro y necesitará de más capacidad y más servicios quedando en las manos de su proveedor. Por ello es importante contratar desde el principio una empresa que garantice seguridad y capacidad.

✓ La disponibilidad de las aplicaciones está sujeta al acceso a Internet.

    ✓ A medida que más usuarios utilicen la infraestructura del proveedor de servicios de cómputo en la nube se generará una sobrecarga en los servidores del proveedor. Si éste no dispone de un esquema de crecimiento y el suficiente capital para crecer a la par de la demanda, puede llevar a degradaciones en el servicio.

La necesidad que tienen las personas de estar conectadas en todo momento y lugar está provocando que la inversión en soluciones, plataformas y dispositivos relacionados con el Internet de las cosas esté creciendo exponencialmente. La comunicación remota y la exigencia de aumentar la productividad de los recursos de informática han hecho del cómputo en la nube un recurso crítico durante la sindemia de COVID-19.

Innovación e Inteligencia Artificial

A partir del año 2016 la Inteligencia Artificial recibe un renovado impulso que la coloca en el centro de la atención del desarrollo tecnológico. Las empresas, universidades, centros de investigación, gobiernos e incluso las personas comunes se interesan cada vez más en la Inteligencia Artificial. Este creciente interés genera un círculo virtuoso que impulsa el desarrollo de la IA y su aceptación en la sociedad. El concepto de Inteligencia Artificial se asocia con la investigación, la creatividad y la innovación tecnológica.

La innovación se genera en una idea que produce un cambio cuyo efecto es un nuevo producto, servicio o procedimiento que encuentra una aplicación exitosa y conquista al mercado mediante una amplia difusión. La Real Academia Española **define a la innovación como la creación o modificación de un producto y su introducción en un mercado**. De esta forma, una condición esencial de la innovación es su aplicación exitosa a un nivel comercial, porque no solamente vale inventar algo, sino que además lo importante o condición *sine qua non* es introducirlo satisfactoriamente y con repercusión en el mercado para que la gente lo conozca y después lo adopte para aprovecharlo o disfrutarlo en plenitud. Un claro ejemplo es el teléfono celular.

Esko Tapani Aho, ex-primer ministro de Finlandia, define a la investigación como el procedimiento de invertir dinero para obtener conocimiento, mientras que la innovación consiste en invertir conocimiento para obtener dinero. Esto expresa muy bien el fenómeno de realimentación que se produce con una estrategia de I+D+I (Investigación más Desarrollo más Innovación). Aun cuando se trata de una definición que podríamos calificar de audaz, o incluso materialista, describe con acierto los motores que impulsan a la investigación y a la innovación así como los objetivos que ambas actividades persiguen. La inversión de dinero permite obtener conocimiento y la inversión de conocimiento nos lleva a la obtención de dinero para cerrar un círculo virtuoso. En consecuencia, para obtener conocimiento y llegar a la innovación se requiere dinero como ingrediente fundamental según Esko Tapani.

Este esquema lo han comprendido muy bien las empresas que destinan una parte sustancial de su presupuesto a la investigación para obtener conocimiento que luego transforman en dinero. También lo han comprendido las universidades que obtienen fondos para dedicarlos a la investigación y luego transformarlo en conocimiento que venden a las grandes empresas que se asocian con las universidades para transformar el conocimiento en dinero. Estos círculos virtuosos que impulsan la investigación y la innovación son los que han fomentado el desarrollo de la Inteligencia Artificial. No es de extrañar entonces que los avances más importantes en este campo los encontremos en las naciones más prósperas y desarrolladas que tienen grandes empresas con enormes recursos de capital y universidades con amplios recursos destinados a la investigación. La vinculación entre universidades y empresas es un factor clave para la fomentar la innovación.

La sindemia de COVID-19 golpeará con fuerza a la economía y provocará el cierre de miles de empresas. Algunas cerrarán de forma permanente y otras lograrán sostenerse a flote e incluso despegar con fuerza para conquistar nuevas alturas. La innovación será el motor principal para impulsarlas. Sin embargo, En la etapa de recuperación de los daños sufridos por la sindemia de COVID-19, el capital disponible en las personas y las empresas para destinarlo a la innovación será un bien escaso. Aquí es donde debe entrar el estímulo del gobierno para destinar fondos que ayuden a las empresas a mejorar su tecnología e impulsar sus proyectos de innovación. En este contexto, resulta incomprensible que algunos países corten la ayuda para el desarrollo de proyectos de investigación, desarrollo de tecnología e innovación. Tal es el caso de México al eliminar los fideicomisos que manejaban los fondos para impulsar proyectos de innovación en el Consejo Nacional de Ciencia y Tecnología y el Colegio de la Frontera Norte.

Ciberseguridad

La seguridad informática, también conocida como **ciberseguridad, en inglés cybersecurity** o seguridad de tecnología de la información, es el área relacionada con la informática y la telemática que se enfoca en la protección de la infraestructura computacional y todo lo relacionado con ésta y, especialmente, la información contenida en una computadora o que circula a través de las redes de computadoras. Para ello existen una serie de estándares, protocolos, métodos, herramientas, reglas y leyes concebidas para minimizar los posibles riesgos a la infraestructura o a la información. La ciberseguridad comprende software (bases de datos, metadatos, archivos), hardware, redes de computadoras y todo lo que la organización valore y signifique un riesgo si esta información confidencial llega a manos de otras personas, convirtiéndose, por ejemplo, en información privilegiada.

La nueva normalidad generada por COVID-19 ha promovido el uso de computadoras, teléfonos y todo tipo de aparatos de comunicación en Internet. Al mismo tiempo se ha desarrollado un esquema mundial para atacar a las computadoras y los sitios en Internet a fin de destruirlos o robar información. Esto ha hecho necesario crear una estrategia de protección. Revisaremos sus principales componentes y le daremos algunos tips para aplicarlos en sus sistemas de computación. El término ciberseguridad se aplica en diversos contextos, desde los negocios hasta la informática móvil, y puede dividirse en unas pocas categorías comunes.

- La seguridad de la red es la práctica de proteger una red informática de los intrusos, ya sean atacantes dirigidos o programas malignos oportunistas.

- La seguridad de las aplicaciones se centra en mantener el software y los dispositivos libres de amenazas. Una aplicación comprometida podría proporcionar acceso a los datos que está diseñada para proteger. La seguridad exitosa comienza en la etapa de diseño, mucho antes de que un programa o dispositivo sea desplegado.

- La seguridad de la información protege la integridad y la privacidad de los datos, tanto en el almacenamiento como en el tránsito.

- La seguridad operacional incluye los procesos y decisiones para manejar y proteger los activos de datos. Los permisos que tienen los usuarios cuando acceden a una red y los procedimientos que determinan cómo y dónde pueden almacenarse o compartirse los datos, todo ello cae dentro de este marco.

- La recuperación en caso de desastre y la continuidad de las operaciones definen la forma en que una organización responde a un incidente de seguridad cibernética o a cualquier otro acontecimiento que cause la pérdida de operaciones o de datos. Las políticas de recuperación de desastres dictan la forma en que la organización restaura sus operaciones y la información para volver a la misma capacidad operativa que antes del evento. La continuidad de las actividades es el plan al que recurre la organización cuando intenta operar sin ciertos recursos.

- La educación de los usuarios finales se dirige al factor de ciberseguridad más impredecible: las personas. Cualquiera puede introducir accidentalmente un virus en un sistema que de otra manera sería seguro si no se siguen las buenas prácticas de seguridad. Enseñar a los usuarios a eliminar los archivos adjuntos de correos electrónicos sospechosos, a no conectar unidades USB no identificadas y otras lecciones importantes es vital para la seguridad de cualquier organización.

Los servicios médicos, los comercios y las entidades públicas han sido los que más infracciones han sufrido, siendo los delincuentes malintencionados los responsables de la mayoría de los incidentes. Algunos de estos sectores son más atractivos para los ciberdelincuentes porque recogen datos financieros y médicos, pero todas las empresas que utilizan las redes pueden ser blanco de datos de clientes, espionaje corporativo o ataques de clientes.

Las amenazas contra la ciberseguridad son básicamente tres:

➢ **El delito cibernético** incluye actores individuales o grupos que apuntan a los sistemas para obtener ganancias financieras o para causar trastornos.

➢ **El ciberataque** suele implicar la recopilación de información por motivos políticos.

➢ **El ciberterrorismo** tiene por objeto socavar los sistemas electrónicos para causar pánico o temor.

¿Cómo logran los agentes malintencionados controlar los sistemas informáticos? He aquí algunos métodos comunes utilizados para amenazar la ciberseguridad:

Malware. Significa software malicioso. Una de las amenazas cibernéticas más comunes, el malware es un software que un ciberdelincuente o un hacker ha creado para interrumpir o dañar el equipo de un usuario legítimo. A menudo se propaga a través de un archivo adjunto de correo electrónico no solicitado o de una descarga de aspecto legítimo, el malware puede ser utilizado por los ciberdelincuentes para ganar dinero o en ciberataques con fines políticos.

Hay un número de diferentes tipos de malware, incluyendo:

➢ **Virus:** Un programa que se auto-replica y que se adhiere a un archivo limpio y se propaga por todo un sistema informático, infectando los archivos con código malicioso.

➢ **Troyanos**: Un tipo de malware que se disfraza como software legítimo. Los ciberdelincuentes engañan a los usuarios para que suban troyanos a su equipo donde causan daños o recogen datos.

➢ **Spyware**: Un programa que graba en secreto lo que hace un usuario, para que los ciberdelincuentes puedan hacer uso de esta información. Por ejemplo, el spyware podría capturar datos de tarjetas de crédito.

➢ **Software de rescate:** Malware que bloquea los archivos y datos de un usuario, con la amenaza de borrarlos a menos que se pague un rescate.

➢ **Adware**: Software publicitario que puede utilizarse para difundir malware.

Los ataques de los ciberdelincuentes a los sistemas de

computación, móviles o computadoras personales pueden tomar diferentes caminos. Estos son algunos de los más transitados:

Redes de bots: Redes de computadoras infectadas con malware que los ciberdelincuentes utilizan para realizar tareas en línea sin el permiso del usuario.

Una inyección SQL (consulta de lenguaje estructurado) es un tipo de ciberataque utilizado para tomar el control y robar datos de una base de datos. Los ciberdelincuentes explotan las vulnerabilidades de las aplicaciones basadas en datos para insertar código malicioso en una base de datos mediante una declaración SQL maliciosa. Esto les da acceso a la información sensible contenida en la base de datos.

El "phishing" es cuando los ciberdelincuentes se dirigen a las víctimas con correos electrónicos que parecen ser de una empresa legítima que pide información confidencial. Los ataques de phishing se utilizan a menudo para engañar a la gente para que entregue datos de tarjetas de crédito y otra información personal.

Ataque de hombre en el medio. Un ataque de hombre en el medio es un tipo de ciberamenaza donde un ciberdelincuente intercepta la comunicación entre dos individuos para robar datos. Por ejemplo, en una red WiFi no segura, un atacante podría interceptar los datos que se transmiten desde el dispositivo de la víctima y la red.

Un ataque de denegación de servicio es cuando los ciberdelincuentes impiden que un sistema informático satisfaga solicitudes legítimas abrumando las redes y los servidores con tráfico. Esto hace que el sistema sea inutilizable, impidiendo que una organización lleve a cabo funciones vitales.

Últimas amenazas cibernéticas

¿Cuáles son las últimas amenazas cibernéticas contra las que deben protegerse los individuos y las organizaciones? A continuación se presentan algunas de las amenazas cibernéticas más recientes de las que han informado los gobiernos del Reino Unido, Estados Unidos y Australia.

Malware de Dridex. Dridex es un troyano financiero con una gama de capacidades. Afectando a las víctimas desde 2014, infecta a las computadoras a través de correos electrónicos de phishing o malware existente. Capaz de robar contraseñas, detalles bancarios y datos personales que pueden ser utilizados en transacciones fraudulentas, ha causado pérdidas financieras masivas que ascienden a cientos de millones.

Estafas románticas. En febrero de 2020, el FBI advirtió a los ciudadanos de EE.UU. que fueran conscientes del fraude de confianza que los ciberdelincuentes cometen utilizando sitios de citas, salas de chat y aplicaciones. Los perpetradores se aprovechan de las personas que buscan nuevos socios, engañando a las víctimas para que den sus datos personales. El FBI informa que las ciberamenazas románticas afectaron a 114 víctimas en Nuevo México en 2019, con pérdidas financieras que ascienden a 1.6 millones de dólares.

Malware de emotet. A finales de 2019, el Centro Australiano de Seguridad Cibernética advirtió a las organizaciones nacionales sobre la amplia amenaza cibernética mundial que representaba el malware de Emotet. Emotet es un sofisticado troyano que puede robar datos y también cargar otro malware. Emotet se nutre de una contraseña poco sofisticada: un recordatorio de la importancia de crear una contraseña segura para protegerse de las ciberamenazas.

Protección del usuario final. La protección del usuario final o la seguridad de los puntos finales es un aspecto crucial de la ciberseguridad. Después de todo, a menudo es un individuo (el usuario final) quien accidentalmente sube malware u otra forma de ciberamenaza a su escritorio, portátil o dispositivo móvil.

Entonces, ¿cómo protegen las medidas de ciberseguridad a los usuarios finales y a los sistemas? En primer lugar, la ciberseguridad se basa en protocolos criptográficos para cifrar correos electrónicos, archivos y otros datos críticos. Esto no sólo protege la información en tránsito, sino que también protege contra la pérdida o el robo.

Además, el software de seguridad del usuario final escanea las computadoras en busca de piezas de código malicioso, pone en cuarentena este código y luego lo elimina de la máquina. Los programas de seguridad pueden incluso detectar y eliminar el código malicioso oculto en el Registro de arranque maestro y están diseñados para cifrar o borrar los datos del disco duro de la computadora.

Los protocolos de seguridad electrónica también se centran en la detección de malware en tiempo real. Muchos utilizan análisis heurísticos y de comportamiento para supervisar el funcionamiento de un programa y su código para defenderse de los virus o troyanos que cambian de forma con cada ejecución (malware polimórfico y metamórfico). Los programas de seguridad pueden confinar los programas potencialmente maliciosos a una burbuja virtual separada de la red del usuario para analizar su comportamiento y aprender a detectar mejor las nuevas infecciones.

Los programas de seguridad continúan desarrollando nuevas defensas a medida que los profesionales de la ciberseguridad identifican nuevas amenazas y nuevas formas de combatirlas. Para sacar el máximo provecho del software de seguridad del usuario final, los empleados necesitan ser educados sobre cómo usarlo. De manera crucial, mantenerlo en funcionamiento y actualizarlo con frecuencia asegura que pueda proteger a los usuarios contra las últimas amenazas cibernéticas.

Consejos de seguridad cibernética: protéjase contra los ciberataques. Aquí están los principales consejos de seguridad cibernética:

- ✓ Actualice su software y sistema operativo: Esto significa que se beneficia de los últimos parches de seguridad.
- ✓ Utilice software antivirus: Las soluciones de seguridad como Kaspersky Total Security detectarán y eliminarán las amenazas. Mantenga su software actualizado para obtener el mejor nivel de protección.
- ✓ Utilice contraseñas seguras: Asegúrese de que sus contraseñas no sean fáciles de adivinar.
- ✓ No abra los archivos adjuntos de los correos electrónicos de remitentes desconocidos ya que podrían estar infectados con malware.
- ✓ No haga clic en los enlaces de los correos electrónicos de remitentes desconocidos o de sitios web desconocidos: Esta es una forma común de propagación de malware.
- ✓ Evite utilizar redes WiFi no seguras en lugares públicos:

Las redes inseguras le dejan vulnerable a los ataques de tipo "hombre en el medio".

Videoconferencia

Videoconferencia es la comunicación simultánea bidireccional de audio y vídeo que permite mantener reuniones con grupos de personas situadas en lugares alejados entre sí. Adicionalmente, pueden ofrecerse facilidades telemáticas o de otro tipo como el intercambio de gráficos, imágenes fijas, transmisión de archivos desde la computadora, etc. Es un sistema interactivo que permite a varios usuarios mantener una conversación virtual por medio de la transmisión en tiempo real de video, sonido y texto a través de Internet.

Las restricciones al contacto personal impuestas por COVID-19 en la nueva normalidad han impulsado el desarrollo de una tecnología para que la sociedad pueda continuar la necesaria comunicación colectiva a fin de reunirse para intercambiar ideas o simplemente para convivir en una agradable charla familiar. La videollamada o videoconferencia se ha puesto de moda rápidamente durante la sindemia. Las empresas la utilizan para sus reuniones y juntas de trabajo, las personas para la reunión familiar, los amigos para la charla de grupo y las parejas para mantener su comunicación. Son muy útiles para impartir conferencias, cursos de capacitación, conversatorios e incluso para la misa dominical. Cada vez más personas usan videollamada. Si no lo ha hecho, más vale que se informe y aprenda sobre esta popular herramienta porque seguramente la usará. Aquí mismo encontrará información de utilidad para integrarse al mundo virtual.

Hay varias aplicaciones para colaboración y videollamadas. Revisaremos algunas de ellas para que Usted tenga información a la mano para la toma de decisiones al momento de elegir o usar alguna de las que se encuentran disponibles en el mercado. Todas tienen las características estándar para videoconferencias y reuniones online y, por lo tanto, están en el punto de mira estos días. Hay algunas diferencias en cuanto a la interfaz, la facilidad de uso y la funcionalidad. Empezaremos con Zoom, una de las más conocidas aunque quizá no la más consistente, ni la más segura pero sí, la más popular.

Zoom. Interfaz y facilidad de uso. Participar en una llamada lleva unos segundos si ya está instalada la aplicación y dos clics extra si hay que instalarla. Los participantes pueden conectarse y chatear entre ellos antes de que llegue el anfitrión. El administrador también puede apagar el micrófono o la cámara de un participante en cualquier momento. El sonido se puede apagar y encender mediante los botones de la pantalla o desde las preferencias de la cuenta. Los anfitriones también tienen botones de seguridad en su barra de herramientas durante las llamadas activas. Este botón ofrece a los anfitriones un acceso rápido a varias funciones como el bloqueo de la reunión, la creación de una sala de espera para nuevos participantes adicionales, la posibilidad de que los participantes compartan sus pantallas o el chat. Otro aspecto útil de la interfaz es que el administrador puede ver la información sobre la conectividad de todos los participantes en la llamada. De esta manera, un anfitrión puede reconocer fácilmente dónde está un posible problema de conexión. Como participante, puede configurar su pantalla para ver información relevante y un chat. También existe la opción de configurar el Zoom en modo de pantalla completa automáticamente.

Características. El zoom se puede usar a través de una aplicación web o también en una versión de escritorio. Los usuarios reciben un ID de reunión personal con el que se puede iniciar una llamada en cualquier momento. De esta manera se puede iniciar una reunión sin mucha planificación, pero cuando se trata de seguridad, un ID de reunión único es una mejor opción. Las llamadas también pueden estar protegidas por una contraseña. Las llamadas con Zoom pueden enlazar con calendarios, incluyendo Google Calendar, iCal y Microsoft Outlook. Las llamadas programadas terminan automáticamente en su agenda. Además, los participantes pueden participar por teléfono, para lo cual los administradores pueden elegir qué números de marcación deben mostrarse para qué países. Con una cuenta Pro, existe la posibilidad de exigir a los participantes que se registren para una llamada. Antes de que participen se realiza una breve encuesta, que es muy útil para los seminarios web o los eventos en línea. Zoom tiene una versión gratuita, una versión Pro y una versión Business para un mínimo de 10 usuarios, con más funciones que la versión Pro. También hay una versión Enterprise, por el mismo precio que la Business. Esta versión requiere un mínimo de 100 usuarios, y tiene, a su vez, más características que la versión Business.

Teams de Microsoft. Interfaz y facilidad de uso. La interfaz de los equipos es bastante clara, una vez que sabes dónde está todo. Como es el caso de más productos de la familia Office/Microsoft 365, lleva algún tiempo familiarizarse con la ubicación de todos los botones y opciones. A veces se necesitan unos pocos clics para llegar a una opción en particular. Por ejemplo, el menú de configuración se encuentra debajo del desplegable del perfil del usuario. No hay problema una vez que lo conoces, pero podemos imaginar que algunos usuarios sólo se enteran después de haber buscado un icono de configuración durante un tiempo. Esto suele ocurrir en los equipos, pero en nuestra opinión, es sólo un inconveniente menor, que se vuelve menos molesto con el tiempo. Además, esta falta de claridad no es un problema durante una reunión de video real.

Características. Teams no es sólo una herramienta de videoconferencia sino también una herramienta de chat, con una completa funcionalidad de colaboración. Aquí, sin embargo, nos centramos en el lado de la videoconferencia, que es similar a muchas otras aplicaciones - piensa por ejemplo en los botones estándar para el micrófono y la cámara. Sin embargo, destacan varias características: por ejemplo, los usuarios pueden elegir, durante la llamada, qué video se muestra, y ese video puede fijarse en la pantalla. Esto puede hacerse para múltiples feeds, de modo que en una reunión de vídeo, por ejemplo, se puede mostrar tanto el administrador como un orador. Además, hay una función que asegura que usted esté en la imagen cuando levante el brazo, lo que puede ser útil para llamar la atención si hay un problema con la conexión que necesite ser resuelto.

Google Meet (anteriormente Hangouts). Interfaz y facilidad de uso. La interfaz de Meet es clara y simple. Puedes planificar, iniciar y unirte a reuniones en el lado derecho de la pantalla, y hay un botón imperdible para ajustar la configuración general de vídeo y de audio. Eso es en realidad todo lo que ves en la pantalla de inicio de Meet. Todas las demás funciones de Meet están en diferentes lugares de la Suite G, como la planificación de llamadas, que está en Google Calendar. La sencilla interfaz hace que Meet sea un poco más fácil de usar que Microsoft Teams, pero la elección entre Teams o Meet (y Chat) realmente depende de la suite de oficina que uses dentro de tu empresa.

Características. En las videollamadas propiamente dichas, las funciones son bastante básicas; el encendido y el apagado de la cámara y el micrófono se realizan mediante los botones estándar. También existe la opción de compartir la pantalla, o sólo una ventana de, por ejemplo, una determinada aplicación. En la parte inferior derecha hay un menú con más opciones, como la visualización en pantalla completa y la personalización del diseño a tu gusto. Muy interesante es la activación de los subtítulos, donde aparece una transcripción directa del orador que está hablando en ese momento. En principio, se podría seguir lo que se dice sin sonido, pero la transcripción no es perfecta. La adición está todavía en transición de truco a característica real. Los usuarios pueden participar en las llamadas a través de un correo electrónico, un enlace compartido o una invitación en el calendario, y existe la posibilidad de marcar. Además, existe la posibilidad de transmitir el vídeo hasta 100,000 espectadores dentro de un mismo dominio. También es posible grabar las llamadas y guardarlas directamente en Google Drive. Google anunció el 29 de abril que Google Meet ya está disponible de forma gratuita. Una cuenta de Google sigue siendo necesaria, pero ya no es necesario ser cliente de GSuite. En la versión gratuita las conversaciones están limitadas a 60 minutos.

Cisco Webex. Interfaz y facilidad de uso. El Webex de Cisco fue diseñado en forma de dos aplicaciones también: las reuniones Webex y los equipos Webex. Los equipos Webex tienen una opción de videoconferencia, pero se centran principalmente en la funcionalidad de colaboración, similar a los equipos de Microsoft. Webex Meetings está diseñado específicamente para videoconferencias y eventos en línea. Nos centraremos en esa funcionalidad en esta revisión. También vale la pena mencionar que Webex es utilizable con una aplicación de escritorio o una aplicación web. La aplicación web tiene la misma funcionalidad que la versión de escritorio, excepto por dos características importantes: la versión web no soporta encriptación de extremo a extremo, y no tiene el legado de Voz sobre IP (VoiP). En cuanto al resto, las dos versiones son prácticamente iguales.

Características. Los administradores pueden grabar la reunión, tanto en audio como en video. Los participantes en la reunión pueden descargar esa grabación con un enlace. Además, los participantes pueden ser silenciados. Todos los participantes pueden utilizar un chat durante la reunión, y los anfitriones pueden compartir su escritorio, una aplicación específica o archivos de su computadora, incluidos los archivos de vídeo, con las demás personas que participan en la llamada. Lo que resulta muy útil es que hay una notificación para que los administradores vean si el uso compartido está habilitado o no. Esto hace que sea mucho menos probable que deje la función activada después de que la llamada haya terminado. También es posible utilizar una pizarra virtual para compartir notas.

BlueJeans. Interfaz y facilidad de uso. BlueJeans es probablemente la aplicación más "simple" de nuestra lista, pero no de forma negativa. No hay una versión gratuita, y la aplicación sólo se centra en la videoconferencia, sin las características que otras aplicaciones de colaboración suelen tener. La aplicación BlueJeans puede ser usada en el navegador o simplemente instalada como una aplicación de escritorio. La aplicación de escritorio es la única que realmente tiene todas las características; sin embargo, hay una aplicación disponible para iOS y Android. La interfaz de BlueJeans es muy clara. Las funciones de inicio como la planificación, la unión y el inicio de una reunión también se pueden ver directamente en la pantalla de inicio. Durante una llamada, los botones importantes como grabar una reunión o compartir la pantalla se encuentran en la parte superior de la pantalla.

Características. Cada participante tiene un icono de vídeo y un micrófono, que el administrador de una reunión puede utilizar para silenciar o reactivar a cada uno individualmente. También existe la opción de hacer esto para todos al mismo tiempo. Además, se dispone de una pizarra y una función de notas, y las reuniones pueden transmitirse directamente a través de Facebook Live, lo que puede resultar útil para seminarios web o eventos. También existe la opción de bloquear las reuniones, para no ser molestados por terceros. Por la misma razón, se pueden desactivar las notificaciones de nuevos participantes, para que las alertas no perturben las reuniones. También existe la opción de supervisar un escritorio a distancia, pero, por ejemplo, las aplicaciones de administración de Windows se han eliminado de esta función por motivos de seguridad. Esto significa que a menudo, esta característica sea de poca utilidad.

Conclusión. Para las empresas que utilizan G Suite u Office 365, Google Meet/Chat y los equipos de Microsoft, respectivamente, son claramente la mejor opción. La funcionalidad no se limita a la videoconferencia solamente, y no hay costos adicionales. Al otro lado del campo de juego, encontrarás BlueJeans y Zoom, donde Zoom no es actualmente recomendado por razones de privacidad. Si estos problemas no importan demasiado, entonces Zoom realmente tiene las funciones más extensas. Aproximadamente en la mitad del espectro, encontramos a Webex, que no es parte de una suite de oficina. Sin embargo, es una buena opción si su empresa ya está usando soluciones Cisco. Además, la expansión a los equipos Webex es posible cuando se necesitan más funciones de colaboración. ¡Listo! Ya tiene la suficiente información para instalar una aplicación de videollamada en su computadora para organizar su videoconferencia.

Robots

Los robots están prestando un extraordinario servicio en la nueva normalidad de los hospitales, restaurantes, bares, hoteles y muchas empresas donde se requiere atender a las personas sin tener contacto personal para evitar el contagio del coronavirus. Resulta interesante conocer de dónde vienen los robots y, sobre todo, cuál es su futuro en la nueva normalidad.

Cuando vemos un robot nos impresiona a primera vista su aspecto exterior y su funcionamiento. Sin embargo, lo más importante en un robot no es lo que vemos a primera vista, sino el software que le da calidad de robot al mecanismo que logra moverse y actuar por sí mismo. En este ingenio de la mente humana encontramos al software como la esencia para otorgarle a un ente inanimado el calificativo de robot. Todavía no nos atrevemos a decir que el software le otorga el calificativo de ente inteligente, pero ya estamos tentados a hacerlo.

Este es un apartado muy interesante porque describe la historia del robot, los pasos que el hombre ha dado para crear un ente a su imagen y semejanza, para conocer los resultados visibles hasta ahora pero, sobre todo, porque siembra la duda y plantea el futuro. ¿Los robots desplazarán al ser humano?

Iniciaremos con la definición de algunos conceptos para marcar límites y fronteras, para clarificar las ideas y para sentar las bases a fin de hacer comparaciones o profundizar en la explicación. La palabra en español robot viene del inglés robot, y a su vez éste del checo robot, de robota 'trabajo, prestación personal'.

Robot. Diccionario de la Real Academia Española: "Máquina o ingenio electrónico programable, capaz de manipular objetos y realizar operaciones antes reservadas solo a las personas".

Robótica. Diccionario de la Real Academia Española: "Técnica que aplica la Informática al diseño y empleo de aparatos que, en sustitución de personas, realizan operaciones o trabajos, por lo general en instalaciones industriales"

Máquina. Diccionario de la Real Academia Española: Artificio para aprovechar, dirigir o regular la acción de una fuerza. También: Conjunto de aparatos combinados para recibir cierta forma de energía y transformarla en otra más adecuada, o para producir un efecto determinado.

Automático. Diccionario de la Real Academia Española: Dicho de un mecanismo o de un aparato: Que funciona en todo o en parte por sí solo.

Los robots en la historia. La idea de construir seres artificiales con el funcionamiento de un ser humano o máquinas programables que pudieran ejecutar funciones bajo el control de un programa ha existido desde hace miles de años. Los antiguos egipcios unieron brazos mecánicos a las estatuas de sus dioses. Estos brazos fueron operados por sacerdotes, quienes clamaban que el movimiento de estos era inspiración de sus dioses. Los griegos construyeron estatuas que operaban con sistemas hidráulicos, los cuales se utilizaban para fascinar a los adoradores de los templos.

La historia de Galatea y Pigmalión nos lleva a pensar en la idea de darle vida a un ser inanimado. El poeta Ovidio narra esta historia en el libro décimo de sus Metamorfosis: A Pigmalión, rey de Chipre, no le gustaban las mujeres porque las consideraba quisquillosas e imperfectas y llegó a la conclusión de que no quería casarse nunca y vivir sin ningún tipo de compañía femenina. Con el paso del tiempo el rey se sintió solo y comenzó a esculpir una bella estatua de marfil con rasgos perfectos. De tanto admirar su obra, se enamoró de ella. En una de las grandes celebraciones en honor a la diosa Afrodita que se celebraba en la isla, Pigmalión suplicó a la diosa que diera vida a su amada estatua. La diosa, que estaba dispuesta a atenderlo, elevó la llama del altar del escultor tres veces más alto que la de otros altares. Pigmalión no entendió la señal y se fue a su casa muy decepcionado. Al volver a casa, contempló la estatua durante horas. Después de mucho tiempo, el artista se levantó y besó a la estatua. Pigmalión ya no sintió los helados labios de marfil, sino que sintió una suave y cálida piel en sus labios. Volvió a besarla, y la estatua cobró vida, enamorándose perdidamente de su creador. Venus terminó de complacer al rey concediéndole a su amada el don de la fertilidad. De esa unión nació Pafo, que dio su nombre a la ciudad de Pafos.

Karel Capek fue uno de los más destacados escritores checos de la primera mitad del siglo XX. Es conocido por su obra R.U.R. siglas de Rossumovi Univerzální Roboti o Robots Universales Rossum, escrita en1920. Esta obra es conocida por contener la primera aparición del término «robot». R.U.R es una obra de teatro sobre una empresa que construye humanos artificiales orgánicos con el fin de aligerar la carga de trabajo del resto de las personas. Aunque en la obra a estos hombres artificiales se les llama robots, tienen más que ver con el concepto moderno de androide. Se trata de criaturas que pueden pasar por humanos y que tienen el don de poder pensar. Pese a ser creadas para ayudar a la humanidad, más adelante estas máquinas entrarán en confrontación con la sociedad iniciando una revolución que acabará destruyendo la humanidad. La obra se estrenó en 1921 en el Teatro Nacional de Praga y en Nueva York en 1922

Isaac Asimov nació en Petrovichi, Rusia en 1920 en el seno de una familia judía. Asimov escribió una serie de relatos sobre robots que incluyó en su famosa obra "Yo, Robot", publicada en 1950. Siguió escribiendo sobre robots y construyó toda una saga que se ha recopilado en diversos volúmenes. Además de extender el concepto del robot, Asimov estableció las leyes de la robótica que siguen siendo aplicables en nuestros días:

➢ Un robot no puede hacer daño a un ser humano o, por su inacción, permitir que un ser humano sufra daño.

➢ Un robot debe obedecer las órdenes dadas por los seres humanos, excepto si estas órdenes entran en conflicto con la Primera Ley.

➢ Un robot debe proteger su propia existencia en la medida en que esta protección no entre en conflicto con la Primera o la Segunda Ley.

Las herramientas, las máquinas, los motores y los robots han surgido de la mente del ser humano como respuesta a las necesidades que ha enfrentado en el curso de la historia. Fue la necesidad la que dio origen hace más de diez mil años a la agricultura, el pastoreo, la caza, la pesca y otras actividades primarias. Más adelante, la necesidad provoca la primera revolución industrial con el descubrimiento de la máquina de vapor de Watt. Luego viene el ferrocarril, la maquinaria textil, el automóvil y los fantásticos medios de comunicación como el teléfono, la radio y la televisión hasta llegar a la computadora y el software.

En el robot encontramos una bifurcación, una diferencia sutil entre producir una máquina sofisticada para satisfacer una necesidad y un ente que puede aprender por sí mismo y evolucionar también por sí mismo. Esta bifurcación, además de la aplicación que se le da al robot, ha dado lugar a la producción de varios tipos de robots. Su clasificación no es fácil porque algunos se pueden traslapar y para los investigadores, creadores y aun para los filósofos, la diferenciación no es cosa sencilla. Aquí presentamos una clasificación tomando en cuenta su función:

Industriales. Los robots industriales son aparatos mecánicos y electrónicos destinados a realizar de forma automática determinados procesos de fabricación o manipulación.

Androides. Un androide es un robot con aspecto, movimientos y algunas funciones propias de un ser humano.

Tele operadores. Hay algunos robots que no encajan del todo bien en la definición pero son tan útiles que se les acepta y se les recibe bien en la familia de robots. Un ejemplo de estos parientes remotos son los tele operadores que funcionan controlados a distancia por un operador humano.

Poliarticulados. En esta clasificación se agrupan los robots de formas diversas cuya característica común es la de estar anclados a una posición fija, aunque algunas veces pueden ser guiados para efectuar desplazamientos limitados.

Móviles. Cuentan con gran capacidad para desplazarse montados en carros o plataformas y dotados de un sistema locomotor de tipo rodante. Siguen su camino por telemando o guiándose por la información recibida de su entorno a través de sus sensores. Uno de los más famosos robots móviles es Curiosity del inglés "curiosidad". Forma parte de una misión espacial a Marte que incluye un astromóvil de exploración marciana dirigida por la NASA.

Zoomórficos. Los robots zoomórficos constituyen una clase caracterizada principalmente por sus sistemas de locomoción que imitan a diversos seres vivos. A pesar de la disparidad morfológica de sus posibles sistemas de locomoción es conveniente agrupar a los robots zoomórficos en dos categorías principales: los que pueden caminar y los que no caminan.

Médicos. La utilización de robots en la medicina ha registrado un progreso espectacular. Se orienta hacia dos campos de aplicación de los que se derivan varias ramificaciones. Uno es la Cirugía y otro es la Bioingeniería.

Los robots permiten mantener el distanciamiento social sin tener que realizar grandes inversiones para modificar las líneas de producción. La emergencia sanitaria ha abierto áreas de oportunidad no solamente en compañías que ya se han dado cuenta de la necesidad de automatizar procesos sino en nuevas aplicaciones, como los hospitales y los laboratorios.

Todas las bondades que hemos asignado a los robots también podrían representar una amenaza para quienes se verían desplazados en la nueva normalidad por un robot. El Foro Económico Mundial (FEM) pronostica que en siete años sistemas automatizados de software y robots ejecutarán de manera íntegra la mitad de los trabajos que hoy realizamos en el planeta.

Tecnología streaming

Streaming es la distribución digital de contenido multimedia a través de una red de computadoras, de tal manera que el usuario utiliza el producto a la vez que se descarga. Streaming se refiere a una corriente continua de audio y video que fluye sin interrupción a través de Internet. Esta tecnología funciona mediante un búfer de datos que va almacenando el flujo de descarga en la estación del usuario para inmediatamente mostrarle el material descargado. Esto se contrapone al mecanismo de descarga de archivos, que requiere que el usuario descargue los archivos por completo para poder acceder al contenido.

La tecnología streaming es la mejor respuesta de la innovación tecnológica a la nueva realidad. Ante un mundo "contactless" en donde las personas no pueden tener contacto personal como lo han hecho tradicionalmente, la magia de la tecnología aparece como la mejor solución para recibir audio y video directo e instantáneo a través de Internet.

La transmisión de video y televisión por Internet representa el futuro de las comunicaciones en el ámbito mundial. Los grandes saltos en la evolución de la humanidad tienen como plataforma la instauración de algún nuevo instrumento de comunicación. El nuevo instrumento que está revolucionando la comunicación de la humanidad es Internet. Y la forma de romper moldes y crear nuevos canales de comunicación es a través del video y la televisión por Internet.

En México se han hecho importantes esfuerzos para lograr la transmisión de video y TV por Internet. El primero y más importante por su trascendencia se realizó en el Centro del Software de Guadalajara durante los años de 2007 a 2009. Fue un proyecto que concibió Reynaldo Nuncio, Director de la empresa NC Edusoft y realizado con la participación de dos empresas mexicanas, dos instancias de gobierno y dos expertos en Tecnologías de la Información y Comunicación. La empresa que originalmente desarrolló el proyecto fue NC Edusoft; la compañía que realizó la codificación del software fue Innovación Inteligente (Innox); las instancias de gobierno que brindaron su apoyo para la realización del proyecto fueron el ProSoft y el Consejo Estatal de Ciencia y Tecnología del Estado de Jalisco. Los dos expertos en tecnologías de la información fueron Juan Carlos Reyes Solórzano y Alejandro Ceballos Zavala.

El proyecto fue desarrollado a principios del año 2007 con el atractivo nombre de TuVideo.com.mx. En el documento in extenso que se entregó al ProSoft se presentó el objetivo: "El video en Internet tiene un amplio y prometedor futuro. Un claro ejemplo es el sitio YouTube que con una inversión inicial de 8.5 mdd en poco tiempo se colocó dentro de los cien sitios más visitados y un año después fue vendido a Google en 1,650 millones de dólares. El video en Internet es el precursor de la televisión por Internet. El siguiente paso es la televisión en Internet. Esto es, la difusión en vivo y en directo de la señal captada con cámara Web y transmitida a través de Internet por los mismos usuarios. De ahí su gran importancia y la enorme oportunidad de desarrollar este proyecto en el estado de Jalisco. Toda persona con una cámara de video o con un teléfono celular podrá transmitir la señal directa al portal para transmitir noticias e informar a todo el mundo".

En noviembre del 2007 se constituyó la empresa MexCast para aprovechar la tecnología desarrollada en el sitio TuVideo.com. mx y dar el siguiente paso para transmitir TV en vivo por Internet. Reynaldo Nuncio fue nombrado Director, Alejandro Zavala tomó bajo su cargo el desarrollo del software y Juan Carlos Reyes aportó la tecnología del video así como el manejo de cámaras y aparatos de transmisión. En enero del 2008 establecieron las oficinas de la nueva empresa en el Centro del Software de Guadalajara e instalaron un estudio de televisión. En abril del 2008 se hicieron las primeras pruebas de transmisión de video almacenado al estilo Youtube en el Web site TuVideo.com.mx. Durante todo un año se trabajó en la producción de tecnología streaming para transmitir no solamente video almacenado, sino televisión en vivo por Internet y en abril 26 del 2009 Juan Carlos hizo la primera transmisión. La prueba consistió en tomar una cámara, apuntarla hacia una pecera en donde nadaban alegremente unos pececillos de colores y transmitir en vivo y a todo color la escena. Fue un hito en la historia de la televisión y de Internet en México.

Es importante establecer la distinción entre la transmisión de video almacenado y el streaming para transmitir TV en vivo por Internet. En ese tiempo YouTube transmitía solamente video almacenado y MexCast, con la tecnología de Alejandro Ceballos y la magia de Juan Carlos, transmitió televisión en vivo y en directo. MexCast se colocaba de esta forma un paso adelante de YouTube en tecnología streaming.|

Entusiasmados con los resultados decidieron instalar **el primer estudio de televisión por Internet en el Centro del Software de Guadalajara**. Empezó a funcionar con buenos resultados y el día 5 de julio de 2009 se iniciaron las transmisiones del primer noticiario transmitido por televisión en Internet. Este es un dato importante para la historia del periodismo, de Internet y de la televisión. El prestigiado periodista y conductor de programas en radio y TV **Leonardo Schwebel** fue el director y conductor del programa Epicentro Informativo. Leonardo narra de esta forma el histórico momento:

"Este domingo 5 de julio (2009), Epicentro Informativo hizo historia. Por primera vez se transmitió sin interrupciones más de cinco horas consecutivas por Internet. Gracias a la tecnología de MexCast y el apoyo de Juan Carlos Reyes, esta tecnología que está en Guadalajara es una demostración de cómo puede hacerse video en directo por Internet. No necesita instalar un programa, no requiere de inscribirse, sólo poner la página www.epicentroinformativo.com Es un sistema mejor que cualquier otra herramienta semejante como JustinTV o YouTube. Lo mejor de todo es que está a la mano aquí mismo".

"Gracias a Ramiro Escoto y Norma Barrera, quienes hicieron el vínculo necesario para que este logro tecnológico estuviera en el ciberespacio. No es lo mismo, sin quitarle mérito a nadie, hacer TV que se reproduce en Internet, que hacer una producción de video de Internet para Internet. Eso es histórico".

Leonardo Schwebel es el primer periodista en transmitir televisión en vivo por Internet en México y quizá en todo el mundo, porque no hemos encontrado antecedentes de este hecho histórico en otros países. Pero todavía falta anotar un hecho de gran mérito: Leonardo mantuvo durante más de un año la transmisión de lunes a viernes del noticiario Epicentro Informativo con horario de 8:00 a 10:00 AM sin haber faltado un solo día. En su programa incluía noticias, entrevistas, música en vivo, charlas y otras secciones que cautivaron a un público que gracias a la magia de Internet podía verse en todo México, la América Latina, España, toda Europa y en fin, en todo el mundo. Al estudio acudieron para participar en entrevistas el Dr. Francisco Medina, Director del CoecytJal, quien fuera patrocinador del proyecto para transmitir TV por Internet; Aristóteles Sandoval, Presidente Municipal de Guadalajara en ese tiempo y muchas personalidades más que hicieron historia al ser entrevistadas en el estudio de MexCast. Leonardo Schwebel, el primer conductor de un noticiario por televisión en Internet dejó la trinchera para ocupar un puesto de alta responsabilidad como Director de Información y periodista conductor del canal 8 de TV en Guadalajara.

Uno de los proyectos más exitosos fue la transmisión por TV en Internet del programa Crónicas Jónicas enfocado a la difusión y divulgación de la ciencia, la tecnología y la innovación. El Director del programa fue el Ing. José de Jesús Langarica Herrera quien se ha especializado en difundir la ciencia y la tecnología. Lo hizo primero en su revista Galeno y posteriormente se modernizó e hizo historia al convertirse en el primer divulgador de la ciencia por TV en Internet. Su programa fue muy apreciado ya que hacía muy interesantes entrevistas. El CoecytJal reconoció y premió su importante labor en la difusión de la ciencia.

La prueba de fuego consistió en proporcionar el servicio de streaming a María+Visión para transmitir en vivo por televisión en Internet la procesión de la Virgen de Zapopan el día 12 de octubre del año 2012 desde la catedral de Guadalajara hasta la Basílica de Zapopan. La transmisión fue un gran éxito para María+Visión. El Lic. Rodolfo Arellano Vega, Director General de María Visión en México extendió una felicitación en los siguientes términos:

"Sirva la presente para extenderles una felicitación y manifestar a ustedes nuestro agradecimiento por su participación en la exitosa transmisión en vivo de la Romería de la Virgen de Zapopan por Televisión en Internet a dispositivos fijos y móviles a través de la nube el día 12 de Octubre del presente año" (Fechado el 23 de octubre del 2012). La TV por Internet nació orgullosamente en Guadalajara, México.

10.
EL PLAN CONTRA LA SINDEMIA

Para prevenir, combatir y sobrevivir a la sindemia COVID-19 es absolutamente necesario preparar y poner en marcha un plan.

✓ El plan debe ser elaborado por la más alta autoridad de un país, región o estado tomando el consenso de expertos en virología, medicina, economía y sociología.

✓ El plan debe adaptarse a las condiciones sanitarias, económicas, políticas y sociales del país región o estado.

✓ El plan debe comunicarse a la población para lograr su participación entusiasta, voluntaria y decidida.

✓ El plan debe contar con un procedimiento claro y comprensible de seguimiento y un medio de comunicación accesible para la población.

✓ El plan debe integrarse de cuatro partes fundamentales: objetivo, estrategia, acciones y control.

✓ El plan debe acompañarse de un presupuesto para facilitar su cumplimiento.

Consideraciones para elaborar el plan

Tomando en cuenta que COVID-19 es una sindemia el plan debe considerar tres áreas de acción: salud, economía y sociedad.

✓ Los componentes del plan deben tomar en cuenta las condiciones sanitarias de un país, región o estado como el número de hospitales, camas, personal sanitario, equipo y recursos de todo tipo.

✓ Deben tomarse en cuenta las condiciones de la economía y de los recursos financieros disponibles o accesibles para respaldar el plan incluyendo un programa de estímulos para las personas, las empresas, las ciudades y las organizaciones.

✓ Es necesario tomar en cuenta el tipo de gobierno y el estilo personal de gobernar.

✓ Es imprescindible tomar en cuenta la idiosincrasia de la población, su cultura, educación, grado de aceptación a las órdenes del gobierno y disposición para darles cumplimiento.

✓ Es necesario tomar en cuenta las condiciones económicas y sociales de la población; su nivel de pobreza y desigualdad económica, así como las condiciones de vida, vivienda, trabajo y educación.

Lineamientos del plan

Lineamientos generales para la elaboración de un plan para prevenir, combatir y sobrevivir a la sindemia COVID-19. Estos lineamientos son de tipo general y su adopción y aplicación depende de las condiciones sanitarias, económicas, políticas y sociales del país, región o estado:

-La máxima autoridad debe reconocer que la sindemia COVID-19 es una amenaza real para la salud, la economía e incluso la vida de la población.

- Crear un comité del más alto nivel para evaluar y dar seguimiento a las decisiones, acciones y resultados del plan. En virtud de que COVID-19 es una sindemia el comité debería integrarse con expertos de reconocido prestigio en virología, medicina, economía y sociología.

- Diseñar una estrategia de comunicación entre las autoridades y la población que sea clara, sencilla, eficaz, accesible y oportuna.

- Discutir y aprobar leyes reglamentarias para que los ordenamientos que se establezcan en el plan tengan obligatoriedad y se pueda ejercer un castigo económico o corporal ante su incumplimiento.

- El plan debe ser de largo plazo considerando las etapas de prevención, combate y recuperación. Un año como mínimo dividido en varias etapas.

- Crear una base de datos nacional para dar seguimiento y rastreo de casos y contactos, así como de fallecimientos y otros indicadores relevantes del plan.

- Enfocar la atención en el sector salud y establecer una estrategia para proteger y estimular a todo el personal sanitario que se encuentra en el frente de batalla. Dotar a los médicos, enfermeras, camilleros y todo el personal con el equipo y los recursos necesarios para que desempeñen su actividad con seguridad y eficacia.

- Establecer el uso obligatorio del cubre bocas. El conocimiento de la manera en que se propaga el virus, su capacidad de contagio y su versatilidad para permanecer activo en las gotículas que expelen las personas al hablar, cantar, toser o simplemente respirar ha ido aumentando en todo el mundo y hoy contamos con información nueva, más robusta y con una abrumadora evidencia acerca de la utilidad del uso masivo y cotidiano del cubre bocas: la medida más sencilla, accesible a toda la población, barata y de gran eficacia para controlar a la sindemia. Emplear el cubre bocas es mostrar respeto, consideración y solidaridad con quienes nos rodean. Usarlo correctamente es una forma de responsabilidad social.

- Promover la costumbre de quedarse en casa y salir solamente para satisfacer las necesidades esenciales. Facilitar la movilidad y reunión de personas en la medida en que disminuyan los contagios.

- En caso de tener que cerrar las escuelas se deberá preparar una estrategia para que la escuela, los maestros, los alumnos y los padres de familia dispongan de los medios para la educación a distancia: plataformas, equipos y sistemas. Así mismo, se deberá comunicar en forma accesible y oportuna la estrategia para que cada una de las partes sepa con tiempo lo que le corresponde hacer.

- El transporte público es un lugar que facilita el contagio por la aglomeración. Para evitar lo más posible esta fuente de contagio se deberán promover los horarios escalonados para la entrada/salida de escuelas, fábricas y oficinas, así como evitar en la medida de lo posible el desplazamiento de personas. El trabajo en casa, la misa con plataforma de video conferencia, la tele medicina y la transmisión de eventos con tecnología streaming son algunos ejemplos de las actividades que se pueden promover para evitar el apiñamiento en el transporte público.

- Evitar las aglomeraciones en estadios, tiendas, iglesias, mercados, restaurantes, casinos, salones de eventos y otros lugares cerrados y abiertos.

- Limitar la reunión de personas en fiestas y reuniones familiares.

- Promover continuamente las campañas para el lavado frecuente de manos, el uso de gel antibacterial, no saludar de mano, no tocarse la cara y evitar besos y abrazos.

- Evitar el confinamiento generalizado y prolongado. Preferir un confinamiento focalizado en las áreas de mayor contagio y reducirlo a dos semanas o un mes al máximo. Hacer una evaluación y tomar las decisiones pertinentes.

- En virtud de que COVID-19 es una sindemia que afecta a la salud, la economía y la sociedad, se deberá procurar mantener un equilibrio entre las tres áreas. Si fuese solamente una pandemia se daría prioridad al aspecto sanitario, pero tratándose de una sindemia debe cuidarse también a la economía y a la sociedad. Cerrar fábricas, y oficinas puede precipitar una depresión estilo 1929 y esto agravaría con mucho la situación. De igual manera debe cuidarse a la sociedad en cuanto a su hartazgo por el confinamiento y su necesidad de movilidad y de reunirse con amigos, familiares y seres queridos. La sindemia obliga a buscar un equilibrio.

- Eliminar del plan la frase: "Si te sientes mal, quédate en casa". Esto no funciona. Si una persona se queda en casa y está contagiada se quedará a sufrir y le podría llegar la muerte. Lo que funciona es que la persona contagiada se ponga en contacto con un centro de salud especializado en atender enfermos de COVID-19 para recibir orientación profesional y atención inmediata. Si el médico le sugiere quedarse en casa ya lo podrá hacer, pero bajo la supervisión del profesional.

- Poner en marcha la encuesta serológica a nivel nacional para tener certeza de quién ha sido infectado y quién ha desarrollado anticuerpos. La serología es el estudio que permite comprobar la presencia de anticuerpos en la sangre. Es una prueba fundamental a la hora de realizar donaciones de sangre y transfusiones.

- Realizar pruebas masivas para detectar el contagio de COVID-19. Lo deseable sería un promedio de 130,000 por semana para un país de 130 millones de habitantes. Resulta conveniente recordar que China aplicó 12 millones de pruebas para toda la ciudad de Wuhan.

- Preparar y ejecutar una estrategia para el rastreo de las personas contagiadas a fin de cortar la transmisión de la enfermedad COVID-19. El uso de bases de datos y sistemas de alta tecnología constituye una herramienta imprescindible para ejecutar con eficacia esta actividad.

- Tomar en cuenta las medidas de sanidad basadas en las recomendaciones de la Organización Mundial de la Salud (OMS). Se pueden encontrar en su sitio web

- Establecer puestos de control en puertos, aeropuertos y carreteras con estaciones de detección del COVID-19 a fin de evitar la entrada de personas contagiadas en las áreas libres del patógeno.

- Establecer una estrategia de coordinación entre el gobierno federal, los estados, las organizaciones civiles y, por supuesto, la sociedad. Algunos países han establecido un plan en el gobierno central y ha dado muy buenos resultados como Taiwan y Vietnam. Otros gobiernos han preferido dejar en manos de los estados las decisiones y ha resultado en descoordinación y desorden como USA y México.

- Preparar y adelantar una campaña de vacunación extraordinaria contra la influenza y enfermedades respiratorias a fin de evitar brotes virales que se presenten durante la temporada de frío cuando el virus aumenta su capacidad de contagio y letalidad.

- Preparar la estrategia y logística para la vacunación contra COVID-19.

- Fomentar la innovación para que las personas y las empresas puedan acceder más fácilmente a las oportunidades que llevan al camino de la superación.

- Promover el uso de tecnologías que faciliten la comunicación entre las personas como las plataformas de videoconferencia y compras en línea.

- Poner en marcha un plan de estímulos económicos para las personas, las empresas e incluso ciudades y municipios a fin de ayudarles a recuperarse de la crisis económica provocada por la sindemia.

- En virtud de que la sindemia ataca la salud, la economía y la vida social de la humanidad, además del programa sanitario para contener a la enfermedad COVID-19 y de los estímulos para recuperar la economía, el gobierno debe poner en marcha un programa de control y reparación de los daños causados a las estructuras sociales. La educación, la cultura, la religión, el deporte, la ciencia, la tecnología, el arte y llegar hasta tocar las fibras de la autoestima para mejorar la confianza y el deseo de superación personal y de toda la población.

- Elaborar y poner en marcha un plan a largo plazo para mejorar las condiciones de vida de la población que incluya mejoramiento de la vivienda, educación, empleo y combate a la desigualdad económica y social.

La segunda oportunidad.

No hay mejor regalo de los dioses que una segunda oportunidad.

Muchos, demasiados gobernantes no actuaron oportunamente ante el peligro de la sindemia de COVID-19 y ahora la población padece el peor ataque a su salud y su economía. Algunos lo hicieron por desconocimiento del coronavirus, otros por incredulidad y finalmente algunos más porque se sintieron más fuertes y poderosos que el virus. Todos quienes no creyeron en la gravedad del peligro han ocasionado un grave daño a su población. Incluso algunos de ellos han resultado contagiados por el virus. Dicen que "Cuando la perra es brava, hasta a los de casa muerde".

La primera ola fue la primera batalla de una larga guerra contra el coronavirus. La segunda ola ha llegado a Europa y avanza hacia los Estados Unidos y América Latina. Seguramente golpeará con más fuerza. Si revisamos la historia de la Gripe Española sabremos que la segunda ola fue todavía más terrible que la primera. Y sabremos también que podría llegar una tercera ola y prolongarse la sindemia durante varios años.

Ante este panorama hay que aprovechar la segunda oportunidad para preparar un plan de prevención, combate y recuperación. No perdamos el regalo de los dioses de una segunda oportunidad.

11.

EL MUNDO DESPUÉS DE COVID-19

La sindemia de COVID-19 es un evento disruptivo que transformará la vida económica, política y social de toda la humanidad. Toda actividad se transformará. La vida de las personas, la actividad de las empresas y el sistema de gobierno serán diferentes antes y después de COVID-19. La pregunta crucial es ¿Cómo será el mundo después de COVID-19? La respuesta es muy importante porque afectará su vida; su trabajo, su economía, su relación con otras personas, su manera de divertirse, de viajar, de comprar, de atender su salud, de todo.

Algunas organizaciones, las que rigen o pretenden regir la evolución de la humanidad, ya están pensando y actuando a partir de la nueva normalidad y preparando el nuevo modelo de la vida de las personas, de las empresas, y del gobierno de los países del mundo. Una de esas organizaciones es el Foro Económico Mundial de Davos (FEM).

El Foro de Davos es una fundación sin fines de lucro con sede en Ginebra, que se reúne anualmente en el Monte de Davos, Suiza. La participación en la Asamblea Anual es por invitación. Allí se reúnen los directores ejecutivos de las 1000 empresas miembros del Foro, además de políticos selectos, representantes de universidades, organizaciones no gubernamentales, líderes religiosos y los medios de comunicación a efecto de analizar los problemas más apremiantes que afronta el mundo. Los foros de debate tratan asuntos fundamentales de preocupación global como economía, salud, conflictos internacionales, pobreza y problemas del medio ambiente. Al final de la conferencia emiten documentos con sus conclusiones y posibles soluciones. La misión del Foro está relacionada con "el compromiso de mejorar la situación del mundo". El FEM anunció que la cumbre de Davos de 2021 se llevará a cabo bajo el tema "El Gran Reinicio". La reunión estaba prevista para finales de enero del 2021 pero por efectos de la sindemia de COVID-19 se realizará más tarde en el año y quizá en un lugar diferente.

El director y CEO del Foro de Davos es el economista de origen alemán Klaus Schwab, autor del libro "Covid-19 - The Great Reset" publicado en julio de 2020, escrito en tandem con su asociado Thierry Malleret. Klaus Schwab es un entusiasta promotor de la idea de aprovechar la sindemia de COVID-19 para hacer un "reinicio o reseteo" de la economía mundial. Recientemente escribió: "La pandemia representa una oportunidad, inusual y reducida, para reflexionar, reimaginar y reiniciar nuestro mundo y forjar un futuro más sano, más equitativo y más próspero."

Las ideas sobre "El Gran Reinicio" para aprovechar la sindemia de COVID-19 a fin de construir un nuevo modelo económico, político y social que rija en el mundo más allá de la plaga del coronavirus han encontrado férreos defensores y opositores. Resulta conveniente conocer los dos puntos de vista porque actualmente se está librando una batalla intelectual auspiciada por intereses políticos y económicos para implantar en el mundo el nuevo modelo después de COVID-19 y como veremos más adelante, este nuevo sistema afectaría profundamente la vida de las personas, de las empresas, de las organizaciones e incluso de los gobiernos de todo el mundo.

Los defensores de "El Gran Reinicio" tienen su trinchera en el Foro de Davos y afirman que es el mejor camino hacia la sostenibilidad del planeta. El proyecto fue presentado originalmente en mayo de 2020 por el Príncipe Carlos de Inglaterra y el director del FEM, Klaus Schwab. En septiembre de 2020 el primer ministro canadiense Justin Trudeau pronunció un discurso en el que apoyaba un reinicio y el logro de los Objetivos de Desarrollo Sostenible de las Naciones Unidas.

Este reinicio o reseteo como también se le conoce, es un ambicioso plan que tiene como objetivo refundar el planeta. Derribar los principios económico-sociales y redefinirlos de acuerdo a un nuevo paradigma más justo y sostenible.

António Guterres, Secretario General de las Naciones Unidas en Nueva York dijo: "El Gran Reinicio es un reconocimiento de que esta tragedia humana (refiriéndose a COVID-19) debe ser una llamada de atención. Debemos construir economías y sociedades más equitativas, inclusivas y sostenibles, que sean más resistentes a las pandemias, al cambio climático y a los muchos otros cambios mundiales a los que nos enfrentamos".

Klaus Schwab afirmó: "La crisis sanitaria mundial ha puesto de manifiesto la insostenibilidad de nuestro antiguo sistema en lo que respecta a la cohesión social, la falta de igualdad de oportunidades y la inclusión. Tampoco podemos dar la espalda a los males del racismo y la discriminación. Necesitamos incorporar en este nuevo contrato social nuestra responsabilidad intergeneracional para asegurarnos de que cumplimos las expectativas de los jóvenes. COVID-19 ha acelerado nuestra transición a la era de la Cuarta Revolución Industrial. Tenemos que asegurarnos de que las nuevas tecnologías del mundo digital, biológico y físico sigan centradas en el ser humano y sirvan a la sociedad en su conjunto, proporcionando a todos un acceso justo".

El grupo de los opositores a las ideas del Foro de Davos es fuerte y creciente. Uno de los más abiertos opositores a "El Gran Reinicio" es el arzobispo Carlo Maria Vigano quien ha dirigido dos cartas abiertas al presidente Donald Trump en las que advierte el avance de una peligrosa conspiración global contra Dios y la humanidad. Estos son algunos conceptos expresados por el arzobispo:

"Como dije cuando le escribí mi carta en junio, este momento histórico ve las fuerzas del Mal alineadas en una batalla sin cuartel contra las fuerzas del Bien; las fuerzas del Mal que aparecen poderosas y organizadas mientras se oponen a los niños de la Luz, quienes están desorientados y desorganizados, abandonados por sus líderes temporales y espirituales.

A diario sentimos multiplicarse los ataques de aquellos que quieren destruir la base misma de la sociedad: la familia natural, el respeto por la vida humana, el amor por el país, libertad de educación y negocio. Vemos a los líderes de naciones y líderes religiosos complacientes a este suicidio de la cultura Occidental y alma Cristiana, mientras los derechos fundamentales de los ciudadanos y creyentes son negados en el nombre de una emergencia de salud que se está revelando completamente más y más como instrumental al establecimiento de una tiranía inhumana sin rostro.

Un plan global llamado el Gran Reseteo está en marcha. Su arquitecto es una élite global que quiere dominar toda la humanidad, imponiendo medidas coercitivas con las cuales limitar drásticamente las libertades individuales y a aquellos en poblaciones enteras. En varias naciones este plan ya ha sido aprobado y financiado; en otras está aún en una etapa inicial. Detrás de los líderes mundiales quienes son cómplices y ejecutores de este proyecto infernal, hay caracteres inescrupulosos que financian el Foro Económico Mundial y el Evento 201, promoviendo su agenda.

El propósito del Gran Reseteo es la imposición de una dictadura sanitaria apuntando a la imposición de medidas liberticidas, ocultas detrás de promesas tentadoras de asegurar un ingreso universal y cancelando la deuda individual. El precio de esas concesiones del Fondo Monetario Internacional será la renuncia a la propiedad privada y la adherencia a un programa de vacunación Covid-19 y Covid-21 promovido por Bill Gates con la colaboración de los principales grupos farmacéuticos. Más allá de los enormes intereses económicos que motivan a los promotores del Gran Reseteo, la imposición de la vacunación será acompañada de un pasaporte de salud y un ID digital, con el consecuente rastreo de contacto de la población del mundo entero. Aquellos que no acepten esas medidas serán confinados en campos de detención o puestos bajo arresto domiciliario, y todos sus activos serán confiscados".

En octubre del 2020 el Foro de Davos emitió un documento con el título "Resetting the Future of Work Agenda: Disruption and Renewal in a Post-Covid World" (White paper October 2020). Es un documento de 31 páginas escrito originalmente en inglés que se puede leer como una guía sobre cómo ejecutar o implementar "El Gran Reinicio" cuyas ideas fundamentales se encuentran en el libro "Covid-19 - The Great Reset" de Klaus Schwab.

Para los opositores de "El Gran Reinicio" los objetivos que se expresan en ese documento recuerdan algunos pasajes de las novelas distópicas Un mundo feliz (1932, Aldous Huxley) y

1984 (1949, George Orwell). Huxley pronostica el control de la humanidad por medio de la tecnología, los cultivos humanos y la manipulación de las emociones. En ese mundo avanzado, la guerra y la pobreza no existen, la humanidad está conformada por castas sociales y la gente es saludable y sexualmente libre. No existe la libertad, ni la familia, ni la diversidad cultural, ni el arte, la ciencia, la literatura, la religión, la filosofía y el amor. Es un mundo en donde no existen las preocupaciones y todo ser humano es feliz.

¿Por qué han surgido fuertes protestas a "El Gran Reinicio" a partir de la publicación del documento Resetting the Future of Work Agenda?

Veamos la parte esencial de su contenido y los comentarios que ha provocado: El Foro de Davos se refiere al documento "Resetting the Future" como un "white paper" o libro blanco; esto significa que no es una versión final. Es una especie de borrador, algo así como un buscapiés para medir las reacciones de la gente. Se puede leer como una novela distópica o de ciencia ficción, aunque es la expresión de un proyecto real. Todavía no es un documento publicado en los medios para alcanzar amplia difusión. La mayor parte de la gente no lo conoce. (https://bit.ly/3fLP0mv).

El punto de partida es importante: Se enfoca en el 80% de la población y no deja en claro qué sucede o ha sucedido con el otro 20%. El plazo para su ejecución es de 10 años. Es decir, hacia el año 2030. Estas son las medidas que propone el documento y los comentarios que ha suscitado:

Una aceleración de los procesos de trabajo digitalizados para llevar al 84% de todos los empleos al campo virtual con amplio uso de videoconferencias.

Alrededor del 83% de las personas trabajarían a distancia. Es decir, no habría interacción entre colegas y provocaría el distanciamiento social absoluto y la separación de la humanidad del contacto entre personas.

Alrededor del 50% de todas las tareas serían automatizadas. En otras palabras, la aportación humana se verá drásticamente disminuida, incluso mientras se trabaje a distancia. La Inteligencia Artificial en plena acción.

Acelerar la digitalización de la mejora de las habilidades / la recalificación. El 42% de la mejora de las habilidades o la formación para nuevas habilidades serán digitalizadas. En otras palabras, no habrá contacto humano. Todo será ejecutado en la computadora con los algoritmos de Inteligencia Artificial (IA).

Acelerar la implementación de programas de actualización / re-capacitación. El 35% de las habilidades están planeadas para ser "re-herramientas". Es decir, las habilidades existentes están planeadas para ser abandonadas.

Acelerar las transformaciones organizativas en curso. El 34% de las estructuras organizativas actuales se prevé que sean "reestructuradas" para hacer espacio a las nuevas estructuras digitales que proporcionen el máximo control sobre todas las actividades.

Reasignar temporalmente a los trabajadores a diferentes tareas. Se espera que esto afecte al 30% de la fuerza de trabajo. Esto también significa escalas de pago completamente diferentes. Un salario básico universal que apenas permitiría sobrevivir y que haría a las personas dependientes del sistema.

Reducir la fuerza de trabajo temporal. Esto afectaría al 28% de la población. Es una cifra adicional de desempleo, disfrazada, ya que los empleos temporales nunca volverán a trabajar a tiempo completo.

Reducción permanente de la fuerza de trabajo. Esto es, 13% de reducción permanente de la fuerza de trabajo.

Aumentar temporalmente la fuerza de trabajo en 5%. No indica a qué tipo de fuerza de trabajo se refiere. Probablemente mano de obra no calificada que tarde o temprano también será reemplazada por la automatización, por la Inteligencia Artificial y la robotización del lugar de trabajo.

No hay medidas específicas implementadas para el 4%.

Aumento permanente de la fuerza de trabajo en 1%. Esto es algo insignificante comparado con el aumento natural de la población.

En resumen, los opositores de El Gran Reinicio centran su crítica en lo siguiente:

A primera vista El Gran Reinicio parece una novela distópica, pero es un plan formal producido por el Foro Económico de Davos que refleja el pensamiento de una élite con un plan definido que ya se encuentra en marcha.

El Gran Reinicio es una agenda que se ha estado gestando durante años. La sindemia de COVID-19 se está utilizando para cubrir una agenda elitista y globalista planeada hace años. La sindemia ha permitido acelerar su ejecución.

Se promociona como un medio para aprovechar y elevar el potencial humano, cuando en realidad hará todo lo contrario. En última instancia, no solo está tratando de cambiar la definición de lo que significa ser un humano, sino que está conspirando para alterar a la humanidad a través de la tecnología.

El Gran Reinicio prevé un plan de crédito mediante el cual toda la deuda personal sería "perdonada" en contra de la entrega de todos los bienes personales a un organismo que podría ser el Fondo Monetario Internacional.

Identificación y control digital de cada persona mediante microchips y tecnología 5G a la manera del Big brother que describe George Orwell en su novela 1984.

La tecnología para ejecutar El Gran Reinicio se basa en la Inteligencia Artificial. Actualmente se encuentra disponible o se está desarrollando a paso acelerado. Es cuestión de tiempo para aplicarla.

Nuestro comentario final: La sindemia de COVID-19 es un hecho disruptivo que cambiará la historia de la humanidad y quizá sea la llave para abrir la puerta de la Inteligencia Artificial Total. Creemos que ni El Gran Reinicio ni la Inteligencia Artificial Total deben estar por encima del ser humano. La Inteligencia Artificial debe ser una herramienta al servicio de la humanidad y la sindemia de COVID-19 debe ser la oportunidad para suscribir un nuevo contrato social que le permita al ser humano mejores condiciones de vida y de prosperidad para su superación.

FIN